高等院校医学实验教学系列教材

医学形态实验学Ⅱ
——组织胚胎学与病理学分册

第2版

U0291207

主　编　马宁芳　李锦新　龙　捷

副主编　刘玉荣　邓广斐

编　者　（按姓氏笔画排序）

马宁芳	广州医科大学	王　广	暨南大学医学部
王红艳	广州医科大学	王翌华	广州医科大学
方　茅	广州医科大学	邓广斐	广州医科大学
龙　捷	广州医科大学	刘　真	广州医科大学
刘玉荣	广州医科大学	刘珊珊	广州医科大学
刘奕生	广州医科大学	刘爱军	广州中医药大学
杜宝玲	广州医科大学	李锦新	广州医科大学
张征宇	广州医科大学	张绘宇	广州医科大学
陈　霏	广州医科大学	唐锡萍	广州医科大学
陶黎阳	广州医科大学	黄榕权	广州医科大学
崔雨虹	广州医科大学	梁若斯	广州医科大学
程　欣	暨南大学医学部		

科学出版社

北京

内 容 简 介

本教材涵盖了组织学与胚胎学、病理学实践教学内容，按照基本组织结构→组织基本病理变化→器官系统结构及病理学变化→临床病例分析→形态学技术及探索性实验逐渐展开，共19章，每章由正常到病理，由大体到微观展示组织结构，系统概述了各器官正常组织结构及病理学结构特点。全书包括上百幅组织切片显微彩色图片、大体标本图片、几十幅胚胎发育模型图片及以二维码链接的70余个组织切片解说视频，学习者通过扫码学习，即可理解各器官组织结构特征、病理学变化及其功能学意义。最后3章通过病例讨论结合组织病理学观察及形态学技术介绍，进一步了解形态学研究基本操作过程及在临床病理诊断中的应用价值。

本书适用于医科院校临床医学、基础医学及其他医学相关专业本科生、研究生的教学，亦可作为医学研究生、临床医务人员及科研人员的参考书。

图书在版编目（CIP）数据

医学形态实验学.Ⅱ，组织胚胎学与病理学分册/马宁芳，李锦新，龙捷主编.—2版.—北京：科学出版社，2022.11
高等院校医学实验教学系列教材
ISBN 978-7-03-073587-4

Ⅰ.①医…　Ⅱ.①马…②李…③龙…　Ⅲ.①人体形态学–实验–医学院校-教材 ②人体组织学–人体胚胎学–实验–医学院校–教材 ③病理学–实验–医学院校–教材　Ⅳ.①R32-33

中国版本图书馆CIP数据核字（2022）第196737号

责任编辑：胡治国　李国红/责任校对：宁辉彩
责任印制：赵　博/封面设计：陈　敬

科学出版社出版
北京东黄城根北街16号
邮政编码：100717
http://www.sciencep.com
北京建宏印刷有限公司印刷
科学出版社发行　各地新华书店经销
*

2014年 1 月第　一　版　开本：787×1092　1/16
2022年11月第　二　版　印张：14
2025年 1 月第十二次印刷　字数：405 000

定价：**88.00** 元
（如有印装质量问题，我社负责调换）

前　　言

医学形态实验学是研究人体在生理及病理状态下组织结构及其相关功能的学科，是在人体解剖学、组织学与胚胎学、病理学等形态学相关学科教学实践基础上建立起来的一门整合型实验课程。传统的形态学相关课程以学科为单元进行教学内容编排，深化了单个学科内容，但弱化了各组织器官的整体性，不利于对人体结构、功能及病理变化的系统性认识。《医学形态实验学》整合大体及微观形态学知识内容，将传统的人体解剖学、组织学与胚胎学、病理学课程实验内容按组织—器官、生理—病理的主线，从宏观到微观进行整合，形成了以器官系统为脉络的形态学实验教学模块，包括《医学形态实验学（Ⅰ）》和《医学形态实验学（Ⅱ）》两个分册，前者为大体解剖实验教学模块，重在建立对器官系统的认知框架；后者为组织胚胎学与病理学实验教学模块，重在认识各组织器官的微细结构变化与疾病的关系。随着基础医学教学改革的不断深化，学科交叉、科教融合的教学理念对专业教学提出了更高要求，前一版教材已在数年教学实践中为师生的教与学提供了良好的支撑。为适应教学改革要求，尤其是新冠肺炎疫情下线上教学需求，我们组织科研教学第一线的专业教师开展第 2 版教材的修订工作，旨在提供线上、线下教学皆适用的形态学实验教材。

本次修订保持原版文风与结构，修改完善了文字内容，更新替换了大部分切片的显微数码图片及大体标本图片，新增了二维码链接及其对应的切片解说视频。教材选用的图片大多来自日常教学科研过程中使用的标本，力求做到图文并茂，以提升本教材对学习过程的指导作用。教材修订正逢新冠肺炎疫情，为配合线上实验教学，全体编者不懈努力，赶制并完善切片解说视频，及时完成了书稿编写。在此，谨向各位编者和所有支持本教材编写的单位部门及个人致以诚挚的谢意！

回首编写工作，深感知识更新之速、认知水平之局限，难免存在疏漏，不恰当之处欢迎广大师生和同道在使用过程中给予指正。

马宁芳　李锦新　龙　捷

2022 年 4 月

目　　录

第一部分　基础理论、验证性实验

第二部分　综合性实验

第一部分 基础理论、验证性实验

第一章 绪 论

第一节 学习内容及目标

本课程主要包括以下内容：①基础理论、验证性实验：学习人体基本组织构成及病理学变化、胚胎学理论实践——对标知识点进行模型观察；②综合性实验：学习各器官正常结构、异常病理改变及其与临床疾病的关系；③临床病例讨论：给出临床问题并展开讨论，强化基础与临床的横向联系；④形态学技术及探索性实验：设计动物病理模型，通过模型制备、取材、切片制作及观察全过程，掌握组织学技术在组织结构与功能变化研究中的应用，增强对器官病理变化的感性认知，强化动手实践能力。

学习目标：①通过大体标本及各器官系统正常及病理组织切片观察，验证理论知识，提升观察能力及综合分析能力；②通过综合性及探索性实验，培养系统性思维及提出问题、解决问题的能力，学会实验设计方法，掌握形态学技术操作及其应用；③通过胚胎学实践课建立组织器官动态演变及三维立体空间结构的概念，了解各组织器官的发育演变规律。

第二节 常用实验方法

一、大体标本观察

各系统不同疾病大体标本的观察方法不同，这里仅介绍一般观察原则。

（一）固定液种类

实验课所用大体标本取自尸体或临床手术切除的活体标本，需用一定的固定液封存在标本瓶中进行保存。最常用的固定液为福尔马林（10%甲醛溶液），固定后组织呈灰白色，血液呈黑褐色。有时为保持标本的原有颜色而采用原色固定液，又称天然颜色固定液，如硫酸镁混合液，固定后的组织基本保持原有颜色，如血液或富含血液的组织为红色。

（二）标本类别

运用已学过的解剖学知识，首先辨认标本是什么器官或组织，是哪一侧（有明显解剖学标志、能分出左右的器官，如肺等），或是该器官组织的哪一部分（如心、脑、肠等的哪一部分）。

（三）标本病理特征

在确认组织器官后须进一步观察结构有无异常，即有无病理改变。为避免遗漏，观察标本时应按一定顺序进行观察和描述：

1. 判断器官的大小、重量、形状、颜色、硬度等有无异常 若标本为器官的一部分，应判断该器官正常大小，与标本比较，粗略估计标本整体大小。

2. 器官表面 外膜是否光滑、增厚或变薄；有无异常物质被覆；有无穿孔；有无隆起、凹陷或变色。

3. 器官切面 先观察实质，颜色有无改变；病灶位置、数量、大小、形状和颜色；表面有无隆起或凹陷；然后观察间质，有无异常物质（如脓液、胆石、寄生虫、栓子等）阻塞管腔，管道有无扩张、扭曲变形；淋巴结是否肿大。

4. 空腔器官自内向外逐一进行检查（自外向内亦可）　如心脏的观察顺序为：心腔及内容物（血液）—心内膜及各瓣膜—腱索、乳头肌及肉柱—心肌—心外膜—冠状动脉等。胃肠则为胃肠腔及内容物—黏膜下层—肌层—浆膜层及肠系膜等。

在上述有序观察中如发现异常改变须进一步判定病变类别及进展阶段。

（四）判定病变性质及其发展阶段

运用所学病理学知识对标本进行综合分析，一般可按以下三个步骤进行：

1. 仔细观察并正确描述标本中病变的形态特点，勿遗漏任何次要病变。

2. 根据所见病变形态特点，结合所学病理学知识，初步判定病变可能属于哪一种或哪几种病理过程；鉴别这种变化为生前发生还是死后出现的变化，如血管及心脏内血液有凝固则须鉴别是生前血栓还是死后凝血块。

3. 有时标本的形态学改变可能符合两种以上病变，此时可结合其他已知情况（如病史、病因、年龄和性别等）进行鉴别，做出正确诊断后进一步运用所学的理论知识确定该病变属于哪个发展阶段。

（五）纵横联系及逻辑推理

1. 将局部、静态的病理变化与其发生发展过程相联系，加深对疾病的认识。

2. 大体标本与切片中的病理改变相联系，掌握病变标本大体及微观结构特点。

3. 大体标本病变与患者临床表现相联系，为后续的临床课程打下良好基础。

4. 具有两种以上病变的标本，应注意分析判断各病变间有无联系，属同一病理过程的病变组合或为并发的不同疾病。例如心脏病理标本，可见冠状动脉有粥样硬化及血栓形成，同时伴有心肌梗死，这三种病变依次出现且存在因果关系；也有冠状动脉粥样硬化伴二尖瓣上血栓形成，它们之间则无因果关系，是性质不同的两种疾病。

大体标本观察流程：

判断标本器官类别→表面→（内或外）→切面→病灶的类别、数量→病灶间的相互关系→大体所见联系镜下所见，分析各器官病灶间的联系→确定主要病灶→判断病灶进展阶段→分析解释临床症状。

二、光学显微镜的构造及使用方法

（一）双目显微镜的主要构造

双目显微镜由机械部分和光学部分组成。

1. 机械部分　双目镜筒、物镜转换器、滤片槽、载物台、粗调焦螺旋和细调焦螺旋。

2. 光学部分

（1）照明器：是显微镜的灯光照明系统，直接组装在镜座内部。

（2）集光器：装在载物台下的透镜系统，可沿着光轴方向垂直移动，可聚集照明光线于待观察标本上。

（3）光阑：集光器上有孔径光阑，保证物像质量及分辨力。

（4）物镜：分低倍镜、高倍镜和油镜。通常低倍镜指 $4\times$ 及 $10\times$ 物镜，$40\times$ 为高倍镜，油镜为 $100\times$。

（5）目镜：常用放大倍数为 $10\times$、$16\times$ 目镜，物像的放大倍数=目镜放大倍数×物镜放大倍数。目镜内有一黑色指针，可用于指示镜下结构。

（二）双目显微镜的使用方法

1. 取镜　双目显微镜须一手紧握镜臂，另一手平托座底，切忌单手提取，以免目镜脱落。

2. 放置组织切片　将组织切片有盖玻片一面朝上放在载物台上，用标本夹固定。旋转载物台上玻片夹持器的手轮，将玻片上有组织的部分对准物镜中央孔。

3. 调节焦距及视野 从侧面观察低倍镜头，旋转粗调焦螺旋至镜头接近玻片，从目镜观察，左手轻轻转动细调焦螺旋调节焦距至镜下物像清晰，然后固定限位环以防止载物台过高压破玻片。右手旋转玻片夹持器螺旋杆调节需观察组织至视野中央。

4. 镜头转换 须由低倍镜转换至高倍镜头时，须在低倍镜下清楚观察到组织结构后再转换至高倍镜头，上下轻微转动细调焦螺旋即可看清物像。

5. 油镜观察 使用油镜时，也应先用肉眼、低倍镜和高倍镜进行初步观察，选好要观察部位，将其移至视野中央。转开物镜头，在盖玻片上滴一滴香柏油，转换油镜头（100×），同时肉眼看着将镜头浸入油内。然后一方面用眼睛自目镜观察，另一方面慢慢转动细调焦螺旋，直到看清物像后，再用细调焦螺旋继续调节进行观察。油镜用完后须用擦镜纸将物镜及盖玻片上的镜油拭去，再用擦镜纸或细绸布蘸少许二甲苯擦去物镜上的油渍，然后用擦镜纸轻轻拭抹镜头。

6. 显微镜用毕 观察完毕，取下玻片，按号放回玻片盒内。物镜转成"八"字形，下降镜头使之轻触载物台，最后用套子将显微镜套好或按要求放入镜箱。

（三）使用显微镜注意事项

1. 不随意拆卸或调换双目显微镜任何部件 显微镜使用前后要检查各部件是否齐全，发现损坏须及时上报登记以便维修。

2. 保持镜头及玻片干净 观察组织切片时在视野内如发现有污物或视野模糊时，可移动玻片排查污物所在位置，镜头油污须用专业擦镜纸蘸少许镜头清洁剂清洁，切忌用手、抹布反复擦拭。

三、组织切片的观察方法

形态学实验主要内容为组织切片观察。观察顺序从肉眼、低倍镜到高倍镜，从整体到局部，从一般结构到特殊及细微结构，必要时使用油镜观察。应重视低倍镜（尤其是 4× 物镜）下的观察，其可了解组织切片的全貌、层次及位置关系，而高倍镜下观察是对局部放大，每个视野下可观察的范围有限。在观察切片时须遵守从肉眼到低倍、低倍镜下结构原位转换到高倍镜的操作顺序。

（一）肉眼观察

观察切片的一般轮廓、形态和染色情况。大部分切片以肉眼即可判断出是什么组织，如心肌、肝、脾、肾、肺、脑等。分辨各组织对初学者不太容易，需要反复大量观察，有了一定经验之后就可加以分辨。

（二）低倍镜观察

用肉眼辨别切片的上下面，有盖玻片一面向上，这一点在转至高倍镜观察时尤为重要。如果将盖玻片向下、载玻片向上，高倍镜下因无法聚焦而影响组织结构清晰度，调焦过程中容易出现压碎玻片或损坏物镜头等失误，应注意避免。

1. 观察方法 实质器官一般由外（被膜侧）向内，空腔器官由内向外逐层观察，每层组织应从一端开始，逐个视野连续观察，以免遗漏小的病变。整体性改变可任选较清晰处进行详细观察；局灶性病变需经低倍镜全面浏览后，转到病灶处由中心逐渐推移到病灶边缘进行观察，比较病灶与正常结构交界处的特征，还需注意各病灶间的关系（如有无病灶融合等）。

2. 观察内容

（1）是何组织、器官，印证肉眼判断是否正确。

（2）根据组织学和病理学知识判断该组织是整体、部分正常或异常。

（3）对于病变组织需进一步观察，描述其形态学改变，思考并判断属于哪一类疾病（如血液循环障碍、物质代谢障碍、炎症、肿瘤等）。

（三）高倍镜观察

在低倍镜下找到病变所在处后转换高倍镜进行详细观察。避免直接用高倍镜观察，以免因倍数高、所见病变范围局限、未了解组织全貌而导致误判。

四、绘图要求

绘图是形态学实验过程中一项重要的基本技能训练，通过绘图可加深对所学知识的理解，进一步掌握组织结构的位置关系。绘图时须做到以下几点：

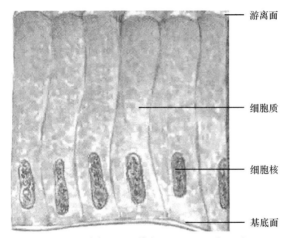

取材：人胆囊切片　染色：HE　放大：10×40　日期：　年 月 日

图1-1　单层柱状上皮

1. **代表性**　在全面观察切片的基础上选择有代表性或结构典型的部位，以概括组织或器官的主要特点。

2. **科学性**　绘出镜下结构，注意各结构间的大小比例、位置及颜色，客观地反映镜下所见，不能凭记忆或照图谱描画。

3. **颜色**　根据镜下细胞结构着色情况选用绘图色彩。通常 HE 染色切片中细胞核及嗜碱性颗粒用蓝色，细胞质及嗜酸性颗粒用红色。

4. **标注**　绘图后须在图右侧标注各结构名称，标线要平行整齐，勿左右纵横交叉，图下方应有标题及图注（结构名称、标本名称、染色方法、放大倍数和日期等），如图1-1所示。

图中标注：游离面、细胞质、细胞核、基底面

五、显微数码互动教学系统的使用

显微数码互动教学系统是综合传统的显微形态教学、现代数字图像显示技术、网络控制技术、多媒体语音传输技术，将教师端、学生端的显微镜下图像信号单元、音频信号单元通过计算机网络组成双向互动的多媒体音视频网络教学系统。可轻松跨越距离间隔，保障师生间、学生间的面对面即时互动交流。

（一）显微数码互动教学系统的组成

每套设备主要由硬件系统、计算机软件系统、语音问答系统和图像系统组成。

1. **硬件系统**　由数码显微镜系统及与其相连的计算机构成。数码显微镜包括教师端显微镜（主控端）、学生端显微镜（终端）及内置的数码摄像系统。任何一端显微镜镜下图像均可即时通过高分辨率摄像系统传送到与其相连的计算机显示屏上。教师端计算机是本系统的控制中枢，可将学生端显微镜所显示的数码信号用数据线连到教师端计算机上，所有信号均可经过教师端计算机投影到大屏幕上。

2. **计算机软件系统**　教师端和学生端计算机拥有独立的软件系统，可不断升级，主控端通过软件系统控制终端计算机及显微镜。

3. **语音问答系统**　具备双向语音通话功能。学生借助语音问答系统向教师提出问题，教师可选择通话模式与学生进行交流。共有四种通话方式：全通话模式、师生对讲模式、学生示范模式、分组练习模式。

4. **图像系统**　包含图像处理分析软件包，能够提供高清晰的画面，可对显微镜进行白平衡、消除图像噪声，具备动态增加红、蓝、灰、绿和反转滤色片等功能；系统设有拍照按键，可将需要留存的显微镜切片图像进行拍摄存储，可实现图像处理、测量分析等功能。

（二）显微数码互动教学系统的辅助功能

1. 数字切片系统的应用　数字切片也称虚拟切片，由上万个显微视场的图像拼接而成的一张超大空间、高分辨率图片包含组织切片上所有信息，可观测到组织切片上任一位置，与显微镜观察效果相同。数字切片的使用不依赖于显微镜，而是利用相应的图像浏览软件进行观察，用鼠标操作可以选择切片任意位置，进行全景、5 倍、10 倍、20 倍、40 倍、60 倍和 100 倍之间定倍及任意倍率的放大和缩小，模拟显微镜观察模式，不产生图像信息失真。学习者在任何地方通过登录网络教学系统便可进行实验切片的观察、学习和交流等。

2. 多器官结构对比分析　多个相似或易混淆的组织器官结构可在同一个屏幕上进行对比与分析，如复层扁平上皮和变移上皮组织、中性粒细胞和嗜酸性粒细胞、三种肌组织、大动脉与中动脉、淋巴结与脾、三段小肠等，在同一画面上分析比较它们的异同，加深对知识点的理解。

3. 线上作业及自测训练　显微数码互动教学系统具备课堂作业的下发和上传功能，课堂作业可通过系统下达，学生可将完成的作业上传至教师端主机。此外，系统安装了自测试题库及丰富的教学资源，通过校园网登录系统，可随时随地进行自学及自测训练。

六、实验注意事项

1. 课前必须复习理论课内容，预习实验内容。

2. 观察组织切片前应了解每张切片的制片方式和染色方法。一种染色方法不可能显示切片中组织或细胞的所有结构，必须通过多种相应的方法来加以补充和完善，同一结构用不同的染色方法所显示的颜色不同。

3. 观察组织切片三步法　第一步肉眼观察，了解切片中标本的数目、大小和染色等，判断实质性器官或中空性器官；第二步低倍镜下观察切片整体结构，找出观察的目标位置及其典型的结构；第三步根据需要转换高倍镜观察微细结构。

4. 观察内容　细胞形态、大小、分布排列规律；胞核位置、大小、形状、染色及核仁、胞质染色及特殊结构。实质性器官应由外向内观察，中空性器官则由腔内面向外逐层观察。分析比较各组织结构形态特点，找出共性和特性，借此鉴别细胞、组织或器官类别。

5. 注意切面与三维立体的关系　同一个细胞、组织或器官，由于切面位置不同，切片上所显示的形态结构有较大差别，如在细胞质（胞核外围）部位做一切面则无法显示细胞核，细胞正中央切面则可见细胞质及细胞核（图 1-2）。又如一个中空性器官，由于切面的方向不同，切面所呈现出的结构大小不同（图 1-3）。因此，观察切片时要注意将局部结构与整体相联系，以正确构筑对细胞、组织或器官形态结构的认识。

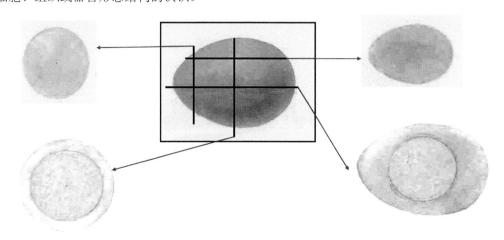

图 1-2　平面和立体的关系（卵圆形细胞不同方位切面图）

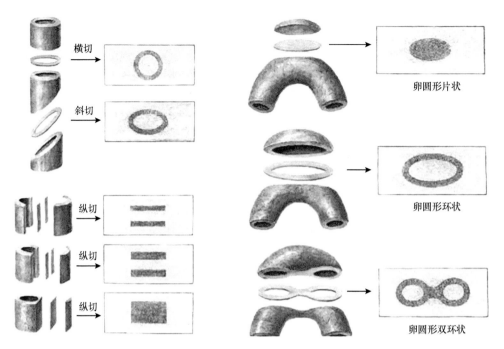

图 1-3　平面和立体的关系（中空性器官的不同切面图）

6. 注意形态与功能的关系　细胞及组织器官的功能状态不同，所呈现的形态结构也有差异，如代谢旺盛的细胞，细胞核较大及染色较淡，核仁明显，提示它的常染色质较多，DNA 在积极转录或复制。合成蛋白质旺盛的细胞，胞质多为嗜碱性，这是粗面内质网和核糖体发达的缘故。因此，观察切片时要联系细胞及组织器官所处的功能状况。

7. 掌握胚胎发生过程中的动态变化特点　胚胎各器官的发生经历了从无到有、从质变到量变的过程。有些结构一过性形成后逐渐消失或改建，有些是种系发生的重现。因此，胚胎各器官发育是连续的动态变化过程，在学习过程中应建立组织结构动态变化的观念。

8. 学会识别切片中的人工假象　在制作标本过程中，由于某些因素的影响，组织切片上可能会出现一些人工假象，如收缩、皱褶重叠、刀痕、气泡、空泡或染料残渣等，观察时应注意识别。

（李锦新　龙　捷）

第二章　人体基本组织的正常结构

第一节　上皮组织

上皮组织由密集排列的细胞和少量细胞外基质构成，依分布、形态结构和功能可分为被覆上皮和腺上皮。上皮组织有极性，可分为游离面和基底面，是辨认上皮组织的重要依据。

依细胞的层数，被覆上皮可分为单层上皮和复层上皮两类。结合上皮细胞的形态，单层上皮又分为：单层扁平上皮（simple squamous epithelium）、单层立方上皮（simple cuboidal epithelium）、单层柱状上皮（simple columnar epithelium）和假复层纤毛柱状上皮（pseudostratified ciliated columnar epithelium）；复层上皮分为：复层扁平（鳞状）上皮（stratified squamous epithelium）、复层柱状上皮和变移上皮（transitional epithelium）。

在观察上皮组织时，要有意识地将各类上皮的形态、分布与功能联系起来。

一、实验要求

1. 掌握显微镜的操作方法。
2. 掌握各类被覆上皮的光镜结构特点和分布。
3. 熟悉腺上皮的光镜结构特点和分布。
4. 了解电镜下上皮细胞表面特殊结构的特点。

二、实验内容

（一）单层扁平上皮

材料与方法：动物阑尾切片，HE 染色。

1. **肉眼观察**　阑尾是管腔性器官，标本为该阑尾横切面，近似圆形，中央为阑尾腔。阑尾的管壁由内向外分为 4 层。本次实验观察单层扁平上皮，属于间皮，位于阑尾最外层，只能看到细胞的侧面，类似"线状"的结构。

2. **低倍镜观察**　镜下浏览阑尾切面可见数量众多、形态多样、紫蓝色、细小的细胞核，细胞核周围为细胞质和细胞外基质。肉眼所看到的"层"是由形态各异、排列不同、数量不等的细胞构成。染色较深的部分，细胞排列较密集，反之，染色浅淡的部分细胞排列较稀疏。注意组织结构的完整性和清晰度，选择结构完好、边界清楚的阑尾外层，转高倍镜观察。

3. **高倍镜观察**　观察阑尾外层的浆膜（薄层结缔组织与间皮共同构成）。镜下，菲薄的单层扁平上皮切面似细线状，可见细小的蓝色上皮细胞核。注意区分上皮细胞的游离面和基底面（图 2-1、图 2-2），比较观察邻近结缔组织中小血管内皮（也属于单层扁平上皮）。

参考观察：心壁心外膜的间皮、血管内皮、肾小囊壁层、消化管各段的浆膜。

（二）单层立方上皮

材料与方法：动物甲状腺，HE 染色。

1. **肉眼观察**　甲状腺切片，不同于中空性器官，甲状腺由大小不等的"块"状结构组成，组

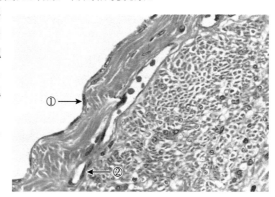

图 2-1　单层扁平上皮
（动物阑尾切片，HE 染色，40×10）
①间皮；②内皮

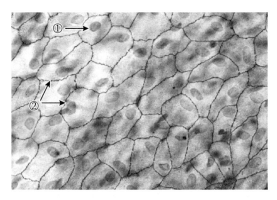

图 2-2 单层扁平上皮表面观
（动物肠系膜铺片，硝酸银染色，40×10）
①上皮细胞核；②深色的细胞界线

织学上称为"小叶"。小叶的切面大小、形状不同，染色较深。小叶间为结缔组织，染色较浅。

2. 低倍镜观察 甲状腺是内分泌器官，由甲状腺滤泡（实质）和滤泡周围的结缔组织（间质）组成。甲状腺滤泡形状、大小差别较大，但其结构相似，每个滤泡均由单层上皮细胞围成，滤泡中央为嗜酸性（红色）均质状的胶质。选取结构完整的滤泡，转高倍镜观察滤泡上皮细胞（单层立方上皮）。

3. 高倍镜观察 根据上皮组织的结构特点（细胞排列密集、有极性），学习如何区分上皮组织与邻近结缔组织。正对甲状腺滤泡腔（红色胶质）的面，为上皮细胞的游离面，而与周围间质相邻的面为基底面。甲状腺滤泡上皮为单层立方上皮，细胞核多为圆形，位于细胞中央，近基部，细胞质弱嗜酸性（浅红色）。上皮细胞界线（包括基膜）隐约可见（图 2-3、图 2-4）。比较观察上皮细胞与周围的结缔组织细胞。

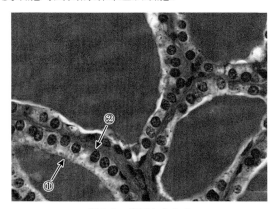

图 2-3 单层立方上皮
（动物甲状腺滤泡，HE 染色，40×10）
①上皮的游离面；②上皮的基底面

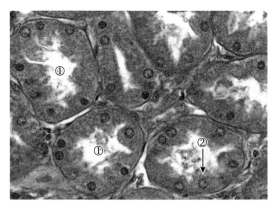

图 2-4 单层立方上皮（动物肾小管，HE 染色，40×10）
①肾小管腔；②上皮的游离面

注意观察图 2-4 上皮细胞的核，并与图 2-3 的甲状腺滤泡上皮细胞比较。

参考观察：皮肤汗腺的分泌部。

（三）单层柱状上皮

材料与方法：动物胆囊，HE 染色。

1. 肉眼观察 参照阑尾的观察方法，结合解剖学知识，区分胆囊切片的内、外表面。单层柱状上皮位于胆囊的内表面。胆囊腔面的黏膜层可见皱褶，类似结构常见于有腔器官，请思考为什么会形成这样的结构。

2. 低倍镜观察 在胆囊标本上有两种被覆上皮。单层扁平上皮（间皮）位于胆囊的外膜，参考本章节（一）单层扁平上皮。单层柱状上皮（无杯状细胞）位于胆囊内侧黏膜层表面。在黏膜表面，除柱状上皮以外，还可见环形"上皮圈"的结构。在高倍镜下比较柱状上皮细胞与"上皮圈"的上皮细胞有无差异，再结合立体与平面的关系，思考"上皮圈"的成因。

3. 高倍镜观察 胆囊内壁的单层柱状上皮位于黏膜内表面。由一层柱状上皮细胞构成，细胞核呈浅蓝色、卵圆形，位于细胞近基部，细胞质呈淡红色（图 2-5）。上皮细胞的基膜较薄，线状，将上皮细胞与基部结缔组织分隔。胆囊的单层柱状上皮细胞之间可观察少量位置不定、染色深、核圆形、胞质少的小细胞，这类细胞为游走的淋巴细胞，在消化管和呼吸道的黏膜层很普遍。高倍镜下，重点观察上皮组织的游离面和基底面，注意细胞核的形态和位置。由于切片角度、厚度等诸多因素的影响，并不是每个镜下视野都能看到理想的组织或细胞结构。

参考观察：胃、小肠、结肠、增生期子宫内膜的单层柱状上皮。

（四）假复层纤毛柱状上皮

材料与方法：动物气管，HE 染色。

1. 肉眼观察　气管切片，先观察其管壁的层

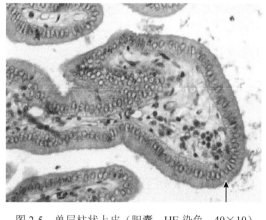

图 2-5　单层柱状上皮（胆囊，HE 染色，40×10）
箭头示上皮的游离面。注意对照上皮组织中部的结缔组织

次。对比胆囊与气管，气管壁黏膜层不同于胆囊，平整无皱襞，这与气管壁外膜的透明软骨有关。透明软骨存在于气管的外膜，肉眼观察为蓝紫色、均质状"C"形结构。

2. 低倍镜观察　低倍镜观察气管壁应注意以下几点：①上皮组织细胞核的结构；②观察基本组织（上皮组织、结缔组织、平滑肌组织或软骨组织）的层次和排列；③腺上皮（腺泡）的结构和分布。选择腔面整齐的一段气管黏膜转高倍镜观察。

3. 高倍镜观察　假复层纤毛柱状上皮位于气管黏膜表面，其命名与以下两个特点有关：

（1）上皮细胞表面有纤毛（图 2-6）。

（2）上皮光镜下似为复层上皮：该上皮由四种形态和功能不同的细胞构成，分别是柱状细胞（游离面有纤毛，细胞核较大、染色浅，位置较高）、杯状细胞（近游离面胞质内含黏原颗粒，染成空泡状；核呈三角形或扁圆形，多位于基部）、梭形细胞（因细胞的形态而得名，细胞核较小、染色深，靠近基部）、锥形细胞（因形状得名，细胞位于基部）。该类上皮基膜较厚，便于观察。此外，呼吸道黏膜上皮内也可看到游离的淋巴细胞。

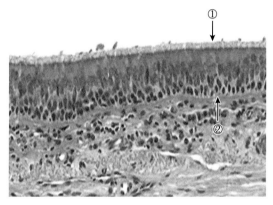

图 2-6　假复层纤毛柱状上皮
（气管，HE 染色，40×10）
①上皮游离面及纤毛；②上皮基部及清晰的基膜

附　气管腺观察

气管腺是学习腺上皮与腺体的理想组织。腺体位于气管的黏膜下层，毗邻假复层纤毛柱状上皮，为混合型腺泡，腺泡以数个立方形或锥形细胞围绕而成。腺泡细胞有浆液性（胞质偏碱性，核圆，位于基部，分泌酶原颗粒）和黏液性（胞质呈细网格状，核扁圆，位于基部，分泌黏蛋白）两种。腺泡周围可见管径较小，染色较深的导管，穿行于腺泡与上皮之间。

参考观察：附睾管。

（五）复层扁平上皮

材料与方法：动物食管，HE 染色。

1. 肉眼观察　食管管壁的结构分层较明显，腔面因数条纵行皱襞而呈"花瓣"状，覆盖食管的复层扁平上皮紧贴管腔内表面。染色偏蓝的上皮层能隐约看到，其基底面凹凸不平。

2. 低倍镜观察　沿腔面浏览，管腔内局部偶尔可见少量残留物质，食管的上皮为无角质层的

复层扁平上皮，近游离面的上皮细胞着色较浅，近基底面的着色较深。由于与其连接的固有层呈起伏状，上皮细胞层数和厚度的变化也波动较大。观察上皮的同时，还要留意邻近位于黏膜下层内的食管腺（腺上皮）及其导管。

3. 高倍镜观察　复层扁平上皮的高倍镜观察，应从以下几点入手：①细胞层数的变化规律；②上皮细胞形状的变化（可根据浅层、中间层、基底层细胞的细胞核形态变化印证）；前两点的内容与这类上皮的命名有关；③细胞间（特别是中间层）的细胞界线是否清晰；④低倍镜观察时上皮着色的深浅是否与细胞的数量有关；⑤认真体会复层扁平上皮的基部凹凸不平结构的功能意义。如果能按上述要求观察和思考，可发现以下几点：①复层扁平上皮与连接的结缔组织不是平整地接触，而是相互交错，以增加接触面积，使连接更牢固；②上皮组织浅层的细胞形状为扁平状，中间层细胞为多边形，基底层细胞为矮柱状；③细胞的密度与该上皮的染色有关，细胞较多的基部染色偏深蓝；④复层扁平上皮细胞的形态较其他上皮清晰，这与细胞的界线清楚有关（图 2-7）。此外，观察上皮时，还要注意有些结构与上皮基底层近似的管形结构断续出现在食管腺与上皮之间，这些就是食管腺导管。关于食管腺体的观察细节可参照气管腺的观察内容和步骤。

参考观察：手指皮肤、头皮。

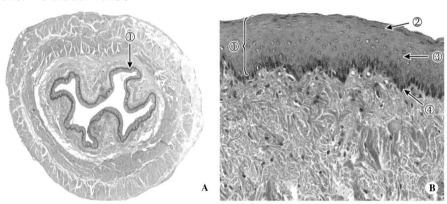

图 2-7　未角化的复层扁平上皮（动物食管，HE 染色；A. 4×10；B. 40×10）
①复层扁平上皮；②游离面浅层细胞；③上皮的中间层细胞；④上皮基底层细胞

（六）变移上皮

材料与方法：动物膀胱，HE 染色。

1. 肉眼观察　与食管比较，膀胱壁层次的界线不是很清晰，主要与其肌层的平滑肌排列方式较松散有关。变移上皮所在的腔面结构较平整。

2. 低倍镜观察　由于膀胱黏膜皱褶的缘故，变移上皮也出现起伏波动，但上皮的基部与毗邻组织并无明显的凹凸不平连接。上皮浅层与深层的染色差异不如复层扁平上皮明显。

3. 高倍镜观察　变移上皮的层次厚度因膀胱的充盈状态可以改变，故而得名。如无提示，多数的教学用膀胱标本为膀胱空虚时的状态，故变移上皮细胞的层数较多。除了基底层较平坦外，变移上皮的中间层、基底层细胞形态与复层扁平上皮相类似。因此变移上皮的浅层细胞是观察的重点，也是区分复层扁平上皮与变移上皮两种复层上皮的关键依据。变移上皮浅层细胞形体较大，多呈立方形，含 1～2 个细胞核，称盖细胞（图 2-8）。上皮细胞游离面的胞质呈嗜酸性，着色较深，即为壳层。有阻挡尿液对上皮细胞的侵蚀作用。

参考观察：输尿管、肾盂。

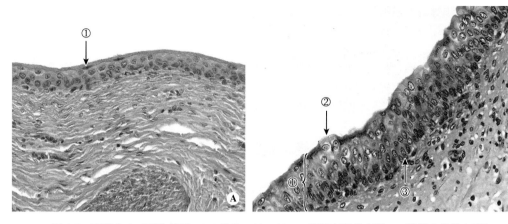

图 2-8　变移上皮（动物膀胱，HE 染色，40×10；A.膀胱充盈状态时；B.膀胱空虚状态时）
①变移上皮；②盖细胞；③基底层细胞

三、示　　教

1. 小肠柱状细胞的纹状缘　见图 2-9。

2. 外分泌腺腺泡及导管结构　见图 2-10。

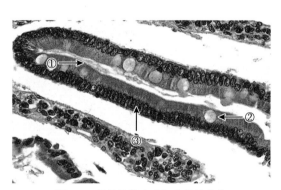

图 2-9　单层柱状上皮细胞的纹状缘
（动物小肠，HE 染色，40×10）
①纹状缘；②杯状细胞；③柱状细胞

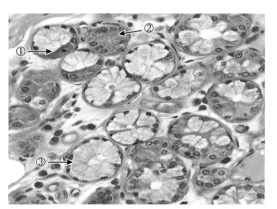

图 2-10　浆液性、黏液性及混合性腺泡
（动物气管，HE 染色，40×10）
①浆半月；②浆液性腺泡；③黏液性腺泡

四、阅 片 视 频

2-1　上皮组织阅片视频二维码

五、绘 图 作 业

绘制单层柱状上皮。

六、思　考　题

1. 上皮组织结构特点有哪些？

2. 如何在镜下分辨上皮组织？

3. 上皮细胞表面有哪些特化结构？其功能是什么？

4. 被覆上皮的分类、分布和功能有哪些？

5. 相邻上皮细胞间通过什么结构进行物质和信息交换？

6. 内分泌和外分泌的区别有哪些？

（李锦新）

第二节 结缔组织

结缔组织按细胞类型、纤维种类及排列不同，分为疏松结缔组织（loose connective tissue）、致密结缔组织（dense connective tissue）、脂肪组织（adipose tissue）和网状组织（reticular tissue）。与上皮组织不同，结缔组织的细胞外基质（纤维和基质）比重大大增加。正是由于形态变化多样的纤维成分的出现，使得结缔组织更具多样性。不同类型的结缔组织的细胞成分、纤维种类和纤维聚集程度不同。在观察结缔组织之前，应首先理解和掌握结缔组织的特点（广泛性、填充性、包裹性、膜性、成束性），了解纤维嗜酸性的特点。与上皮组织的细胞紧密排列模式不同，结缔组织细胞散在分布，细胞外基质中的纤维成分较易观察。但因受诸如切片厚度、白细胞聚集、组织牵拉、切面角度等因素的影响，可能会出现局部细胞密度偏高，影响细胞的观察。

结缔组织分布广泛，多数切片标本上都可找到。除切片外，铺片法也常用来制作结缔组织标本，可更好地感受结缔组织的三维结构。

一、实验要求

1. 掌握疏松结缔组织、致密结缔组织、脂肪组织的光镜结构。

2. 掌握成纤维细胞、巨噬细胞、浆细胞、单泡脂肪细胞、网状细胞、胶原纤维束的光镜结构。

3. 熟悉结缔组织铺片和切片的细胞和纤维结构特点。

4. 了解网状组织的结构特点、分布和功能。

二、实验内容

（一）疏松结缔组织铺片

材料与方法：动物肠系膜或皮下组织，动物腹腔活体注射台盼蓝染料后，取材、铺片，再行偶氮红和醛品红染色。

1. 肉眼观察　铺片标本不同于切片，其组织结构厚薄不均和染色深浅不一。此外，面对强光时，铺片隐约可见组织牵拉的迹象。

2. 低倍镜观察　镜下观察时，除大量纤维和细胞外，还可见小血管网或脂肪组织。在组织未完全铺展的区域，细胞与纤维聚集，结构不清晰。需另外寻找组织较薄的区域，以便能较清晰观察到分散的细胞和稀疏的纤维。如标本在镜下显示分布不均的淡蓝色斑点，则提示此标本经过台盼蓝染色。高倍镜下，在巨噬细胞内可见蓝色染料颗粒。

3. 高倍镜观察　高倍镜下，主要有四种细胞和两种纤维类型可以分辨。四种细胞：成纤维细胞、巨噬细胞、脂肪细胞和白细胞；两种纤维：胶原纤维和弹性纤维。

（1）成纤维细胞（fibroblast）：细胞形态多呈扁平，有胞质突起，着色浅，核椭圆，染色淡，部分可见核仁。铺片上，细胞局部可被胶原纤维遮挡，导致细胞整体轮廓不清（图2-11）。此细胞除见于纤维间隙，还可见于胶原纤维上。

（2）巨噬细胞（macrophage）：细胞形态多样，轮廓较清楚，核小，染色深。如经过台盼蓝活体注射后染色，胞质内可有数量不定的蓝色染料颗粒（吞噬颗粒）；如未经台盼蓝注射，则隐约可见巨噬细胞胞质呈细沙粒状（图2-12）。纤维的遮挡，也可看到轮廓不完整的巨噬细胞。偶见巨噬细胞聚集。

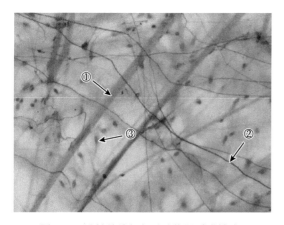 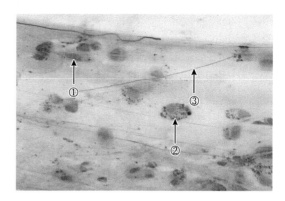

图 2-11　疏松结缔组织（动物肠系膜铺片，
偶氮红和醛品红染色，10×10）
①胶原纤维；②弹性纤维；③成纤维细胞

图 2-12　疏松结缔组织（动物肠系膜铺片，
偶氮红和醛品红染色，40×10）
①成纤维细胞；②巨噬细胞；③弹性纤维

（3）脂肪细胞（fat cell）：疏松结缔组织中的脂肪细胞多成群分布，细胞较大。成熟的单泡脂肪细胞（黄脂肪），胞体空泡状，胞核扁平，被脂滴挤到细胞边缘。由于每个脂肪细胞周围被少量细胞外基质包绕，细胞边界较清楚。较多脂肪细胞聚集时，呈蜂窝状（参考脂肪组织切片图 2-15）。

（4）白细胞：正常皮下疏松结缔组织中游离白细胞较少，但肠系膜结缔组织中常见大量白细胞，主要是淋巴细胞和中性粒细胞。前者核圆形染色深、胞质少；后者多为分叶核。镜下注意区分标本是皮下来源还是系膜来源，主要依据以下两点：单位面积内细胞的数量和种类，如果细胞的数量和种类多，就是系膜来源；单位面积内纤维的数量和粗细，如纤维数量多且容易观察则多为皮下结缔组织。

（5）两种纤维：胶原纤维（collagenous fiber）粗细不匀，嗜酸性，条带状，因铺片时的牵拉，纤维走行较直。弹性纤维（elastic fiber）呈深蓝色，细丝状，可见分支，末梢卷曲状，数量较胶原纤维少（图 2-11）。由于网状纤维的特定分布和生物化学特性，疏松结缔组织未经多糖染色（PAS）或镀银染色，无法观察。

（二）疏松结缔组织切片

材料与方法：动物食管外膜，HE 染色。

1. 肉眼观察　管腔性器官的外膜有浆膜和纤维膜两种。位于体腔内的器官如心、胃、肠等，其表面有间皮覆盖则为浆膜；不在体腔内的器官如食管、气管，表面无间皮覆盖，则为纤维膜。食管外膜的边缘是观察疏松结缔组织的良好区域。

2. 低倍镜观察　食管黏膜上皮较厚，上皮基部凹凸不平。毗邻上皮的固有层为纤维较细的结缔组织，由于肌层的存在，食管呈现较清晰的"层次"结构。借此，请区分三种主要的基本组织（上皮组织、结缔组织、肌组织）。在食管外膜边缘找染色较淡、纤维排列零乱的区域，转高倍镜观察。

3. 高倍镜观察　结缔组织切片与铺片的区别：铺片由于制作时的牵拉，多数纤维被拉直；而切片的纤维随机性较大，断面呈形态迥异、与纤维交错走行的自然状态接近（图 2-13）。由于石蜡切片制作环节较多，

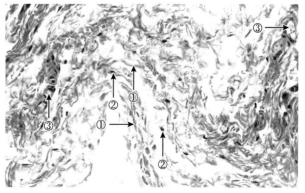

图 2-13　疏松结缔组织（动物食管外膜，HE 染色，40×10）
①胶原纤维（束）；②成纤维细胞；③小血管

破坏组织结构,导致组织间出现空白裂隙,实为"人工痕迹",应注意辨别。除零散分布,断面形态多样的胶原纤维之外,还应注意分散在纤维间的细胞核。这些细胞核代表了分布于结缔组织中的不同细胞。主要有成纤维细胞,核染色较浅,形态受切面的影响,变化较大,细胞多散在分布。小血管周围常有细胞聚集,属于血管壁的结构留待"循环系统"章节中观察。疏松结缔组织中还有其他细胞,本切片上难以分辨。

(三)不规则致密结缔组织

材料与方法:人手指掌面皮肤,HE 染色。

1.**肉眼观察** 手指掌面皮肤属于厚皮肤,表皮角质层较厚(肉眼观呈均质红色),表皮基底层与深层致密结缔组织(真皮)之间"锯齿"状交错连接。本片重点观察构成真皮的不规则致密结缔组织。

2.**低倍镜观察** 近表皮处,与表皮交错连接的结缔组织,纤维较细,而深层的结缔组织,纤维较粗,排列紧凑。重点观察真皮结缔组织中的胶原纤维束。纤维束粗细不等,相邻纤维相互交错,切面形态多样。进一步观察穿行于真皮中的其他结构,如汗腺导管、血管、神经束等。

3.**高倍镜观察** 观察不同切面、不同形状的胶原纤维束,以及散在于纤维之间的细胞(图 2-14)。不规则致密结缔组织切片中的细胞,可依据细胞核形态和位置,分为成纤维细胞、血管内皮细胞和汗腺导管上皮细胞。成纤维细胞多散布于纤维束间,核深染,扁椭圆形。

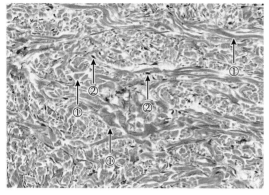

图 2-14 不规则致密结缔组织(人皮肤真皮,HE 染色,40×10)
①不同切面的胶原纤维束;②成纤维细胞

(四)脂肪组织

材料与方法:人手指掌面皮肤,HE 染色。

1.**肉眼观察** 皮下组织位于真皮深层,较疏松。脂肪组织位于皮下,染色浅。除皮下组织以外,多数器官外膜或系膜也是观察脂肪组织的理想材料。

2.**低倍镜观察** 皮下组织中的脂肪组织被纤维束分隔成众多小叶(小的脂肪细胞群)。单泡脂肪细胞聚集区,呈"泡沫或蜂窝"状,染色浅(图 2-15)。脂肪小叶周边染色深,结构致密的区域为结缔组织。除脂肪组织外,还可在真皮深层和皮下组织中看到小血管、神经束和汗腺腺泡群。这些结构的详细描述见"皮肤"章节。

3.**高倍镜观察** 由于切面的随机性,并非每个脂肪细胞均可切到细胞核。再者,每个巨大的脂肪细胞周围有成纤维细胞和毛细血管,要观察脂肪细胞核,需仔细辨认。脂肪细胞核扁圆形,靠近细胞边缘,一般较血管内皮和成纤维细胞核略长。如图 2-15 所示,众多空泡为单泡脂肪细胞胞体,其内的脂质在标本制作过程被溶解而呈空泡状。

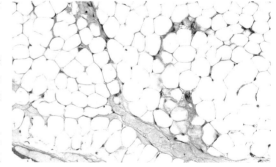

图 2-15 脂肪组织(人皮下组织,HE 染色,40×10)

(五)网状组织

材料与方法:动物淋巴结,HE 染色。

1.**肉眼观察** 淋巴结断面,边缘为染色较深、结构较致密的皮质;中央为染色较浅、结构较松散的髓质。

2. 低倍镜观察　网状组织由网状细胞和网状纤维组成。虽然网状组织含较多网状纤维，但这类纤维较细，且在 HE 染色中与胶原纤维无法分辨。必须通过硝酸银染色才能观察（图 2-16）。在结构较松散、淋巴细胞较少的淋巴窦内，有网状细胞，须转高倍镜观察。

3. 高倍镜观察　有两种细胞：胞体圆形或卵圆形，核圆形的多为淋巴细胞；胞体不规则，核多样，有突起的则多是网状细胞或巨噬细胞。与淋巴细胞相比，网状细胞的核着色较浅，呈椭圆形；胞质可见星状突起，突起互相连接构成网状，该细胞因此而得名。相对于数量较多的淋巴细胞，网状细胞较少。

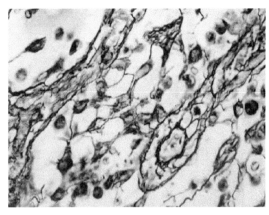

图 2-16　网状纤维
（动物淋巴结，硝酸银染色，40×10）

三、示　教

1. 网状纤维　如图 2-16 所示染成黑色细丝或网状结构者为网状纤维。

2. 浆细胞　图 2-17 箭头示浆细胞，细胞呈卵圆形，核偏位。

3. 肥大细胞　图 2-18 箭头示肥大细胞，细胞中央的核着色淡，胞质内充满蓝紫色颗粒，部分细胞周围的颗粒可视为肥大细胞释放的颗粒。

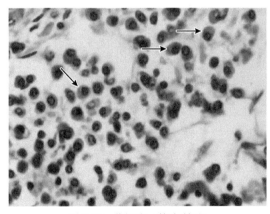

图 2-17　浆细胞（箭头所示）
（动物气管黏膜局部，HE 染色，40×10）

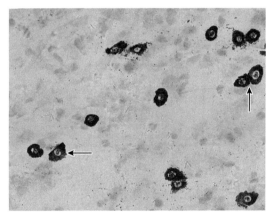

图 2-18　肥大细胞（箭头所示）
（动物肠系膜铺片，亚甲蓝染色，40×10）

4. 肌腱　图 2-19 箭头示平行排列走向的胶原纤维，胶原纤维之间可见胞核染成紫蓝色的细胞，即腱细胞。

四、阅片视频

2-2　结缔组织阅片视频二维码

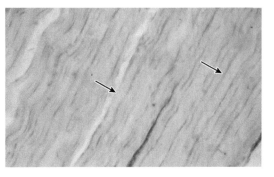

图 2-19　规则致密结缔组织（箭头示胶原纤维）
（动物肌腱，HE 染色，40×10）

五、绘 图 作 业

1. 疏松结缔组织切片。
2. 高倍镜下细胞绘图　成纤维细胞、巨噬细胞、浆细胞、脂肪细胞。

六、思 考 题

1. 思考疏松结缔组织的细胞组成、各种细胞的结构特点及其功能。
2. 思考结缔组织细胞外基质的组成及其功能意义。
3. 在镜下如何区别结缔组织与上皮组织？

（李锦新）

第三节　血　　液

血液是流动于心血管内的液态组织，成人血液内细胞成分（红细胞、白细胞、血小板）来自骨髓和淋巴器官。血浆成分包括水、电解质、蛋白质、激素、代谢物等，来源于机体各器官系统，因此，临床上通过血液检测进行辅助诊断。

一、实 验 要 求

1. 掌握红细胞及各类白细胞、血小板的形态结构。
2. 了解白细胞分类及计数方法。
3. 了解红骨髓的形态结构及血细胞发生过程中其形态结构变化规律。

二、实 验 内 容

（一）血涂片

材料与方法：人血涂片，吉姆萨（Giemsa）染色。

1. 肉眼观察　经染色的血涂片为淡橘红色，因制作方法不同于切片，其外观有别于切片组织。
2. 低倍镜观察　选血膜均匀、染色较浅的部位观察，可看到散在或成群分布的红细胞，在红细胞之间可见散在分布、核染成紫蓝色的细胞，即白细胞。选择有白细胞的区域，转高倍镜观察。
3. 高倍镜观察

（1）红细胞（erythrocyte）：数量最多，正常成熟红细胞为圆形，无细胞核，胞质呈橘红色，细胞周边着色较深，中央着色浅（图2-20）。

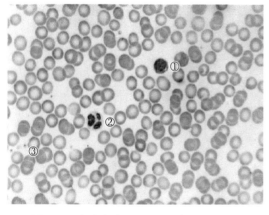

图2-20　人血涂片（Giemsa染色，40×10）
①小淋巴细胞；②中性粒细胞；③血小板

（2）白细胞（leukocyte）：根据细胞胞体大小、胞质内特殊颗粒类型、胞质染色特征、核的形态及有无分叶等，区分出五种不同类型的白细胞，即中性粒细胞、嗜酸性粒细胞、嗜碱性粒细胞、淋巴细胞和单核细胞。

1）中性粒细胞（neutrophilic granulocyte）：是白细胞中数量最多的一类，细胞呈圆形或卵圆形，直径10～12μm；细胞核形态多样，可看到核分2～5叶，以2～3叶居多；胞质淡红色，可见数量较多、细小的浅红色颗粒，颗粒染色与胞质染色不易区分（图2-20）。

2）嗜碱性粒细胞（basophilic granulocyte）：

数量很少不易找到，细胞大小与中性粒细胞相近，直径 10～12μm；细胞核着色浅，由于受胞质内颗粒的影响，核形及分叶状态不明显；胞质内可见分布不均、形态不规则、大小不等的深蓝色颗粒，颗粒在细胞边缘部位较集中（图 2-21）。

3）嗜酸性粒细胞（eosinophilic granulocyte）：体形较中性粒细胞大，数量少。细胞圆形，直径 12～16μm；细胞核形态较饱满，以 2～3 叶多见；胞质内充满粗大、均匀、深红色或橘红色球形颗粒（图 2-22）。

4）淋巴细胞（lymphocyte）：正常人外周血液中只能观察到中淋巴细胞和小淋巴细胞，以小淋巴细胞居多。小淋巴细胞为圆形，大小与红细胞相近；核圆形，一侧常可见到小凹陷，染色质致密呈块状，染色深；胞质较少，呈天蓝色环绕胞核（图 2-20）。中淋巴细胞体积较大，以卵圆形多见，核形态多样（肾形、卵圆形、马蹄铁形）；胞质比小淋巴细胞多，胞质内可见少量嗜天青颗粒。

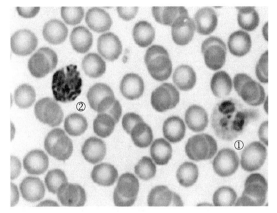

图 2-21　人血涂片（Giemsa 染色，100×10）
①中性粒细胞；②嗜碱性粒细胞

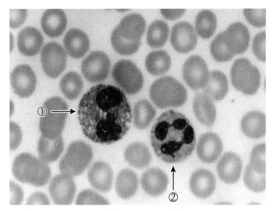

图 2-22　人血涂片（Giemsa 染色，100×10）
①嗜酸性粒细胞；②中性粒细胞

5）单核细胞（monocyte）：是体积最大的白细胞，直径 14～20μm，细胞多呈卵圆形或圆形。细胞核呈肾形、马蹄铁形或不规则形，核内异染色质较少，呈网格状分布，故染色较浅。胞质较多，呈灰蓝色，胞质内可见少量嗜天青颗粒（图 2-23）。

（3）血小板（blood platelet）：是形态不规则的胞质小块，体积较小（是红细胞直径的 1/4～1/3），常成群分布在血细胞之间。血小板中央有染成紫色的颗粒，周围染成较均匀的浅蓝色（图 2-24）。

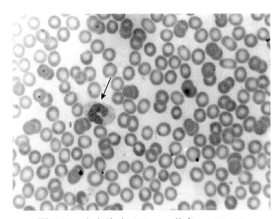

图 2-23　人血涂片（Giemsa 染色，40×10）
箭头示单核细胞

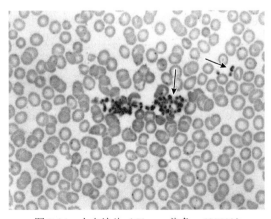

图 2-24　人血涂片（Giemsa 染色，40×10）
箭头示血小板

（二）白细胞分类计数

血液中各类白细胞是有一定比例的，临床上常用百分比来计数（又称白细胞分类计数）。患某些疾病时，白细胞的分类计数也会相应地发生改变。学会计数的方法和分析，有助于了解疾病发展情况，起到辅助诊断的作用。计数方法如下：

1. 低倍镜下初步观察红细胞有无聚集，应选择涂片均匀，染色较好的部位。转高倍镜，边观察、识别，边进行分类计数。

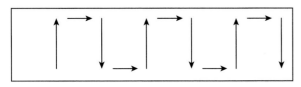

图 2-25　图示血涂片移动视野方向

2. 按图示方法（图 2-25），高倍镜下缓慢移动涂片，先仔细辨认所观察到的各种白细胞，确定类型后把每个视野内所观察到的白细胞分类记录于分类计数表（表 2-1）内，计数白细胞总数为 100 个，即可完成白细胞分类计数表。

表 2-1　白细胞分类计数表

白细胞类型	细胞数量										积累（%）	正常值（%）
	10	20	30	40	50	60	70	80	90	100		
中性粒细胞												50～70
嗜酸性粒细胞												0.5～3
嗜碱性粒细胞												0～1
淋巴细胞												25～30
单核细胞												3～8

（三）骨髓涂片

材料与方法：人骨髓涂片，Giemsa 染色。

1. 低倍镜观察　镜下可看到，骨髓组织涂片中有核细胞数量较外周血涂片高，浏览涂片后，找染色较浅、骨髓细胞较分散部位转高倍镜观察。

2. 高倍镜观察　各版本组织学教材均附有血细胞发生示意图，观察时索图对照。

（1）红细胞系的发生

1）原红细胞：正常骨髓中含量极少，较难看到。细胞体积较大，呈圆形或卵圆形；核大而圆，染色质颗粒细小而疏松，核仁 1～3 个，细胞质嗜碱性，染蓝色，胞质较少。

2）早幼红细胞：细胞体积较原红细胞稍小，细胞核呈圆形，染色质颗粒较大，较致密，核仁少见；胞质相对较多，强嗜碱性，染深蓝色，常可见有伪足样的突起。

3）中幼红细胞：细胞较小，细胞核圆形，染色质聚集成块，着色深，核仁消失；胞质嗜碱性减弱，处于此阶段的细胞已开始合成血红蛋白，由于胞质内血红蛋白逐渐增多，故胞质颜色在灰蓝至灰红色之间波动，即胞质多色性。

4）晚幼红细胞：细胞体积更小，接近成熟红细胞大小，细胞核也更小，因核内染色质浓缩而着色深；胞质内因含丰富的血红蛋白而呈橘红色，与成熟红细胞相似。

（2）粒细胞系的发生

1）原粒细胞：细胞体积大，圆形。核圆形或卵圆形，较大，染色质颗粒细小而均匀，呈细网状，核仁较多，2～3 个；胞质嗜碱性较强，呈天蓝色，较透明，无特殊颗粒。

2）早幼粒细胞：细胞体积较原粒细胞大，呈圆形或卵圆形。核圆形或卵圆形，常偏于胞体一侧，染色质呈粗网状，核仁少见；胞质嗜碱性减弱，呈淡蓝色。出现深紫色嗜天青颗粒，粗细不匀，特殊颗粒开始出现，但数量少，不易辨别。

3）中幼粒细胞：细胞数量多，细胞体积变小，呈圆形。胞核呈馒头状，染色质凝聚成块，核仁消失；胞质嗜碱性减弱，嗜天青颗粒减少，特殊颗粒大量出现。镜下可依特殊颗粒的大小、颜色不同分为三种：中幼中性粒细胞、中幼嗜酸性粒细胞、中幼嗜碱性粒细胞，但中幼嗜碱性粒细胞数量很少，不易找到。

4）晚幼粒细胞：细胞体积与成熟粒细胞相似，细胞呈圆形。胞核呈肾形，染色质呈块状，着色深；胞质弱嗜酸性，充满特殊颗粒。三种晚幼粒细胞的区分与中幼阶段相似。晚幼粒细胞再进一步分化成熟，即为外周血涂片中看到的杆状核或分叶核。

（3）血小板发生：骨髓涂片中可找到体形巨大的巨核细胞。该细胞胞质呈淡蓝色，含颗粒，由于属多倍体细胞，细胞核巨大，且不分叶或分叶不明显。成熟巨核细胞胞质脱落，形成血小板。

（4）其他细胞：骨髓涂片中除能看到造血细胞系的各类原始和幼稚细胞以外，还可以看到其他细胞类型，一般这些细胞多为骨髓组织中的间质细胞、内皮细胞或成纤维细胞等。

三、示　　教

1. 网织红细胞　见图 2-26。

2. 红细胞　见图 2-27。

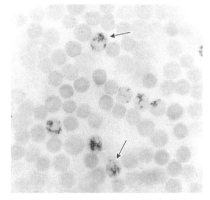

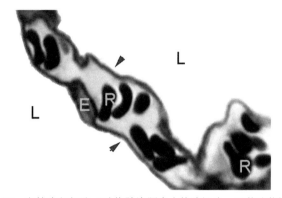

图 2-26　人网织红细胞（箭头所示）　　图 2-27　血管内红细胞（动物肺泡隔内小静脉切片，甲苯胺蓝染色，

（煌焦油蓝染色，40×10）　　　　　　　　　　　　40×10）

R. 血管内红细胞；E. 血管内皮细胞；L. 肺泡腔；箭头示气-血屏障

3. 红骨髓切片　见图 2-28。

4. 中幼红细胞、晚幼红细胞　见图 2-29。

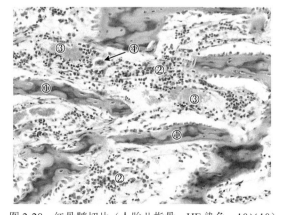

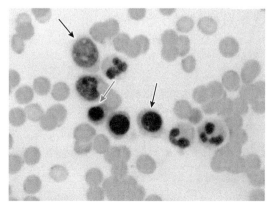

图 2-28　红骨髓切片（人胎儿指骨，HE 染色，10×10）　　图 2-29　中幼红细胞、晚幼红细胞

①过渡型骨小梁；②骨髓；③血窦；④巨核细胞　　（人骨髓涂片，Giemsa 染色，40×10）

黑箭头示原红细胞；蓝箭头示中幼红细胞；绿箭头示晚幼红细胞

5. 中幼粒细胞、晚幼粒细胞　见图 2-30。

6. 巨核细胞　见图 2-31。

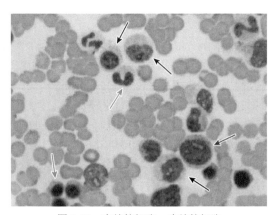

图 2-30　中幼粒细胞、晚幼粒细胞

（人骨髓涂片，Giemsa 染色，40×10）

红箭头示原粒细胞；黑箭头示中性早幼粒细胞；蓝箭头示中性中幼粒细胞；橙黄箭头示中性晚幼粒细胞；绿箭头示晚幼红细胞

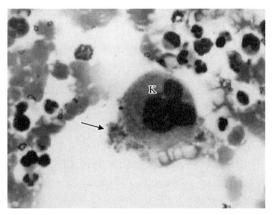

图 2-31　巨核细胞

（人骨髓涂片，Giemsa 染色，40×10）

箭头示巨核细胞左下部血小板群；K. 巨核细胞

四、阅片视频

2-3　血液阅片视频二维码

五、绘图作业

绘制高倍镜下红细胞、白细胞和血小板。

六、思考题

1. 白细胞的分类、基本形态特征及功能有哪些？

2. 如何区别三种粒细胞？

3. 单核细胞和淋巴细胞形态有何异同？

4. 网织红细胞中的网状结构由何种细胞器构成？

5. 机体内红骨髓的分布位置在哪儿？结构组成有哪些？

附　血涂片的制作及 Giemsa 染液的配制

1. 血涂片的制作　无名指尖消毒，采血一滴置于距载玻片的一端 1cm 处，用另一张玻片接近血滴，推片使血液沿边缘展开至适当的宽度，呈 35° 角匀速、平稳地向前将血液推成一薄层，自然干燥（数分钟）。入无水甲醇液中固定 2～4min，涂片取出等甲醇干燥后，滴加 Giemsa 稀释染液（1∶10 比例，用磷酸盐缓冲液稀释）覆盖整个血膜，染色 15～20min。自来水充分冲洗干净（有条件时先用不同 pH 缓冲液分色，认定染色达到要求，再用自来水冲洗）；镜检合格后，经干燥、透明等常规步骤，树胶封片保存。

2. Giemsa 染液的配制

Giemsa 染料粉剂　　　1g

| 甲醇 | 50ml |
| 丙三醇（甘油） | 50ml |

先将固体 Giemsa 染料放入研钵内，加少许甘油尽量充分研磨后，再用称量的甘油和甲醇溶解，配成 Giemsa 原液放置备用（现配现用最好，在稀释前入 60℃温箱内加速溶解 2h 以上）。

（陈 霏 程 欣）

第四节　软骨和骨组织

软骨由软骨组织和软骨膜组成。根据软骨基质中所含纤维成分不同，软骨组织可分为透明软骨（hyaline cartilage）、纤维软骨（fibrous cartilage）和弹性软骨（elastic cartilage）三种。胎儿时期，软骨是其体内主要的支架结构。出生后，仅关节软骨、咽喉和呼吸道等部位还保留软骨组织，其他软骨通过骨化过程，逐渐被骨组织取代。

骨由骨组织（osseous tissue）、骨髓和骨膜组成。观察骨组织时需要注意两点：①骨组织内纤维、基质和板层结构（骨板）排列方式。②骨组织中血管走向与骨膜的关系。骨的内部结构既符合生物力学原理，又可进行适应性的结构更新和改建。机体内绝大部分钙、磷亦储存在骨质内。

一、实验要求

1. 掌握透明软骨的光镜结构特点。了解弹性软骨和纤维软骨的光镜结构特点。
2. 掌握骨组织的结构、骨组织细胞类型和形态结构特点。掌握密质骨的光镜结构特点。
3. 了解软骨内成骨的基本过程。

二、实验内容

（一）透明软骨

材料与方法：动物气管，HE 染色。

1. 肉眼观察　标本中有一蓝色"C"形部分，即气管壁的透明软骨。

2. 低倍镜观察　透明软骨周围有薄层致密结缔组织构成的软骨膜包绕。软骨基质呈嗜碱性，染成蓝色，其中散在分布着许多软骨细胞。靠近软骨组织边缘的细胞较小，呈扁卵圆形，越近软骨组织深部，细胞越大，呈圆形或卵圆形，常 2～4 个细胞聚集成群，称同源细胞群（图 2-32 ③）。细胞位于软骨陷窝内，软骨陷窝周围的基质呈深蓝色（强嗜碱性），为软骨囊。

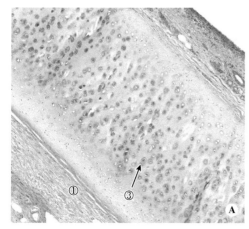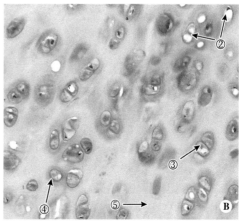

图 2-32　透明软骨（动物气管，HE 染色；A. 10×10；B. 40×10）
①软骨膜；②软骨陷窝；③同源细胞群；④软骨囊；⑤软骨基质

3. 高倍镜观察　位于软骨组织边缘靠近软骨膜的幼稚细胞较小，呈扁圆形，多为单个分布；而软骨组织中部的细胞较成熟，体形变大变圆。软骨细胞位于软骨陷窝内（图 2-32 ②）。软骨细胞核圆形，居细胞中央，胞质弱嗜碱性。在细胞与软骨囊之间常出现不规则间隙或空泡，这是由于活体状态时软骨细胞含水较多，制作标本过程中细胞脱水，细胞体收缩幅度较大所致。软骨细胞周围较强的嗜碱性染色区域即为软骨囊（图 2-32 ④），主要是由于此处硫酸软骨素含量较高的缘故。透明软骨基质内含胶原原纤维，因纤维较细且其折光率与基质相同，故光镜下看不到纤维。

（二）骨组织和密质骨的结构

材料与方法：人长骨干横断磨片，硫堇染色。

1. 肉眼观察　标本呈深色扇状，弧形较光滑一侧有外环骨板，其对侧浅表为内环骨板，内、外环骨板之间有骨单位和间骨板。

2. 低倍镜观察　密质骨（compact bone）骨板排列有三种方式（图 2-33）。

（1）环骨板（circumferential lamella）：分别位于长骨骨干内、外表面，呈平行排列。位于骨干内表面的是内环骨板（图 2-33 ①），骨板较薄，排列不规则并常有间断。位于骨干外表面的是外环骨板（图 2-33 ②），骨板较厚，排列与骨表面平行。在制片过程中，内、外环骨板部分被磨损甚至缺如。

（2）骨单位（osteon）：又称哈弗斯系统（Haversian system），位于内、外环骨板之间，大小不等，呈圆形或卵圆形，由数层同心圆排列的骨单位骨板（哈弗斯骨板）环绕中央管（哈弗斯管）构成（图 2-33 ③，图 2-34 ①），有时可见相邻中央管之间相连接的管道，即穿通管或福尔克曼管（Volkmann's canal）。

（3）间骨板（interstitial lamella）：填充在骨单位之间的一些不规则骨板（图 2-33 ④，图 2-34 ②），是骨组织生长和改建过程中吸收不完全的残缺骨单位或环骨板结构。

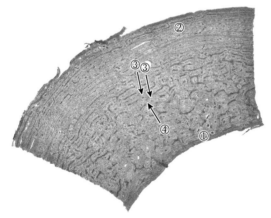 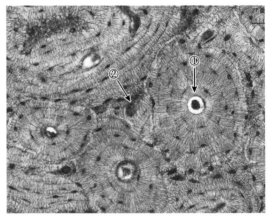

图 2-33　长骨结构

（人骨干横断磨片，硫堇染色，4×10）

①内环骨板；②外环骨板；③骨单位；④间骨板

图 2-34　长骨骨磨片（硫堇染色，10×10）

①骨单位的中央管；②间骨板

3. 高倍镜观察　将显微镜光线调暗，可见明暗间隔同心圆或平行排列的板层结构，即骨板。在骨板之间或骨板内可见许多形状近似、深染的扁平或椭圆形结构，是骨细胞所在部位，称骨陷窝（图 2-35 ①）。由骨陷窝向中央管或邻近骨细胞发出众多细线状结构，为骨小管（图 2-35 ②）。环骨板、骨单位和间骨板三者之间折光较强的均质状轮廓线，称黏合线（图 2-35 ③）。

（三）骨的发生

材料与方法：人胎儿指骨切片，HE 染色。

1. 肉眼观察　标本两端呈淡蓝色区域为软骨组织（透明软骨），标本的中段为骨干，可见一些不规则腔隙，为骨髓腔。

2. 低倍镜观察　先从软骨端开始观察，逐渐移向标本的中段，可区分出下列不同区域（图 2-36）。

（1）软骨储备区：此区范围较大，软骨细胞小而数量较多，细胞分散在弱嗜碱性基质中。有的标本此区中央可见次级骨化中心（图 2-36 ①）。

（2）软骨增生区：在软骨储备区的骨干侧，可见此处软骨细胞增大，细胞多而密集，经分裂增殖形成的同源细胞群沿骨长轴纵行排列成行，形成软骨细胞柱。

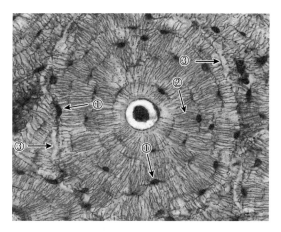

图 2-35　长骨骨磨片（硫堇染色，40×10）
①骨陷窝；②骨小管；③黏合线

（3）软骨成熟区：此区常与增生区无明显界线，软骨细胞增大变圆，软骨细胞柱之间的软骨基质明显变薄。

（4）软骨钙化区：此区更靠骨干侧。软骨细胞多数已退化，胞质呈空泡状，核固缩；有的细胞已死亡消失，留下空洞状的软骨陷窝。软骨基质有钙盐沉着，呈强嗜碱性。与成骨区交界处，局部软骨基质嗜酸和嗜碱混合交替出现。

（5）成骨区：钙化软骨基质因被血管、间充质、破骨细胞等入侵而遭到破坏，故此区可见一些形成隧道状的空隙，即原始骨髓腔（图 2-36 ②）。在腔隙之间可见残留的软骨基质碎片，其表面由成骨细胞不断造骨，形成许多过渡型骨小梁（在切片中为蓝色与粉红色混合的不规则碎片）（图 2-36 ③），在原始骨髓腔内充满红骨髓和血管。在骨干表面为骨领，其外表面结缔组织形成骨外膜。

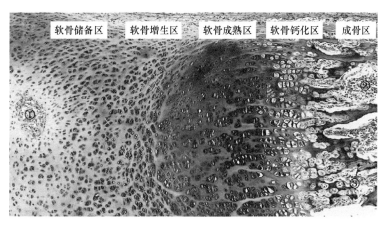

图 2-36　长骨的发生（人胎儿指骨，HE 染色，10×10）
①次级骨化中心；②原始骨髓腔；③过渡型骨小梁

3. 高倍镜观察

（1）成骨细胞：排列成行，贴在残留的钙化软骨基质表面及骨小梁表面，细胞呈立方形或低柱状、核圆形，胞质嗜碱性（图 2-37）。

（2）破骨细胞：位于残留钙化软骨基质附近或骨小梁边缘（图 2-38），常见于骨小梁的凹陷处。胞体较大，呈圆形或不规则形，内含多个核，胞质嗜酸性（在骨髓腔中另有一种核大的圆形细胞，为骨髓腔内的巨核细胞，注意勿与破骨细胞相混淆）。

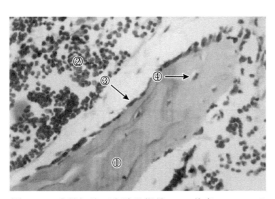

图 2-37　成骨细胞（人胎儿指骨，HE 染色，40×10）
①骨小梁；②骨髓组织；③成骨细胞；④骨细胞

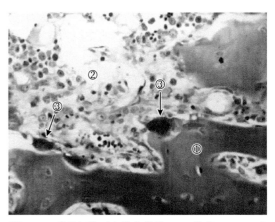

图 2-38　破骨细胞（人胎儿指骨，HE 染色，40×10）
①骨小梁；②骨髓组织；③破骨细胞

（3）骨膜：在骨领外面，称骨外膜，由结缔组织组成，分内、外两层，外层致密，内层疏松。

三、示　教

1. 弹性软骨　其基本结构与透明软骨相似，软骨基质内有大量交织排列、染成紫蓝色的弹性纤维，软骨细胞较密集（图 2-39A）。

2. 纤维软骨　含大量平行或交叉排列的胶原纤维束，纤维间有少量软骨基质和数量不等的软骨细胞（图 2-39B）。

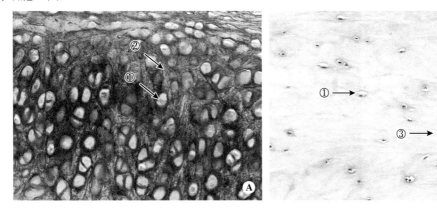

图 2-39　软骨
A. 弹性软骨（人耳郭，醛复红染色，40×10）；B. 纤维软骨（人椎间盘，HE 染色，40×10）
①软骨细胞；②弹性纤维；③胶原纤维

四、阅片视频

2-4　软骨与骨阅片视频二维码

五、绘图作业

绘制骨单位（高倍镜观）。

六、思 考 题

1. 以透明软骨为例，论述软骨组织的结构特点。

2. 软骨膜由什么构成？有何功能意义？

3. 透明软骨的软骨基质在 HE 染色切片中不显示纤维而呈透明的蓝色，为什么？

4. 软骨组织生长方式有哪些？

5. 试述骨组织细胞类型、分布和形态结构特点。

6. 试述骨单位的组成和功能意义。

7. 解释名词：软骨陷窝、软骨囊、同源细胞群、骨陷窝、骨小管、骨板、间骨板、哈弗斯系统（骨单位）、类骨质。

（陈 霏 程 欣）

第五节 肌 组 织

肌组织主要由肌细胞组成，肌细胞间有结缔组织、血管、神经等。肌细胞呈细长纤维状，又称肌纤维（muscle fiber），其细胞膜称肌膜（sarcolemma），细胞质称肌质（sarcoplasm）。

肌组织分骨骼肌（skeletal muscle）、心肌（cardiac muscle）和平滑肌（smooth muscle）三种。前两种属横纹肌（Striated muscle）。

1. 骨骼肌 受躯体神经支配，可随意收缩，一般借肌腱附着于骨骼。包裹整块肌肉的结缔组织膜称肌外膜（epimysium），包裹肌束的结缔组织膜称肌束膜（perimysium），每条肌纤维外的薄层结缔组织称肌内膜（endomysium）。肌内膜对骨骼肌起支持、连接、营养和功能调整作用。在肌纤维表面有一种扁平、有突起的细胞，称肌卫星细胞（muscle satellite cell），该细胞具有干细胞性质，可增殖分化，参与肌纤维的修复。

2. 心肌 是有横纹的不随意肌，分布于心脏和邻近心脏的大血管近段。心肌收缩具有自动节律性，缓慢而持久，不易疲劳。心肌细胞一般不再分裂，损伤后由周围的结缔组织细胞来修复。

3. 平滑肌 广泛分布于血管壁和许多内脏管腔器官（呼吸道、消化管、泌尿和生殖管道等），又称内脏肌。平滑肌是不随意肌，收缩速度缓慢但持久。

一、实 验 要 求

1. 掌握三种肌纤维纵切面及横切面的光镜结构特点。

2. 了解三种肌纤维的电镜结构特点。

二、实 验 内 容

（一）骨骼肌

材料和方法：人舌切片，HE 染色。

1. 肉眼观察 标本中一面凹凸不平，染成深蓝色的是舌黏膜上皮，其深面大片红染区域为骨骼肌。

2. 低倍镜观察 舌黏膜上皮为复层扁皮上皮，其深面有纵切、横切或斜切面的骨骼肌纤维，纤维束相互交织，肌束及肌纤维间有少量的结缔组织（图 2-40A）。

3. 高倍镜观察

（1）纵切面：骨骼肌纤维呈长圆柱形，可见明暗相间的横纹（cross striation），着色深处为暗带（A 带），着色浅处为明带（I 带）；胞质嗜酸性染成深红色，内有大量与细胞长轴平行排列的肌原纤维；细胞核多个，呈椭圆形，位于肌纤维的周边。肌纤维间有少量结缔组织。

（2）横切面：骨骼肌纤维呈圆形或多边形，胞质嗜酸性，可见大量细小的点状结构，为肌原纤维（myofibril）的横切面。细胞核可有多个，呈圆形，位于细胞的周边（图2-40B）。肌细胞间有少量结缔组织。

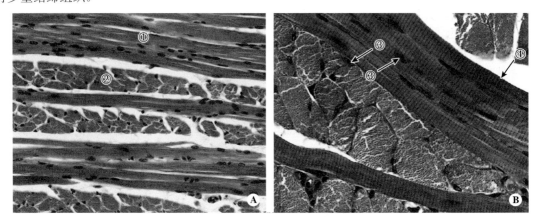

图2-40 骨骼肌（人舌，HE染色；A.10×10；B.40×10）
①纵切面；②横切面；③细胞核；④横纹

（二）心肌

材料与方法：人心脏切片，HE染色。

1. 肉眼观察 切片中凹凸不平面为心内膜、较平滑面为心外膜，中间大片染成红色为心肌膜。

2. 低倍镜观察 在低倍镜下全面观察，可见到纵切、横切或斜切的各种肌束，与骨骼肌大体相似。心肌纤维纵切面呈圆柱形，可有分支；横切面为圆形、多边形或不规则形，镜下明、暗带没有骨骼肌明显。心肌纤维间有少量的结缔组织。

3. 高倍镜观察

（1）纵切面：心肌纤维呈短圆柱状，并以侧支吻合成心肌网。核呈圆形或卵圆形，1～2个，位于肌纤维的中央，在核的周围有较多的肌质，故核周区染色浅。胞质有明暗相间的横纹，但不如骨骼肌明显。在纵切面还可见到一些着色较深的细线状结构，横过肌纤维，这就是闰盘（intercalated disk）（图2-41A）。在肌纤维的网眼内有结缔组织和毛细血管等。

（2）横切面：呈圆形、多边形或不规则形，大小不一，有些有核，有些无核（为什么？）。核位于中央，核的周围染色较浅。肌丝区在近肌膜处较密集，横切面呈颗粒状，常作放射状排列（图2-41B）。

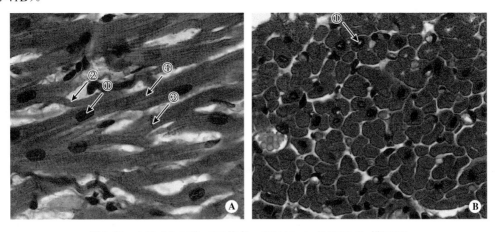

图2-41 心肌（人心脏，HE染色，40×10；A.纵切面；B.横切面）
①细胞核；②心肌细胞分支；③闰盘；④横纹

（三）平滑肌

材料与方法：动物小肠切片，HE 染色。

1. **肉眼观察**　为回肠管壁的横断面，外层呈红色的部位是平滑肌。

2. **低倍镜观察**　分出管壁的肌层，可见到平滑肌的纵切面和横切面，两种切面的肌组织间由染色较浅的结缔组织分隔。

3. **高倍镜观察**

（1）纵切面：平滑肌纤维呈长梭形，粗细相嵌，排列紧密。细胞核单个，位于中央，呈杆状、长椭圆形或扭曲状，核染色质较少、染色浅。细胞质嗜酸性，染成均匀的深红色。

（2）横切面：细胞呈大小不等的圆形或多边形。较大的切面中可见圆形细胞核，位于中央，较小的切面则不含细胞核（图 2-42）。两种切面的肌组织间为疏松结缔组织。

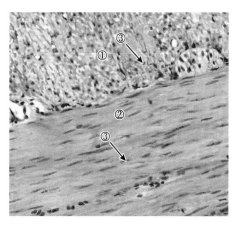

图 2-42　平滑肌

（动物小肠，HE 染色，40×10）

①横切面；②纵切面；③细胞核

三、示　　教

心肌闰盘（intercalated disk）高倍镜观察：心肌纤维胞质中可见明暗相间的横纹，相邻心肌纤维间被染成明显紫蓝色的线，为心肌闰盘，与横纹方向一致（图 2-43）。细胞核呈卵圆形。

四、阅片视频

2-5　肌组织阅片视频二维码

五、绘图作业

绘制三种肌纤维的纵、横切面。

图 2-43　闰盘

（心肌纵切面，碘苏木素染色，40×10）

①闰盘；②横纹

六、思　考　题

1. 光学显微镜下如何区分骨骼肌、心肌和平滑肌。

2. 骨骼肌的肌原纤维是由什么构成的，为什么有明暗相间的横纹（试从超微结构说明）。

3. 为什么骨骼肌纤维的收缩快而强有力，且肌原纤维收缩是同步性的，试从其结构特点来说明。

4. 解释名词：肌纤维、肌原纤维、肌丝、肌质网、横小管、肌节、三联体、二联体、闰盘、肌内膜、肌束膜、肌外膜。

（刘玉荣）

第六节　神 经 组 织

神经组织由神经细胞（nerve cell）和神经胶质细胞（neuroglial cell）组成。神经细胞又名神经元，是神经组织结构和功能的基本单位。神经元间以突触彼此相连，形成复杂的神经通路和网络。神经元具有接收刺激、整合信息、传递神经冲动的功能，有些还具有内分泌的功能。神经胶质细胞数量多于神经元，对神经元起支持、保护、营养和绝缘等作用。

1. 神经元　形态不一，分胞体和突起两部分。胞体形态多样，大小相差很大，是营养和代谢中心，胞体越大，其发出的突起越长。神经元胞体分布在中枢神经系统的灰质和核团内，以及周围神经系统的神经节内。突起分树突和轴突，能接收信息和传导冲动。胞体和突起外均有细胞膜，为可兴奋膜。

根据突起的多少，可将神经元分为多极神经元（multipolar neuron）、双极神经元（bipolar neuron）和假单极神经元（pseudounipolar neuron）三类。

2. 神经胶质细胞　是中枢神经系统中除神经元外的一类细胞。中枢神经系统中主要的胶质细胞是星形胶质细胞、少突胶质细胞和小胶质细胞。周围神经系统中的神经胶质细胞为施万细胞和卫星细胞。神经胶质细胞分布在神经元与神经元之间、神经元与非神经元之间，对神经元有支持、保护和营养的作用。

3. 神经纤维　神经元长轴突和包绕它的神经胶质细胞组成的传导纤维，称神经纤维，它是构成中枢和周围神经系统的重要成分。根据胶质细胞包绕神经纤维的方式，神经纤维分为有髓神经纤维（myelinated nerve fiber）和无髓神经纤维（unmyelinated nerve fiber）。

在周围神经系统中，有髓神经纤维由施万细胞（神经膜细胞）分段包绕，形成轴突、髓鞘（myelin sheath）和神经膜三部分。纤维呈节段状，缩窄处称郎飞结（Ranvier node）；相邻两个郎飞结之间的一段神经纤维称结间体（internode），由一个施万细胞包绕而成。

在中枢神经系统中，有髓神经纤维由少突胶质细胞分段包绕，一个少突胶质细胞可发出多个突起，同时包绕几根神经纤维。无髓神经纤维穿插通过胶质细胞，不形成髓鞘和郎飞结，主要见于自主神经的节后纤维。神经纤维的功能是传导神经冲动。冲动的传导在轴膜上进行，有髓神经纤维的神经冲动呈跳跃式，传导速度快；无髓神经纤维的神经冲动沿轴膜连续传导，传导速度慢。

4. 神经　周围神经系统的神经纤维集合形成神经纤维束，若干神经纤维束聚集构成神经（nerve），包裹在神经表面的致密结缔组织称神经外膜（epineurium），包裹神经纤维束的结缔组织为神经束膜（perineurium），每条神经纤维表面的薄层结缔组织称神经内膜（endoneurium）。

5. 神经末梢　是周围神经纤维的终末部分，分感觉神经末梢和运动神经末梢两类。

（1）感觉神经末梢（sensory nerve ending）：为感觉神经元周围突的末端，通常和周围的组织共同构成感受器，把接收的内、外环境刺激转化为神经冲动，产生感觉。其又可分为：

1）游离神经末梢（free nerve ending）：位于皮肤、角膜等处，感受温度觉、粗触觉和痛觉。

2）有被囊神经末梢：①触觉小体（tactile corpuscle），分布在皮肤的真皮乳头，产生精细触觉；②环层小体（lamellar corpuscle），分布在皮下组织、腹膜、肠系膜、韧带和关节囊等处，产生压力觉和振动觉；③肌梭（muscle spindle），分布在骨骼肌内，属本体感受器。

（2）运动神经末梢（motor nerve ending）：包括躯体运动神经末梢和内脏运动神经末梢。①躯体运动神经末梢：属神经-肌突触，分布于骨骼肌，又称运动终板（motor end plate）或神经肌肉接头（neuromuscular junction），一个运动神经元及其支配的全部骨骼肌纤维合称运动单位（motor unit）。②内脏运动神经末梢：分别支配平滑肌、心肌、腺体。内脏运动神经较细，无髓鞘，分支末段呈串珠样膨体，贴附于平滑肌、心肌纤维表面或穿行于腺细胞之间，与效应细胞形成突触。

一、实 验 要 求

1. 掌握神经元的结构特点及神经元的类型。

2. 掌握有髓神经纤维的结构特点。

3. 了解神经末梢及神经胶质细胞的分类和结构特点。

二、实 验 内 容

（一）多极神经元

材料与方法：动物脊髓横切片，HE 染色。

1. 肉眼观察　脊髓的横切面为椭圆形，中央着色较深的蝶形区域为灰质，周围着色较浅的部分为白质。灰质较宽的两侧突起为脊髓前角，相对应较窄的两侧突起为脊髓后角。

2. 低倍镜观察　选脊髓前角观察，可见许多散在且大小不等的多极神经元，由于神经元的突起在离胞体不远处被切断，故细胞呈不规则形。胞体周围可见大量无髓神经纤维和神经胶质细胞（neuroglia cell）（图 2-44A）。

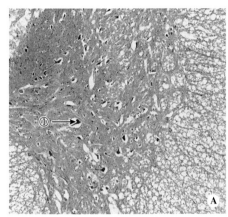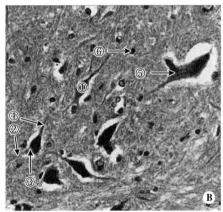

图 2-44　多极神经元（动物脊髓，HE 染色；A. 10×10；B. 40×10）
①多极神经元；②轴突；③轴丘；④树突；⑤尼氏体；⑥神经胶质细胞

3. 高倍镜观察　在脊髓前角选择有细胞核的神经元胞体观察：胞体大，呈多边形；细胞核大而圆，染色浅，内含深染、圆形的核仁；胞质嗜酸性，内含嗜碱性斑块或颗粒状结构，即尼氏体（Nissl body）。细胞突起数量不等，内含尼氏体的突起为树突（dendrite）；轴突（axon）只有一个（一般不易切到），细长，均匀，嗜酸性，染色浅，不含尼氏体；胞体发出轴突的部位，胞质内无尼氏体，呈圆锥形，即轴丘（axon hillock）。另外，也可见大量未切到胞核的神经元胞体（图 2-44B）。

神经胶质细胞大量存在于神经元胞体和无髓神经纤维之间，细胞体积小，胞质结构不清，仅见小而深染的细胞核（图 2-44B）。

（二）假单极神经元

材料与方法：动物脊神经节切片，HE 染色。

1. 肉眼观察　标本为脊神经节切片，条块状。

2. 低倍镜观察　神经节的外周是结缔组织构成的被膜，节内有粗细不等的神经纤维，平行排列，集合成束，把许多大而圆的脊神经节细胞分隔成若干群。

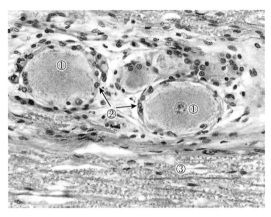

图 2-45　假单极神经元（动物脊神经节，HE 染色，
40×10）
①假单极神经元；②卫星细胞；③有髓神经纤维

3.高倍镜观察　假单极神经元胞体呈圆形，大小不等。由于假单极神经元只有一个突起，故很难见到突起和胞体相连的情况；胞核大而圆，染色浅，核仁明显。胞质内可见分散的细颗粒状尼氏体。每个神经元周围都有一层卫星细胞（satellite cell）包绕，胞质少，胞核呈圆形或椭圆形。神经元之间的神经纤维以有髓神经纤维为主（图 2-45）。

（三）有髓神经纤维

材料与方法：动物坐骨神经纵切面和横切面，HE 染色。

1.肉眼观察　标本中坐骨神经有两个切面，长条形的为纵切面，圆形的为横切面。

2.低倍镜观察

（1）纵切面：有髓神经纤维平行排列，粉红色较深的细带状结构为轴突，轴突两侧染色较浅的部分为髓鞘（myelin sheath）。在神经纤维之间、神经束之间以及整个神经的外表面都有结缔组织和血管分布（图 2-46A）。

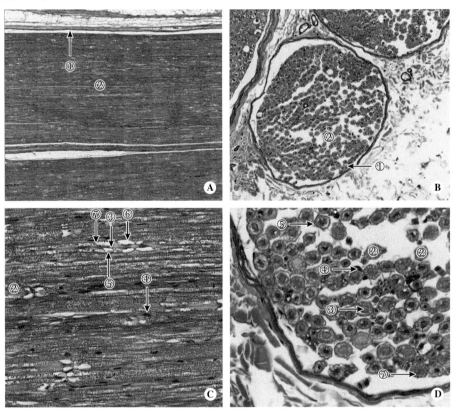

图 2-46　有髓神经纤维（动物坐骨神经，HE 染色；A、B. 10×10；C、D. 40×10）
①神经束膜；②有髓神经纤维；③轴突；④施万细胞核；⑤神经膜；⑥郎飞结；⑦髓鞘

（2）横切面：整条坐骨神经的外面有结缔组织包绕，此即神经外膜（epineurium）。结缔组织伸入神经干内将神经干分成若干个圆形、大小不等的神经束，组成神经束膜（perineurium），在每个神经束内，有大量圆形神经纤维断面（图 2-46B）。每条神经纤维亦有由结缔组织组成的神经内膜包绕。

3. 高倍镜观察

（1）纵切面：选择有郎飞结的神经纤维观察，纤维中央有条紫红色的线条，即轴突；轴突两侧为髓鞘，由于制片时髓磷脂被溶解而呈空泡状或网格状。位于髓鞘外的薄层线状结构为神经膜（neurilemma）。施万细胞核位于髓鞘与神经膜间，呈椭圆形，染色较浅（注意与神经纤维之间的成纤维细胞的胞核相区别）。神经膜外包以薄层的结缔组织为神经内膜。神经纤维的狭窄处为郎飞结（Ranvier node）（图 2-46C）。

（2）横切面：神经纤维的横切面呈圆形，粗细不等。神经纤维的中央是轴突，紫红色（部分呈淡红色较粗，这是制片过程中轴突变性膨胀所致）。轴突的周围是髓鞘，髓鞘呈空网状或车轮状包绕轴突（空白为髓鞘中的髓磷脂被溶解所致），髓鞘之外为神经膜。神经纤维粗细不等，髓鞘厚薄与轴突的粗细成正比，轴突粗的神经纤维髓鞘厚，轴突细的神经纤维髓鞘薄（图 2-46D）。有时在髓鞘边缘可见到半月形的施万细胞核（神经膜细胞核），神经膜外面的薄层结缔组织为神经内膜，其中可见扁平或椭圆形、染色深的纤维细胞核（注意区分神经膜与神经内膜）。

（四）触觉小体和环层小体

材料与方法：人手指皮，HE 染色。

1. 肉眼观察　标本紫红的一侧为手指掌侧皮肤的外表面，深部染色浅。

2. 低倍镜观察　在复层扁平上皮基底面凹凸不平处，结缔组织突向上皮，形成许多真皮乳头，在结缔组织乳头内，可见卵圆形或椭圆形的触觉小体。皮下组织内可见圆形或卵圆形，类似年轮样的环层小体。

3. 高倍镜观察

（1）触觉小体：外包结缔组织被膜，小体内有横列的扁平细胞（图 2-47A），其中的轴突一般难以分辨。在高尔基（Golgi）染色标本中，椭圆形的触觉小体内扁平细胞染成浅黄色，结构不清，神经纤维被染成黑色，从小体基部穿入小体内并盘绕于扁平细胞表面（图 2-47B）。

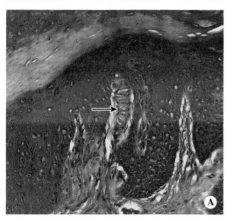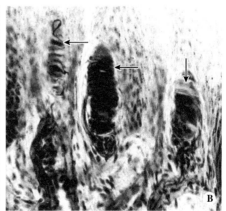

图 2-47　触觉小体（人手指皮，40×10；A. HE 染色；B. Golgi 染色）

箭头示触觉小体

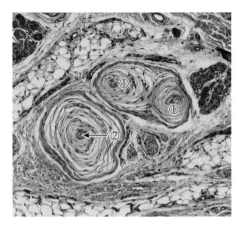

图 2-48 环层小体（人手指皮，HE 染色，40×10）
①环层小体；②内棍

2. 有髓神经纤维 纵切面上有髓神经纤维的髓鞘染成黑色，轴突着色很浅。沿髓鞘长轴可见髓鞘中断的部位，即郎飞结。相邻两个郎飞结之间的一段为结间体。此外，髓鞘上有斜行裂隙，为施-兰切迹（Schmidt-Lantermann incisure）。横切面上神经纤维大小不等，神经纤维中央的轴突浅染，周围的髓鞘深染成环状。相邻神经纤维间不着色的结构为结缔组织（图 2-50）。

3. 运动终板（motor end plate） 骨骼肌纤维呈较粗的条带状，可见横纹。神经纤维束的远端发出多级分支，每一分支末端膨大成板状隆起，紧贴骨骼肌纤维，与其下方的骨骼肌细胞膜共同构成运动终板（图 2-51）。

（2）环层小体：位于结缔组织内，呈圆形或椭圆形，其被囊由数十层扁平细胞呈同心圆排列构成，中央为一均质、嗜酸性的轴（图 2-48）。

三、示 教

1. 神经原纤维（neurofibril） 脊髓前角可见染成棕黄色、散在的神经元，其胞质和突起内含细小、棕褐色的丝状结构，为神经原纤维。神经原纤维在胞体内互相交织成网，在突起内则沿其长轴平行排列。神经元周围交织成网的是神经纤维（图 2-49）。

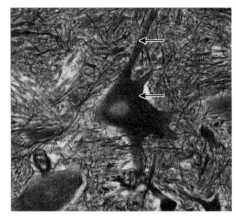

图 2-49 多极神经元（动物脊髓，镀银染色，40×10）
箭头示神经原纤维

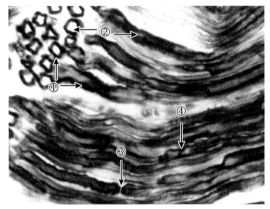

图 2-50 有髓神经纤维（动物坐骨神经，
锇酸染色，40×10）
①髓鞘；②轴突；③郎飞结；④施-兰切迹

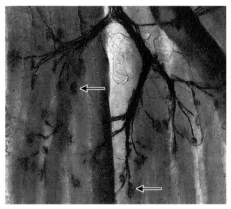

图 2-51 运动终板（人骨骼肌，氯化金染色，40×10）
箭头示运动终板

四、阅片视频

2-6　神经组织阅片视频二维码

五、绘图作业

1. 绘制多极神经元。
2. 绘制有髓神经纤维纵切面、横切面。

六、思考题

1. 神经元有哪些类型？神经元的形态结构特点有哪些？
2. 什么是突触？分几种类型？其结构如何？
3. 神经纤维分几种？有髓神经纤维结构特点有哪些？髓鞘和神经膜是怎样形成的？
4. 神经元的嗜染质（尼氏体）是什么？它对神经元的功能活动有何重要的意义？它为什么能作为神经元功能状态的标志？
5. 轴突内能否合成蛋白质？轴突内的物质运输方式有几种？有何重要的意义？
6. 试述神经（神经干）、神经束、神经纤维、神经原纤维间的关系。
7. 神经胶质细胞和神经元有何区别？

（刘玉荣）

第三章 人体组织与细胞的基本病理变化

第一节 细胞和组织的适应、损伤与修复

细胞、组织和器官会对内、外环境中的有害刺激做出反应。当刺激较轻微时，机体可通过反应性调整自身的代谢、功能和形态来维持细胞的活力和功能，这种非损伤性应答反应称为适应（adaptation），形态学表现为萎缩（atrophy）、肥大（hypertrophy）、增生（hyperplasia）和化生（metaplasia）。若刺激因素较强，超过了组织、细胞的适应能力，则引起细胞或细胞间质发生损伤。较轻的损伤为可逆性损伤，称为变性（degeneration），如细胞肿胀、脂肪变性、玻璃样变性等。若损伤因素很强或持续存在，则引起不可逆性损伤，即细胞死亡（cell death）。细胞死亡分为坏死（necrosis）和凋亡（apoptosis）。坏死是细胞病理性死亡的主要形式，包括凝固性坏死、液化性坏死、纤维蛋白样坏死及特殊类型坏死（干酪样坏死、脂肪坏死、坏疽等）。

损伤造成机体部分细胞和组织丧失后，机体对缺损进行修补恢复的过程，称为修复（repair），包括再生（regeneration）和纤维性修复两种形式。再生是指由损伤周围同种细胞来修复。按再生能力的强弱，可将人体组织细胞分为三类：不稳定细胞、稳定细胞、永久性细胞。纤维性修复是指缺损不能通过原组织的再生修复，而由肉芽组织（granulation tissue）增生、填补，转变为瘢痕，故也称瘢痕修复。创伤愈合（healing of wound）是指机体遭受外力作用，皮肤等组织出现离断或缺损后的愈复过程，包括各种组织的再生、肉芽组织的增生和瘢痕形成等过程。根据损伤程度及有无感染等情况，创伤愈合可分为一期愈合和二期愈合。

一、实验要求

1. 掌握萎缩的病理变化。
2. 掌握细胞肿胀、脂肪变性、玻璃样变性的病变特征。
3. 掌握不同类型坏死的病变特征。
4. 掌握肉芽组织的结构。

二、实验内容

（一）细胞和组织的适应

1. 大体标本：脾萎缩（atrophy of the spleen） 脾实质萎缩致体积缩小、重量减轻（正常脾长 10～12cm，宽 6～8cm，厚 3～4cm，重 110～200g）、包膜皱缩、颜色加深呈淡灰褐色。切面可见灰白色索状脾小梁密度增大（图 3-1）。

2. 大体标本：肾压迫性萎缩（pressure atrophy of the kidney） 结石、肿瘤等上尿路梗阻致肾盂积水，可造成肾实质压迫性萎缩。此时肾脏体积可增大（正常肾脏长 11～12cm，宽 5～7cm，厚 3～5cm）、质地变韧、表面可见大小不一的囊状突起。切面见肾盂肾盏明显扩张、肾实质受压萎缩变薄，最薄处为 0.1～0.2cm（正常肾皮质厚 0.4～0.7cm）（图 3-2）。

3. 大体标本：大脑压迫性萎缩（pressure atrophy of the brain） 炎症、外伤、肿瘤等原因致使脑脊液循环通路受阻，可引发脑积水，进而脑实质出现压迫性萎缩。大脑体积可不缩小，切面可见两侧大脑组织不对称、中线移位，一侧脑室扩张，其周边大脑实质受压萎缩，与健侧脑组织相比明显变薄（图 3-3）。

4. 大体标本：心脏萎缩（atrophy of the heart） 心脏体积缩小，重量减轻（正常心脏约为本人拳头大小，重约 250g），颜色加深呈深褐色，包膜皱缩，表面血管呈蛇行迂曲（图 3-4）。

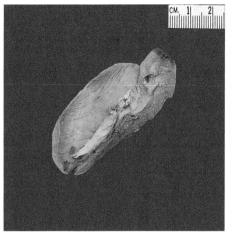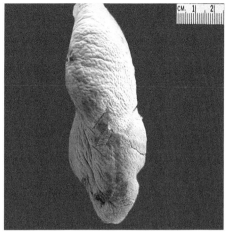

图 3-1　脾萎缩

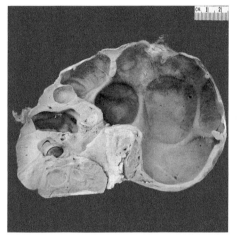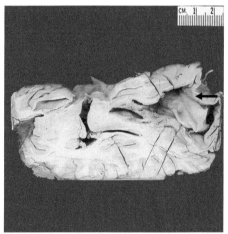

图 3-2　肾压迫性萎缩　　　　　图 3-3　大脑压迫性萎缩

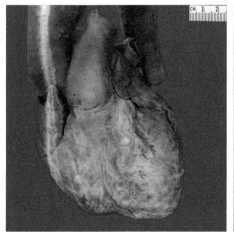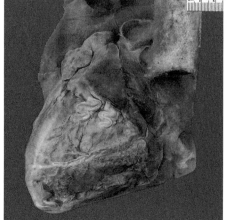

图 3-4　心脏萎缩

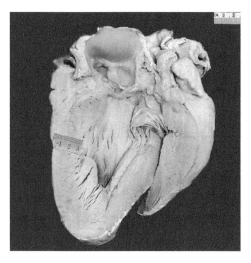

图3-5　左心室肥大

5. 大体标本：左心室肥大（hypertrophy of the left ventricular） 左心负荷增加时，心肌细胞肥大，导致心脏体积增大、重量增加。此时，左心室肌层增厚可达1.5～2.0cm（正常厚度0.8～1.2cm），乳头肌、肉柱增粗，瓣膜和腱索正常。左心室代偿期心腔相对缩小，称为向心性肥大（concentric hypertrophy）（图3-5）。左心失代偿时心腔扩大，称为离心性肥大（eccentric hypertrophy）。

（二）细胞和组织的变性

1. 大体标本：肝细胞肿胀（cellular swelling of the hepatocyte） 肝体积增大（正常肝长25～30cm，宽15～16cm，厚6～9cm，重1200～1500g），颜色变浅，包膜紧张，边缘变钝。切面似沸水煮过，呈淡褐色，混浊无光泽。肝实质稍隆起，间质脉管相对凹陷，包膜边缘外翻（图3-6）。

2. 切片：肾小管上皮细胞肿胀（cellular swelling of the renal tubular epithelial cell）

（1）低倍镜观察：肾皮质可见肾小球及大量肿胀的肾小管。肾小管上皮细胞体积增大，胞质淡红染（图3-7A）。

（2）高倍镜观察：近曲小管上皮细胞呈锥形，体积大，核位于细胞基部。由于上皮细胞肿大，突向管腔，致使管腔狭窄和腔内缘参差不齐；远曲小管上皮细胞呈立方形，体积较小，核位于细胞中央，管腔面较平整。近曲小管和远曲小管上皮细胞肿大，胞质内出现红染细小颗粒，为肿胀的内质网和线粒体（图3-7B）。

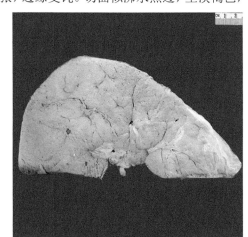

图3-6　肝细胞肿胀

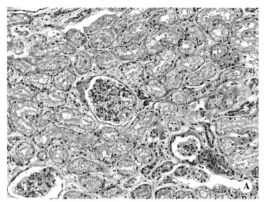
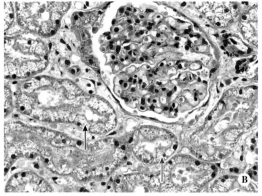

图3-7　肾小管上皮细胞肿胀（HE染色；A. 10×10；B. 40×10）

红色箭头示近曲小管；黑色箭头示远曲小管

3. 大体标本：肝脂肪变性（fatty degeneration of the liver） 肝体积增大，边缘钝圆，包膜平滑紧张。切面呈弥漫黄色、质软、有油腻感（图3-8A）。脂肪变性肝细胞中的脂质成分可被苏丹Ⅲ、苏丹Ⅳ染成橘红色（图3-8B）或被锇酸染成黑色。

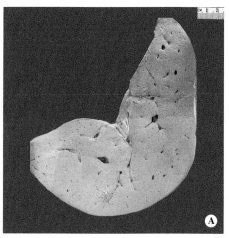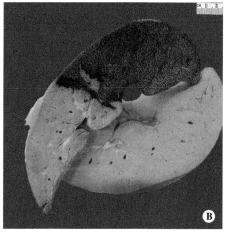

图 3-8　肝脂肪变性

4. 切片：肝细胞脂肪变性

（1）低倍镜观察：肝小叶的中央静脉、门管区（包括肝动脉分支、门静脉分支及小胆管）和小叶下静脉（口径大于中央静脉、独立走行）结构清楚。肝小叶边界不很明确（属于正常形态）。肝细胞胞质内出现大小不等的圆形空泡，为脂质蓄积形成的小脂滴经脱脂形成的空泡（图 3-9A）。

（2）高倍镜观察：肝细胞胞质内可见大小不等的圆形空泡，常将肝细胞核推向细胞的一侧（图 3-9B）。

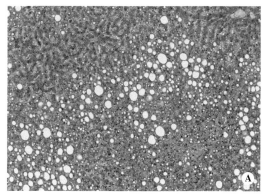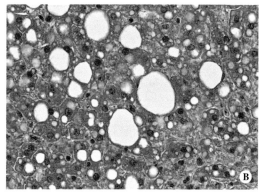

图 3-9　肝细胞脂肪变性（HE 染色；A. 10×10；B. 40×10）

5. 大体标本：脾包膜玻璃样变性（hyaline degeneration in capsule of the spleen）　脾脏包膜纤维增生，胶原蛋白交联、融合并玻璃样变性。切面可见脾包膜增厚，最厚处可达 0.5cm，质地均匀，半透明似毛玻璃样（图 3-10）。

6. 切片：脾包膜玻璃样变性（hyaline degeneration in capsule of the spleen）

（1）低倍镜观察：脾包膜明显增厚，胶原蛋白交联、融合，均匀一致，淡红染，其间有因胶原蛋白脱水而形成的裂隙（图 3-11A）。

（2）高倍镜观察：脾包膜胶原蛋白交联、融合，均匀一致，淡红染，其间见少量蓝黑色纤维细胞胞核及胶

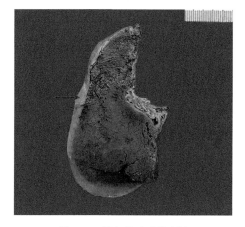

图 3-10　脾包膜玻璃样变性

原蛋白脱水形成的裂隙（图3-11B），脾小梁及脾小动脉壁出现与脾包膜同样的改变（图3-11C、D）。

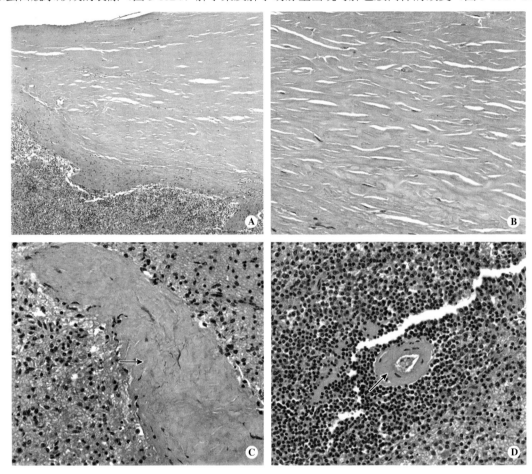

图3-11　脾包膜玻璃样变性（HE染色）

A. 4×10；B. 20×10；C. 脾小梁玻璃样变性，20×10；D. 脾小动脉壁玻璃样变性，20×10

（三）细胞和组织的坏死

1. 大体标本：脾凝固性坏死（coagulative necrosis of the spleen）　脾在局部缺氧缺血、细菌毒素侵蚀或某些物理性、化学性损伤后，常发生凝固性坏死。坏死灶形状不甚规则，略呈圆锥形，底面向包膜，尖端指向脾门。坏死灶质地干硬，灰白色，边缘可见充血出血带（图3-12）（请思考充血出血带是怎么形成的）。

2. 大体标本：肾干酪样坏死（caseous necrosis of the kidney）　肾干酪样坏死常由结核杆菌经血道播散至肾引起，病变多累及肾皮质、髓质交界和肾锥体、肾乳头。肾表面可见多个结节状突起，包膜粗糙增厚。切面见肾正常结构消失，被形状不规则、大小不等的灰黄色干酪样坏死灶代替，坏死物脱落后在局部形成空洞（图3-13）。

3. 切片：淋巴结干酪样坏死（caseous necrosis of the lymph nodes）

（1）低倍镜观察：淋巴结周边（皮质部）尚存小部分正常的淋巴组织，其余为结核病灶。病灶中央可见大片深红染、无结构、微尘状的干酪样坏死物（图3-14A）。

（2）高倍镜观察：淋巴结周边（皮质部）可见小部分正常的淋巴组织。干酪样坏死物呈深红染、无结构、微尘状，坏死周围可见上皮样细胞和朗汉斯巨细胞（图3-14B、C）。

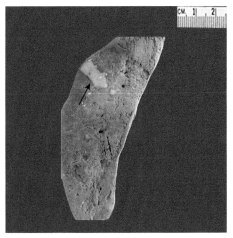

图 3-12 脾凝固性坏死

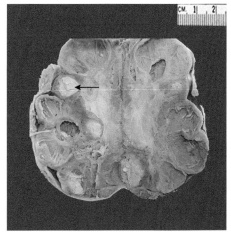

图 3-13 肾干酪样坏死

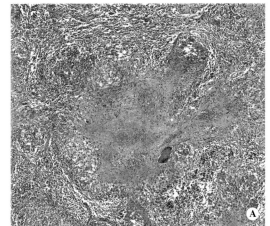

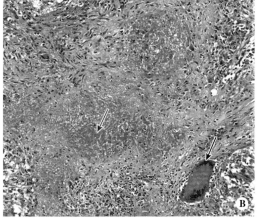

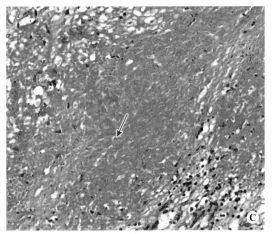

图 3-14 淋巴结干酪样坏死（HE 染色；A. 4×10；B. 10×10；C. 20×10）

红色箭头示干酪样坏死；黑色箭头示朗汉斯巨细胞

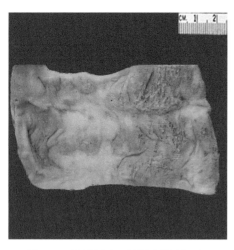

图 3-15 阿米巴病（结肠液化性坏死）

4. 大体标本：结肠液化性坏死（liquefactive necrosis of the colon） 阿米巴大滋养体侵入结肠壁，分泌穿孔素和半胱氨酸蛋白酶溶解、破坏肠黏膜，造成组织液化性坏死。坏死组织脱落后形成多个大小不等、边缘不整的圆形或椭圆形溃疡病灶，溃疡周围黏膜稍隆起。残存未完全液化的坏死组织呈破棉絮状，灰黄色，较松软（图 3-15）。

5. 大体标本：坏疽（gangrene） 坏疽是局部组织大块坏死合并腐败菌感染，可分为干性坏疽、湿性坏疽、气性坏疽三种类型。干性坏疽常发生于动脉闭塞而静脉回流通畅的四肢末端，由于血红蛋白分解产生的铁离子与坏死组织产生的硫化氢形成硫化铁在局部沉积，坏死区呈黑褐色。坏死区由于水分丢失过多而干燥固缩，与周围正常组织分界清楚（图 3-16A）。湿性坏疽多发生于内脏器官如肺、肠、子宫、胆囊等，也可见于四肢末端，常因动脉闭塞且静脉回流受阻所致。坏死组织呈黑褐色或乌绿色，与正常组织分界不清（图 3-16B）。气性坏疽由深达肌肉的开放创伤合并产气荚膜杆菌感染造成。由于产生大量气体，坏死组织肿胀，触之有捻发感。

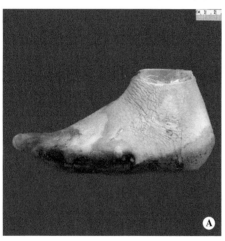
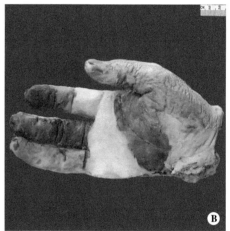

图 3-16 坏疽（A. 足干性坏疽；B. 手湿性坏疽）

（四）细胞和组织损伤的修复

切片：肉芽组织（granulation tissue）

（1）低倍镜观察：可见大量大小不一的新生毛细血管，血管之间有成纤维细胞及各种炎症细胞浸润（图 3-17A）。

（2）高倍镜观察：①新生毛细血管：内皮细胞肥大肿胀，呈椭圆形突入管腔，胞核淡染，管腔狭小。②较成熟的小血管：管腔较大，内皮细胞扁平，核染色较深。③成纤维细胞：核较肥大，呈梭形，淡染，胞质弱嗜碱性或嗜酸性（图 3-17B）。④纤维细胞：核形细长，染色深。

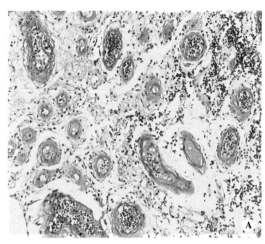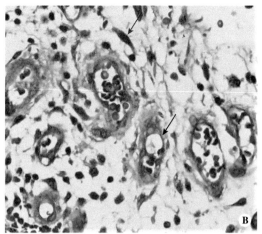

图 3-17　肉芽组织（HE 染色；A. 10×10；B. 40×10）

红色箭头示成纤维细胞；黑色箭头示新生毛细血管

三、阅片视频

3-1　损伤修复阅片视频二维码

四、思考题

1. 什么叫萎缩？病理性萎缩有哪几种常见类型？
2. 简述肝细胞脂肪变性的原因、病理变化及后果。
3. 简述肾小管上皮细胞肿胀的病理改变。
4. 干酪样坏死与一般凝固性坏死有何异同？
5. 坏疽有哪几种类型？各有何特点？
6. 肉芽组织有哪些基本成分？肉芽组织有何作用？结局如何？

（黄榕权）

第二节　局部血液循环障碍

正常血液循环向各组织、器官输送氧气和营养物质，同时不断从组织中带走二氧化碳和各种代谢产物，以维持机体内环境的稳定和各组织器官代谢、功能的正常。血液循环出现障碍将影响组织器官的功能、代谢以及形态结构，严重者可导致机体死亡。血液循环障碍可分为全身性和局部性两种。局部血液循环障碍是指某个器官或局部组织的循环障碍，表现为以下几方面的异常：①局部组织或器官血管内血液含量的异常，包括充血（hyperemia）、淤血（congestion）或缺血（ischemia）；②局部血管壁通透性和完整性的异常，表现为血管内成分逸出血管外，包括水肿（edema）和出血（hemorrhage）；③血液内出现异常物质，包括血栓形成（thrombosis）、栓塞（embolism）和梗死（infarction）。

一、实 验 要 求

1. 掌握肺淤血、肝淤血的病理变化。
2. 掌握血栓的形态特点。
3. 掌握梗死的类型和形态特点。

二、实 验 内 容

（一）淤血

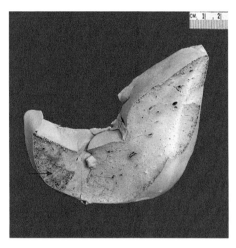

图3-18　慢性肝淤血（槟榔肝）

1. 大体标本：慢性肝淤血（槟榔肝）（chronic congestion of the liver）/（nutmeg liver）　肝体积增大（正常肝长25～30cm，宽15～16cm，厚6～9cm，重1200～1500g），表面光滑，包膜紧张，切面边缘外翻。小叶中央区和中央静脉血液淤积呈黑色，小叶周边区肝细胞发生脂肪变性而呈黄色。肝表面及切面可见暗黑色与灰黄色点状花纹相间（图3-18箭头所指为一新鲜切口，黑、黄相间排列的花纹更为明显），此外观与槟榔切面相似，故称"槟榔肝"。

2. 切片：肝淤血脂肪变性

（1）低倍镜观察：肝小叶中央静脉及其附近肝窦扩张，充满大量红细胞，肝细胞胞质内可见圆形空泡（图3-19A）。

（2）高倍镜观察：中央静脉及肝窦扩张，充满大量红细胞；部分肝细胞胞质内可见脂滴和脂肪空泡，将肝细胞核推向一侧（图3-19B）。

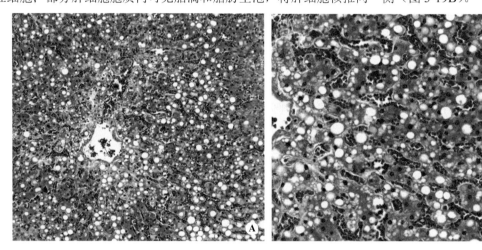

图3-19　肝淤血脂肪变性（HE 染色；A. 10×10；B. 20×10）

3. 切片：肺淤血（pulmonary congestion）

（1）低倍镜观察：肺泡壁毛细血管扩张淤血，肺泡腔内有伊红染、质地均匀的液体（水肿液），部分水肿液中有大小不一的空泡（空气泡）或脱落的肺泡上皮细胞、巨噬细胞及红细胞。部分肺泡呈代偿性肺气肿（图3-20A）。

（2）高倍镜观察：肺内小静脉及肺泡壁毛细血管扩张充盈，肺泡腔内水肿液呈微尘状（图3-20B），部分巨噬细胞吞噬了红细胞而成为"心衰细胞"，其胞质内的含铁血黄素呈棕黄色颗粒状，具有折光性（图3-20C）。有时可见巨噬细胞吞噬黑色粉尘形成的"尘细胞"（正常肺可见尘细胞）。

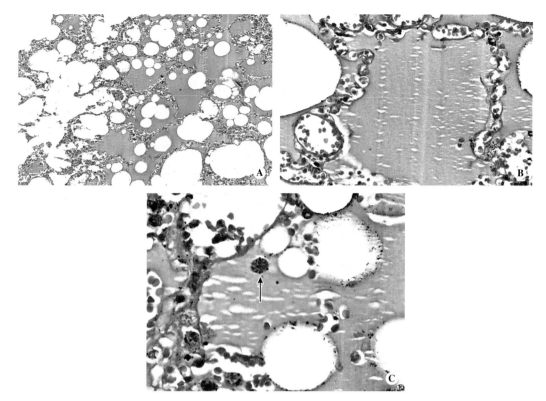

图 3-20　肺淤血（HE 染色；A.4×10；B.肺泡壁毛细血管扩张充盈，20×10；C.心衰细胞，40×10）

（二）出血

　　1. 大体标本：脑出血（cerebral hemorrhage）　血液从血管或心脏逸出，称为出血，分为破裂性出血和漏出性出血。破裂性出血指由心脏或血管壁破裂所发生的出血。漏出性出血是微循环内血管壁通透性增高，使血液漏出血管外。血管壁损伤、血小板及凝血因子减少或功能障碍等原因可致漏出性出血。

　　高血压内脏病变期，供应基底核的豆纹动脉管壁发生玻璃样变性，弹性下降，血压突然升高易引发破裂出血，出血部位呈黑色，形状不规则。病变侧大脑半球肿胀，病灶压迫周围皮质（图 3-21）。

　　2. 大体标本：心内膜下出血（hemorrhage of the subendocardium）　左心室心内膜下可见数个、大小不等、散在分布的灰黑色点状、带状出血灶（图 3-22）。

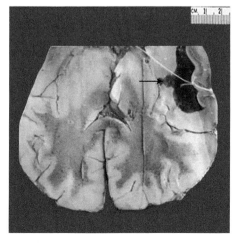

图 3-21　脑出血

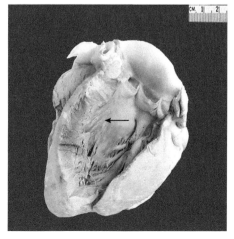

图 3-22　心内膜下出血

（三）血栓形成

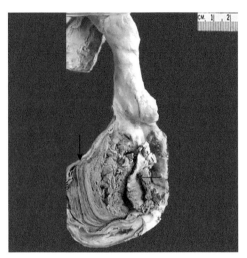

图3-23 主动脉瘤合并血栓形成

1. 大体标本：混合血栓（mixed thrombus） 混合血栓由红色血栓和白色血栓相间混合构成，常见于延续性血栓的体部、动脉瘤及室壁瘤的附壁血栓。动脉瘤混合血栓常由动脉粥样硬化引起。动脉内膜可见黄色或灰黄色粥样斑块形成，使血管内膜损伤，凹凸不平，斑块压迫动脉中膜致中膜萎缩，严重时动脉血压使动脉壁向外膨出，形成动脉瘤（图3-23 黑色箭头所示）。动脉瘤内膜损伤及血液通过时形成涡流使其易于形成混合血栓。图3-23 可见动脉瘤内黑白相间的片状物层状重叠，靠近动脉壁的部分已机化，表面干燥、无光泽、不规则块状物为血栓（图3-23 红色箭头所示）。

2. 切片：混合血栓（mixed thrombus）

（1）低倍镜观察：血小板黏集成条索状、分支状或层状排列，伊红浅染，构成血小板小梁，周围被白细胞所绕。小梁间为丝网状的纤维蛋白及大量红细胞（图3-24A、图3-24B）。

（2）高倍镜观察：血小板小梁伊红浅染，呈微尘状，边缘可见白细胞附着（主要为具有分叶核的中性粒细胞）（图3-24C）。小梁间见丝网状的纤维蛋白及大量红细胞（图3-24D）。

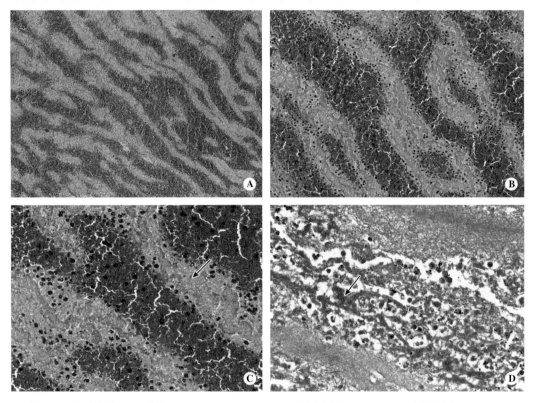

图3-24 混合血栓（HE 染色；A. 4×10；B. 10×10；C. 血小板小梁，20×10；D. 纤维蛋白，40×10）

（四）栓塞和梗死

1. 大体标本：肾贫血性梗死（anemic infarct of the kidney） 肾组织致密，侧支循环不充分，肾的动脉分支阻塞可引起贫血性梗死。肾切面可见锥形、灰白色、干燥的梗死灶，边界清楚，尖端伸入髓质并指向肾门，底面向包膜。因局部组织缺血缺氧，微血管通透性增高，红细胞漏出，梗死灶周围形成出血带（图3-25）。

　　2. 大体标本：脾贫血性梗死（anemic infarct of the spleen）　脾组织致密，侧支循环不充分，脾的动脉分支阻塞可引起贫血性梗死。梗死灶略呈圆锥形，底面向包膜，尖端指向脾门，质地干硬，色灰白。因局部组织缺血缺氧，微血管通透性增高，红细胞漏出，梗死灶周围形成出血带（图3-26）。

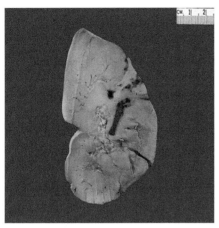 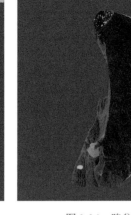

图 3-25　肾贫血性梗死　　　　　　　　　　　图 3-26　脾贫血性梗死

　　3. 大体标本：肺出血性梗死（hemorrhagic infarct of the lung）　在严重淤血的基础上，肺动脉阻塞可引起肺梗死。淤血导致肺静脉和毛细血管内压增高，影响了肺动脉分支阻塞后肺动脉和支气管动脉侧支循环的形成，同时造成漏出性出血。因肺组织疏松，梗死初期组织间隙内可容纳较多漏出的血液，当组织坏死吸收水分而膨胀时，不能把漏出的血液挤出梗死灶外，因而梗死灶为出血性。常可见肺下缘近胸膜处有一略呈圆锥形灰黑色梗死灶，尖端指向肺门，底面靠近胸膜，梗死灶内肺组织结构不清（图3-27）。

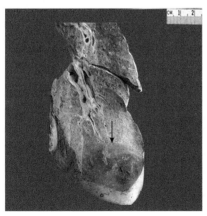 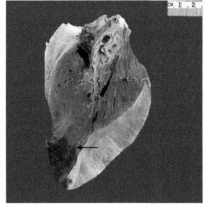

图 3-27　肺出血性梗死

三、阅片视频

3-2　局部血液循环障碍阅片视频二维码

四、思 考 题

1. 慢性肝淤血大体标本上灰黑色和灰黄色的点状花纹在镜下是什么病变？
2. 主动脉瘤内为什么有附壁血栓形成？
3. 常见栓子的种类有哪些？栓子的运行途径如何？
4. 诊断混合血栓的主要依据是什么？
5. 出血性梗死发生的条件是什么？
6. 淤血、血栓形成、栓塞、梗死之间的相互关系如何？

（黄榕权）

第三节 炎 症

具有血管系统的活体组织对损伤因子所发生的防御反应称为炎症（inflammation）。炎症的基本病理变化包括变质、渗出和增生。

1. 变质（alteration） 为炎症局部组织所发生的变性和坏死。实质细胞的变质常表现为细胞肿胀、脂肪变性、凝固性坏死及液化性坏死等。间质的变质常表现为黏液样变性、玻璃样变性及纤维蛋白样坏死等。

2. 渗出（exudation） 为炎症局部组织血管内液体、纤维蛋白、炎症细胞等成分通过血管壁进入组织间隙、体腔、黏膜表面和体表的过程。以血管反应为中心的渗出病变是炎症最具特征性的变化。

3. 增生（hyperplasia） 实质细胞的增生如慢性肝炎中的肝细胞增生，鼻息肉时鼻黏膜上皮细胞和腺体的增生。间质细胞的增生包括巨噬细胞、淋巴细胞、血管内皮细胞和成纤维细胞的增生。增生反应一般在炎症后期或慢性炎症时较为显著。

炎症按照病程长短分为两大类：急性炎症（acute inflammation）和慢性炎症（chronic inflammation）。急性炎症根据主要病变分为变质性炎、渗出性炎和增生性炎。根据渗出物的不同，渗出性炎又分为：浆液性炎（serous inflammation）、纤维蛋白性炎（fibrinous inflammation）、化脓性炎（suppurative inflammation）和出血性炎（hemorrhagic inflammation）。慢性炎症的病程较长，持续数月至数年以上，局部病变多以增生为主，变质和渗出较轻；炎症细胞浸润多以淋巴细胞、巨噬细胞和浆细胞为主，可分为一般慢性炎和肉芽肿性炎（granulomatous inflammation）。

一、实 验 要 求

1. 掌握急性炎症的血流动力学变化和白细胞渗出的过程、机制及作用。
2. 掌握各类炎症的病变特点，深入理解渗出性炎。
3. 掌握纤维蛋白性炎、化脓性炎的病变特点。
4. 掌握炎症的经过和结局。

二、实 验 内 容

（一）急性炎症——变质性炎（alterative inflammation）

大体标本：结肠变质性炎（alterative inflammation of the colon）（阿米巴痢疾 amoebic dysentery） 阿米巴大滋养体侵入结肠壁，分泌穿孔素和半胱氨酸蛋白酶溶解破坏肠黏膜，造成以组织溶解液化为主的变质性炎。结肠黏膜表面可见大量坏死，坏死组织脱落后形成多个大小不等、边缘不整的圆形或椭圆形溃疡病灶，溃疡周围黏膜稍隆起。残存的未完全液化的坏死组织呈破棉絮状，灰黄色，较松软（图3-28）。

（二）急性炎症——渗出性炎（exudative inflammation）

1. 化脓性炎（suppurative inflammation）

（1）大体标本：化脓性脑膜炎（suppurative meningitis）。化脓性细菌在蛛网膜下腔的脑脊液中繁殖、播散，引起急性化脓性脑膜炎。大脑半球表面血管充血（脑沟处尤为明显），蛛网膜下腔有多量灰黄色脓液积聚，覆盖脑沟、脑回，使其结构模糊不清，以脑顶部最为明显。额叶的蛛网膜下腔有较严重的出血，呈黑褐色（图3-29）。

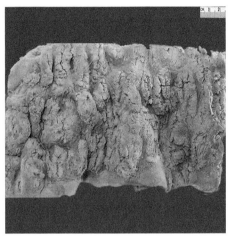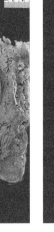

图3-28 结肠变质性炎（阿米巴痢疾）　　　　图3-29 化脓性脑膜炎

（2）大体标本：肝脓肿（liver abscess）。脓肿多由金黄色葡萄球菌引起。金黄色葡萄球菌产生毒素使局部组织坏死，引起大量中性粒细胞浸润，中性粒细胞杀灭病原菌后变成脓细胞，坏死崩解，释放蛋白水解酶，使坏死组织液化形成含有脓液的脓腔。同时，金黄色葡萄球菌产生的血浆凝固酶使渗出的纤维蛋白原转变成纤维蛋白，从而使病变局限。

肝切面可见一巨大脓肿，内有灰黄色脓性分泌物（请思考脓液由哪些成分组成），脓液部分已流走，形成空腔。脓肿周围可见炎性充血（图3-30）。

（3）大体标本：肺脓肿（lung abscess）。肺切面可见一个 3.5cm×2.5cm、已切开的陈旧性脓肿病灶，脓肿壁形成，脓液已流走（脓肿经久不愈，脓肿周围肉芽组织增生，进而转变为瘢痕组织，形成脓肿壁）（图3-31）。

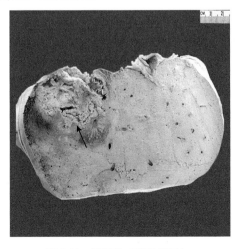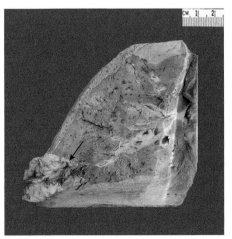

图3-30 肝脓肿（箭头所示）　　　　图3-31 肺脓肿（箭头示厚壁脓肿）

（4）切片：肺脓肿（lung abscess）

1）低倍镜观察：肺组织内可见数个大小不等的脓肿病灶，病灶内肺泡结构被破坏，有的病灶中央可见较大空白区（脓液流走所致）（图3-32A），并见红染的坏死组织及大量炎症细胞浸润，其中可有散在分布的蓝染的细菌菌落。紧靠病灶的肺组织结构致密，表现为肺泡腔变小呈狭长裂隙状，为脓肿压迫所致。亦可见渗出的炎症细胞及均质红染的浆液成分。大部分肺泡间隔的毛细血管扩张充血，肺膜有红染纤维蛋白被覆（图3-32B）。

2）高倍镜观察：病灶中的坏死物质为红染、松散、无结构物，细胞核已破碎溶解，细胞质融合成小团块或呈颗粒状（图3-32C）。坏死组织周围可见大量脓细胞（坏死的中性粒细胞），细胞轮廓模糊，胞质常呈颗粒状或有小空泡，核碎裂、溶解或模糊不清（图3-32D箭头所示）。

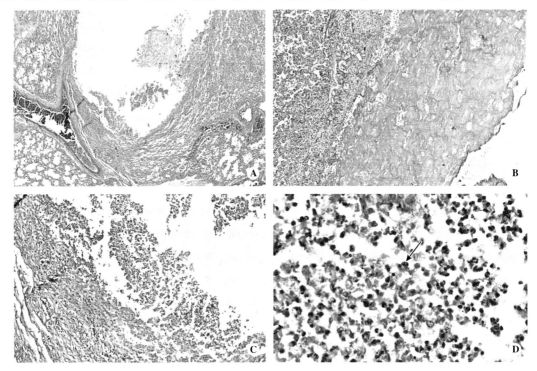

图3-32　肺脓肿（HE染色；A.4×10；B.肺膜纤维蛋白，10×10；
C.脓肿中央，20×10；D.脓液，脓细胞，40×10）

（5）大体标本：脑脓肿（brain abscess）。小脑切面可见一空腔，其内脓液已流走，脓肿壁上尚有少量灰黄色片状坏死物附着，周围脑组织变薄（图3-33）。

（6）大体标本：化脓性阑尾炎（suppurative appendicitis）。阑尾肿大，浆膜面充血明显，有灰黄色渗出物被覆，切面阑尾壁增厚。标本背侧有一米粒大的穿孔（图3-34）。

（7）切片：蜂窝织炎性阑尾炎（phlegmonous appendicitis）。蜂窝织炎是疏松结缔组织发生的弥漫性化脓性炎，主要由溶血性链球菌引起。链球菌分泌透明质酸酶降解疏松结缔组织中的透明质酸，分泌链激酶溶解纤维蛋白，细菌可以通过组织间隙扩散，病变与正常组织分界不清。

1）低倍镜观察：阑尾腔内可见大量中性粒细胞、红细胞及脱落的黏膜上皮细胞（图3-35A）。阑尾黏膜层仅见一处尚存的黏膜上皮及腺体，其余大部分黏膜上皮细胞坏死脱落，腺体崩解消失，淋巴滤泡减少（图3-35B）。黏膜层、黏膜下层、肌层、浆膜层均可见以中性粒细胞为主的炎症细胞弥漫浸润及小血管扩张充血。浆膜层组织疏松，局部有纤维蛋白被覆。

2）高倍镜观察：中性粒细胞呈圆形，胞质丰富淡红染，细胞核呈紫蓝色、分叶状（图3-35C）。淋巴细胞体积小，胞质稀少，核圆形、呈深蓝色。脱落的黏膜上皮细胞呈柱状，单个或数个排列，胞质红染，细胞核位于细胞一极，圆形蓝染。

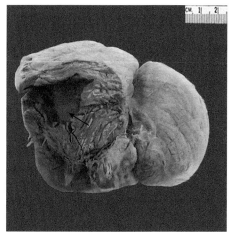 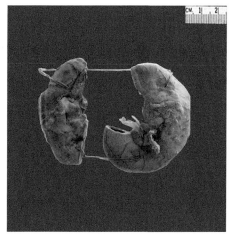

图 3-33 脑脓肿 　　　　　图 3-34 急性化脓性阑尾炎

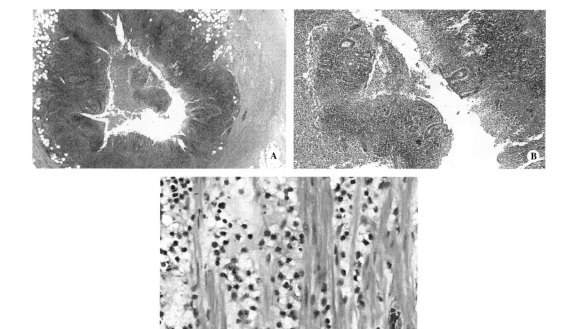

图 3-35 蜂窝织炎性阑尾炎（HE 染色；A. 4×10；B. 黏膜上皮细胞坏死脱落，10×10；

C. 肌层中性粒细胞浸润，40×10）

2. 纤维蛋白性炎

（1）大体标本：气管、支气管纤维蛋白性炎（fibrinous inflammation of the trachea and bronchi）（气管白喉 tracheal diphtheria）。白喉是发生于儿童的传染性疾病。白喉杆菌释放外毒素，引起气管黏膜发生纤维蛋白性炎，渗出的纤维蛋白和中性粒细胞脱落坏死的黏膜上皮及病原菌共同构成假膜。由于气管表面被覆纤毛柱状上皮，假膜与其黏附不紧密，所以易脱落。

标本是从白喉患儿的气管、支气管内剥离的假膜，灰黄色，形似支气管树（咽部之假膜与组织连接紧密，不易剥离，称固膜；气管黏膜表面的假膜卷曲，部分已剥离，称浮膜）（图 3-36）。

（2）大体标本：结肠纤维蛋白性炎（fibrinous inflammation of the colon）（细菌性痢疾 bacillary dysentery）。细菌性痢疾是由痢疾杆菌引起的假膜性肠炎，病变多局限于结肠。痢疾杆菌侵入肠黏膜后，释放内毒素使黏膜上皮坏死脱落，坏死组织与渗出的大量纤维蛋白、红细胞、中性粒细胞、细菌形成假膜，假膜首先出现在黏膜皱襞的顶部，呈糠皮样（图 3-37），随病变扩大可融合成片。大约一周后假膜脱落，形成大小不一、形状不规则的浅表溃疡。

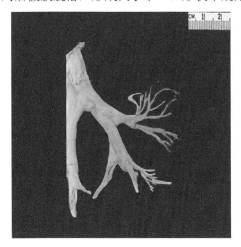

图 3-36　气管白喉（假膜）

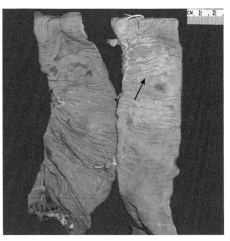

图 3-37　细菌性痢疾（假膜，箭头所示）

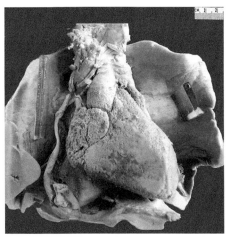

图 3-38　纤维蛋白性心包炎

（3）大体标本：纤维蛋白性心包炎（fibrinous pericarditis）。心外膜（浆膜性心包脏层）表面渗出的纤维蛋白随着心脏搏动和牵拉而形成灰黄色绒毛状，覆盖于心包脏层表面，又称绒毛心（图 3-38）。

（4）切片：纤维蛋白性心包炎（fibrinous pericarditis）

1）低倍镜观察：可见心内膜、心肌、心外膜三层结构，心外膜表面有索状及网状的伊红染纤维蛋白被覆，并有较多炎症细胞浸润，血管扩张充血（图 3-39A）。

2）高倍镜观察：心外膜表面见大量红染纤维蛋白呈网状，网孔中有炎症细胞，主要是中性粒细胞、淋巴细胞及少量单核细胞（图 3-39B）。

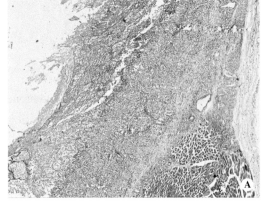
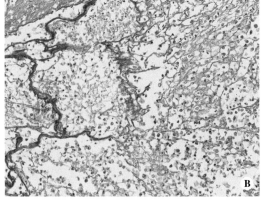

图 3-39　纤维蛋白性心包炎（HE 染色，A. 4×10；B. 纤维蛋白和炎症细胞，20×10）

（三）慢性炎症

1. 大体标本：慢性胆囊炎（chronic cholecystitis） 胆囊体积增大（正常胆囊长 8～12cm，宽 3～5cm，容量 30～60ml），囊壁因慢性炎症纤维组织增生而明显增厚（最厚处达 1cm），质韧；黏膜皱襞消失，粗糙不平，可见慢性炎症急性发作形成的灰黄色脓性渗出物及黑色出血灶（图 3-40）。

2. 切片：慢性胆囊炎（chronic cholecystitis）

（1）低倍镜观察：胆囊壁分为三层结构（黏膜层、肌层、浆膜），黏膜层因炎性水肿而显得疏松；黏膜皱襞增厚，局部可见黏膜上皮增生下凹伸入肌层，形成罗-阿窦（图 3-41A）；黏膜固有层、肌层和浆膜层均可见炎症细胞浸润；各层小血管扩张充血，伴不同程度的纤维组织增生。

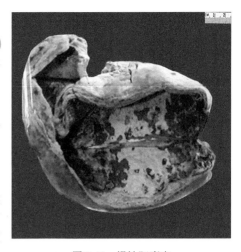

图 3-40　慢性胆囊炎

（2）高倍镜观察：病灶内浸润的主要是淋巴细胞、单核细胞、浆细胞（图 3-41B）。

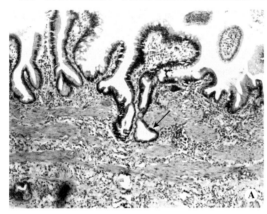
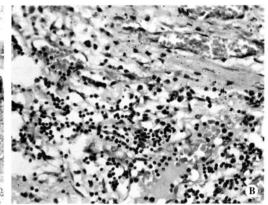

图 3-41　慢性胆囊炎（HE 染色；A. 罗-阿窦，10×10；B. 充血和炎症细胞浸润，40×10）

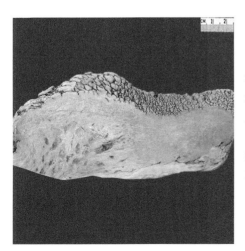

图 3-42　阴囊象皮肿

3. 大体标本：阴囊象皮肿（elephantiasis of scrotum） 阴囊象皮肿为晚期丝虫病最突出的病变。由于丝虫引起的慢性机械性阻塞，淋巴系统回流受阻，造成局部组织淋巴水肿。淋巴液中含有的较多蛋白质成分刺激局部组织发生慢性炎症，纤维结缔组织大量增生，导致局部皮肤及皮下组织增厚、变粗、变硬。

整个标本均为阴囊皮肤。阴囊表面皮肤粗糙，皱纹增多、变粗似大象皮肤。切面可见阴囊壁增厚，有大量灰白色/灰红色的纤维结缔组织增生（图 3-42）。

三、阅片视频

3-3　炎症阅片视频二维码

四、思 考 题

1. 何谓脓肿？脓肿的转归如何？

2. 根据肺脓肿切片（图 3-32）思考为什么诊断本病为脓肿。试与蜂窝织炎性阑尾炎比较，说明蜂窝织炎与脓肿的区别。

3. 脓液由什么成分组成？

4. 根据图 3-35 思考为什么诊断本病为蜂窝织炎。

5. 什么是纤维蛋白性炎？纤维蛋白性炎的好发部位有哪些？发生在黏膜的纤维蛋白性炎有何特点？

（刘　真）

第四节　肿　瘤

肿瘤（tumor，neoplasm）是机体在各种致癌因素作用下，局部组织细胞在基因水平上失去对其生长的正常调控，克隆性异常增生而形成的新生物。

肿瘤组织可分为实质（parenchyma）和间质（stroma）两部分。肿瘤细胞构成肿瘤的实质，决定肿瘤的来源和生物学特点。肿瘤的间质为结缔组织、血管和淋巴管，不具特异性，起支持和营养肿瘤实质的作用。

肿瘤组织无论在细胞形态和组织结构上，都与其发源的正常组织有不同程度的差异，称为异型性（atypia），分为结构异型性（architectural atypia）和细胞异型性（cellular atypia）。异型性小，说明肿瘤细胞分化（differentiation）程度高，异型性大，则分化程度低。

肿瘤有膨胀性（expansive growth）、外生性（exophytic growth）和侵袭性（invasive growth）三种不同的生长方式。恶性肿瘤不仅在原发部位通过局部浸润（local infiltrating）和直接蔓延（direct spreading）累及邻近器官或组织，还可通过淋巴管、血管、种植转移（metastasis）扩散到身体其他部位。

根据肿瘤对人体危害的大小及其生长特性不同可分为良性肿瘤（benign tumor）和恶性肿瘤（malignant tumor）两类。良性肿瘤生长缓慢，常呈膨胀性生长，表面多有完整包膜，除局部症状外较少有全身症状，没有侵袭性或侵袭性弱，手术切除后不易复发，对机体危害较小。恶性肿瘤生长迅速，生长时常向周围组织浸润，表面多无包膜，侵袭性强，常发生转移，除局部症状外，全身症状明显，晚期患者多出现恶病质，手术切除后复发率高，对机体危害大。

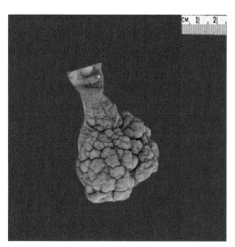

图 3-43　皮肤乳头状瘤

一、实验要求

1. 掌握肿瘤的一般形态、生长方式、恶性肿瘤的扩散途径。

2. 掌握肿瘤的异型性。

3. 掌握良性与恶性肿瘤、癌与肉瘤的区别。

4. 熟悉常见肿瘤的特点。

二、实验内容

（一）上皮组织良性肿瘤

1. 大体标本：皮肤乳头状瘤（papilloma of the skin）
起源于鳞状上皮和尿路上皮的良性肿瘤称乳头状瘤。皮肤乳头状瘤呈外生性生长，有一细蒂与皮肤相连（图 3-43）。

2. 大体标本：卵巢浆液性囊腺瘤（ovarian serous

cystadenoma）　起源于卵巢浆液性腺上皮的良性肿瘤，有完整包膜，表面凹凸不平，切面由多个（图3-44A）或单个（图3-44B）纤维分隔、大小不等的囊腔组成，囊内充满清亮液体。

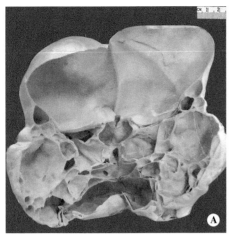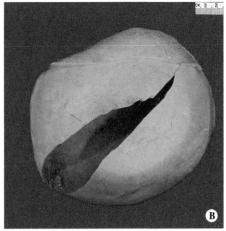

图3-44　卵巢浆液性囊腺瘤（A. 多房；B. 单房）

3. 大体标本：卵巢黏液性囊腺瘤（ovarian mucinous cystadenoma）　起源于卵巢黏液性腺上皮的良性肿瘤，有完整包膜，表面凹凸不平，切面由多个（图3-45A）或单个（3-45B）纤维分隔、大小不等的囊腔组成，囊内充满黏液样物。

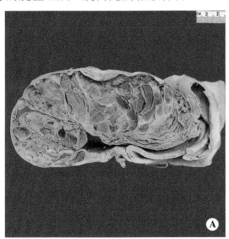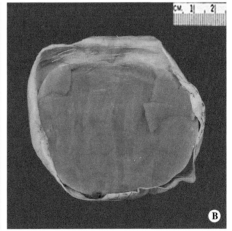

图3-45　卵巢黏液性囊腺瘤（A. 多房；B. 单房）

4. 切片：乳腺纤维腺瘤（fibroadenoma of the breast）　乳腺最常见的良性肿瘤。肿瘤实质由异常增生的纤维组织和腺体两部分组成：腺体呈圆形、卵圆形或不规则形，可受增生的纤维组织挤压而闭合；肿瘤性纤维组织围绕在腺管周围（图3-46）。

（二）间叶组织良性肿瘤

1. 大体标本：子宫平滑肌瘤（leiomyoma of the uterus）　女性生殖系统最常见的肿瘤。多位于子宫肌层，表现为肌壁间结节状肿物，质硬，与周围组织分界清楚，可向黏膜层或浆膜层突出，单发（图3-47A）或多发（图3-47B），无包膜。切面灰白色，肿瘤性肌纤维呈旋涡状、编织状排列。

2. 大体标本：卵巢纤维瘤（fibroma of the ovary）　卵巢良性实质性肿瘤，有完整包膜，质硬，切面可见纵横交错的浅灰白色条纹状肿瘤组织（纤维性肿瘤组织）（图3-48）。

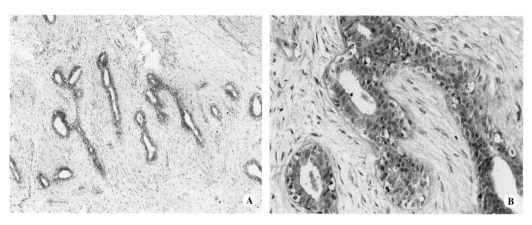

图 3-46 乳腺纤维腺瘤（HE 染色；A. 10×10；B. 40×10）

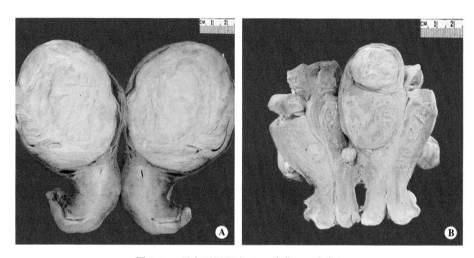

图 3-47 子宫平滑肌瘤（A. 单发；B. 多发）

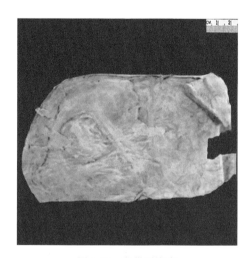

图 3-48 卵巢纤维瘤

3. 切片：纤维瘤（fibroma）

（1）低倍镜观察：椭圆形肿物表面有一层包膜（薄、红染，为结构较疏松的纤维组织），肿瘤细胞纵横交错排列（图 3-49A）。

（2）高倍镜观察：肿瘤细胞呈纵横交错、编织状排列，纵切呈束状，较粗；横切呈点状。肿瘤细胞的形态与正常的纤维细胞较难区别，细胞核长梭形，大小一致，未见病理性核分裂（图3-49B）。

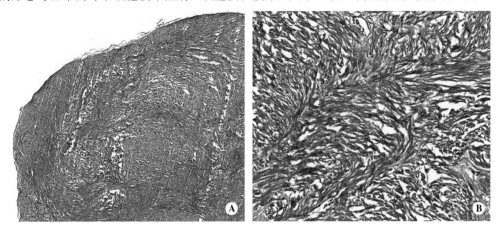

图3-49 纤维瘤（HE 染色，A. 4×10；B. 编织状排列，10×10）

4. **大体标本：脂肪瘤**（lipoma） 肿瘤呈分叶状，棕黄色，有完整包膜，表面可见一些呈脉络状分布的小血管（图3-50A）。切面淡黄色，隐约可见一些灰白色纤细的纤维性间隔（图3-50B）。

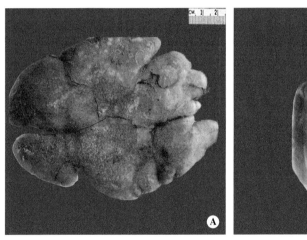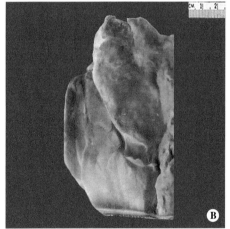

图3-50 脂肪瘤（A. 表面；B. 切面）

5. **大体标本：结肠家族性腺瘤性息肉病**（familial adenomatous polyposis of the colon） 属癌前病变，多由遗传或慢性炎症引起。结肠黏膜面上可见多个直径数毫米的腺瘤样息肉（图3-51）。

（三）上皮组织恶性肿瘤

1. **大体标本：阴茎癌**（carcinoma of the penis） 阴茎癌常发生于阴茎龟头或包皮内接近冠状沟的区域，多为鳞状细胞癌。肉眼呈乳头型或扁平型。乳头型呈菜花状外观，灰白色，干燥质硬，表面凹凸不平，与周围正常组织分界不清，周边可见数个较小卫星结节（肿瘤扩散引起）（图3-52A）。

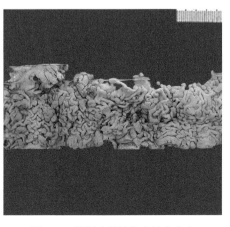

图3-51 结肠家族性腺瘤性息肉病

扁平型局部灰白、增厚，逐渐出现溃疡，灰白色，干燥质硬，底部凹凸不平（图 3-52B）。

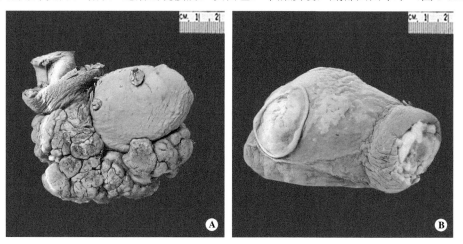

图 3-52 阴茎癌（A. 乳头型；B. 扁平型）

2. 切片：鳞状细胞癌（squamous cell carcinoma）

（1）低倍镜观察：癌细胞形成许多大小不一、形状不规则的癌巢（图 3-53A 黑色箭头），与间质分界清楚，部分癌巢融合成片。

（2）高倍镜观察：癌巢外围肿瘤细胞似基底细胞，胞质少，核呈梭形，染色较深呈栅状排列。癌巢内肿瘤细胞胞质丰富，核较大，染色质较淡，形态与棘细胞相似。肿瘤细胞异型性明显，细胞大小、形状不一，可见病理性核分裂（图 3-53B）。高分化鳞癌癌巢中央可见伊红染色成团的角化珠（图 3-53A 红色箭头）及肿瘤细胞之间的细胞间桥（图 3-53C）。癌巢与间质分界清楚，间质由纤维结缔组织、血管和炎症细胞（淋巴细胞、浆细胞、单核细胞）组成。

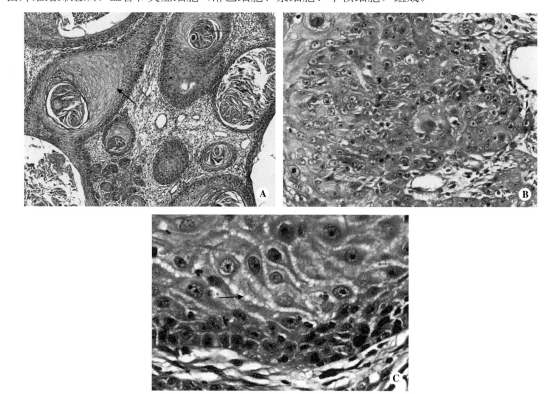

图 3-53 鳞状细胞癌（HE 染色；A. 癌巢、角化珠，10×10；B. 细胞异型性，20×10；C. 细胞间桥，40×10）

3. 大体标本：结肠癌（carcinoma of the colon）　结肠癌是结肠黏膜上皮和腺体发生的恶性肿瘤，大体形态分为四型：隆起型（图3-54）、溃疡型、浸润型、胶样型。图3-54中肿物向肠腔突出，菜花状，表面凹凸不平，局部坏死，可伴浅表溃疡。

4. 切片：结肠腺癌（adenocarcinoma of the colon）

（1）低倍镜观察：结肠黏膜层可见部分正常腺体及大量肿瘤性增生的腺体，后者排列成不规则的腺管状结构，浸润和破坏肠壁肌层（图3-55A）。

（2）高倍镜观察：肿瘤细胞增生活跃、高柱状，呈多层排列，极性紊乱；细胞核大小形态各异，核膜厚，染色质分布不均，可见病理性核分裂（图3-55B）。

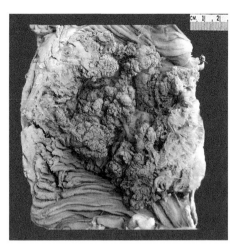

图 3-54　结肠癌（隆起型）

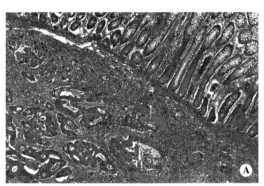
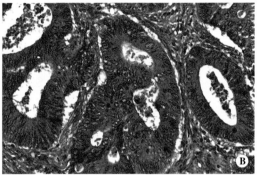

图 3-55　结肠腺癌（HE 染色；A. 10×10；B. 40×10）

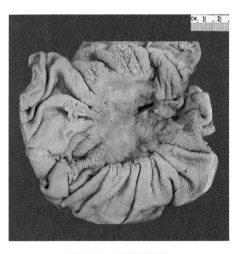

图 3-56　溃疡型胃癌

5. 大体标本：溃疡型胃癌（ulcerative gastric carcinoma）　胃癌是由胃黏膜上皮和腺上皮发生的恶性肿瘤。进展期胃癌大体形态分为：结节蕈伞型、溃疡型和浸润型。图3-56胃黏膜面可见形状不规则溃疡（癌组织坏死脱落形成溃疡），直径大于2.5cm，边缘高起呈堤围状，黏膜皱襞消失；底部凹凸不平，粗糙。

6. 大体标本：乳腺癌（breast carcinoma）　乳腺癌是源自乳腺导管和小叶上皮的恶性肿瘤。切面灰白色，质硬，无包膜，与周围组织分界不清，中央有少量坏死（图3-57）。

7. 大体标本：淋巴结转移瘤（metastatic tumor of lymph nodes）　肠系膜可见多个大小不等的结节状肿物，均为肿大的肠系膜淋巴结，部分呈黑色，系恶性黑色素瘤从原发病灶经淋巴道转移所致（图3-58）。

8. 切片：淋巴结转移瘤（胃腺癌）（metastatic carcinoma of lymph nodes, gastric adenocarcinoma）

（1）低倍镜观察：标本取自胃癌患者的淋巴结，镜下可见残存的淋巴组织。淋巴结内肿瘤组织排列成腺管样结构，淋巴结结构破坏（图3-59A）。

（2）高倍镜观察：肿瘤细胞排列成不规则腺样结构，细胞核大，深染，可见病理性核分裂（图3-59B）。

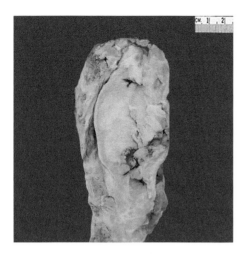

图 3-57　乳腺癌

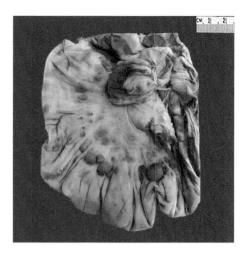

图 3-58　淋巴结转移瘤（黑色素瘤转移至肠系膜淋巴结）

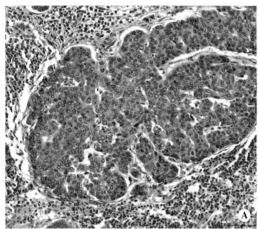
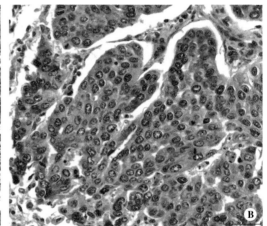

图 3-59　胃腺癌淋巴结转移（HE 染色；A. 20×10，B. 40×10）

（四）间叶组织恶性肿瘤

1. 大体标本：皮肤纤维肉瘤（fibrosarcoma of the skin） 肿瘤发生于皮下，无完整包膜（假包膜）；切面呈灰红色或浅灰白色，鱼肉状，质软湿润，其中隐约可见一些排列不规则的幼嫩纤维状组织，黑色部分是出血（图 3-60）。

2. 切片：纤维肉瘤（fibrosarcoma）

（1）低倍镜观察：肿瘤组织表面无包膜，部分区域出现坏死。肿瘤实质和间质分界不清，间质血管丰富（图 3-61A）。肿瘤细胞纵横交错，排列紊乱。

（2）高倍镜观察：肿瘤细胞大小不一，形态各异，可见瘤巨细胞（细胞较大，单核/多核，核深染，染色质呈颗粒集簇状）。细胞核大小不等，核大、卵圆形，染色质粗糙，分布不均匀，可见病理性核分裂象（图 3-61B）。

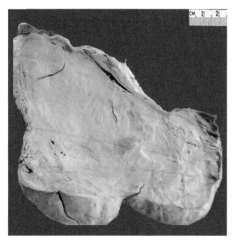

图 3-60　皮肤纤维肉瘤

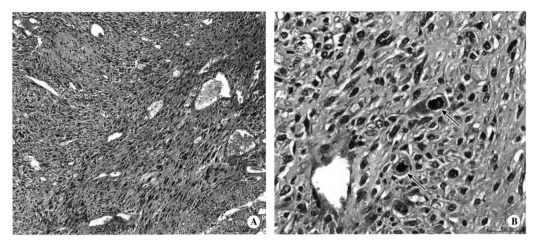

图 3-61 纤维肉瘤（HE 染色；A. 10×10；B. 箭头示病理性核分裂象，40×10）

3. 大体标本：淋巴瘤（lymphoma） 起源于淋巴结和外周淋巴组织中淋巴细胞的恶性肿瘤，多个肿大淋巴结可融合成片；切面灰红色、鱼肉状；局部可见出血（黑色）、坏死，并可见假包膜（图 3-62）。

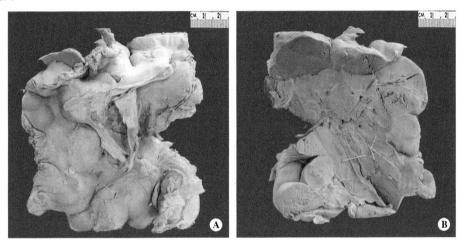

图 3-62 淋巴瘤（A. 表面；B. 切面）

（五）其他肿瘤

1. 大体标本：畸胎瘤（teratoma） 畸胎瘤是来源于生殖细胞的肿瘤，大多数含有两个或三个胚层的组织成分，可分为成熟性畸胎瘤和未成熟性畸胎瘤。成熟性畸胎瘤（图 3-63A）表面光滑，有完整包膜；切面呈囊状，内见少量毛发及黄色皮脂，囊壁可见直径 3.0cm 的头节。镜下，肿瘤由三个胚层的各种成熟组织构成。

未成熟性畸胎瘤（图 3-63B）呈实性，表面呈分叶状；切面可见许多大小不等的小囊腔，部分囊壁增厚。镜下，可见未成熟的神经、骨、软骨等组织。

2. 大体标本：肝转移瘤（metastatic tumor in the liver） 肝切面可见多个大小不等、边界较清楚的结节状肿物（图 3-64A），圆形或椭圆形，灰白色，直径 0.5 ～ 5.0cm，部分结节中央可见坏死出血；肝表面有癌脐形成（图 3-64B）。

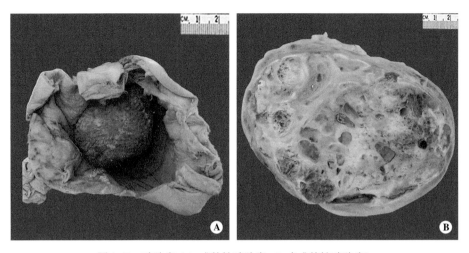

图 3-63　畸胎瘤（A. 成熟性畸胎瘤；B. 未成熟性畸胎瘤）

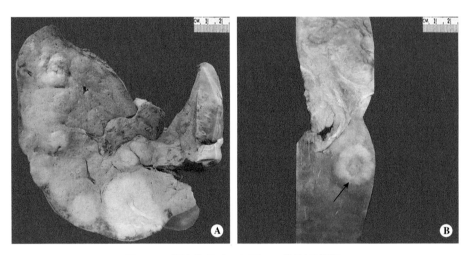

图 3-64　肝转移瘤（A. 切面；B. 箭头示癌脐）

3. 大体标本：肺转移瘤（metastatic tumor in the lung）　肺切面可见多个灰白色，圆形或椭圆形，大小不等、边界较清楚的结节状肿物（图 3-65A），部分肿物中央出现坏死、脱落；肺表面可见癌脐形成（图 3-65B）。

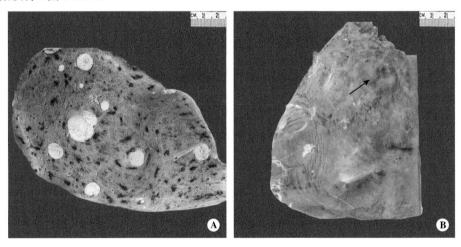

图 3-65　肺转移瘤（A. 切面；B. 箭头示癌脐）

三、阅　片　视　频

3-4　肿瘤阅片视频二维码

四、思　考　题

1. 子宫平滑肌瘤是良性肿瘤还是恶性肿瘤？以什么方式生长？
2. 什么是癌？组织学有何特征？与肉瘤如何区别？

（刘　真）

第五节　感染性疾病

感染性疾病（infectious diseases）是由病原微生物通过不同方式侵入，引起人体发生感染并出现临床症状的一组疾病。传染病是感染性疾病中的特殊群体，能在人与人、动物与动物或人与动物之间相互传播，其流行需传染源（能排出病原体的人或动物）、传播途径（病原体感染他人的途径）、易感人群（对该种传染病无免疫力者）三个环节。结核病（tuberculosis，TB）是由结核杆菌所引起的一种慢性肉芽肿性疾病，以渗出、结核结节增生、干酪样坏死为基本病理改变，可累及全身器官，以肺结核最为常见。伤寒（typhoid fever）是由伤寒杆菌引起的全身单核巨噬细胞系统增生的急性传染病，以回肠末端淋巴组织病变最为突出。巨噬细胞吞噬红细胞、伤寒杆菌或组织碎片等形成特征性的伤寒细胞，伤寒细胞常聚集成团形成肉芽肿性病变，即伤寒小结（typhoid nodule）。细菌性痢疾（bacillary dysentery）是由痢疾杆菌引起的一种纤维蛋白性肠炎，病变多局限于结肠，以乙状结肠和直肠为重。急性病变以结肠黏膜表面纤维蛋白渗出和假膜形成为主，慢性病变符合一般慢性非特性炎症的特点。

寄生虫病（parasitosis）是寄生虫作为病原引起的疾病，可在人与动物之间进行传播，其流行具有地域性、季节性和自然疫源性，大多呈慢性过程。寄生虫对宿主的影响和损害包括夺取营养、机械性损伤、毒性作用和免疫性损伤。阿米巴病（amoebiasis）是由溶组织内阿米巴原虫致病，主要引起结肠、肝、肺等器官的液化性坏死，坏死物质排出后形成口小底大的烧瓶状溃疡。血吸虫病（schistosomiasis）由血吸虫寄生于人体引起，以虫卵沉积并诱发免疫反应所引起的损害最为严重，主要病变是虫卵引起肝与肠的肉芽肿形成。

一、实　验　要　求

1. 掌握结核病的基本病变与分类。
2. 掌握细菌性痢疾与阿米巴痢疾肠道病变的区别。
3. 掌握伤寒病肠道病变的病理分期。
4. 掌握阿米巴病和血吸虫病的基本病变。

二、实　验　内　容

（一）结核病

1. 大体标本：肺结核原发综合征（primary complex of pulmonary tuberculosis）　第一次感染结核杆菌所引起的肺结核病，儿童多见，原发综合征表现为原发灶、淋巴管炎和肺门淋巴结结核，原发病灶常见于通气较好的肺上叶下部或下叶上部近胸膜处。图 3-66 示肺下叶上部近胸膜处可见一直径约 1.0cm 的原发灶，黄白色、干酪样、质地均匀细腻（红色箭头所示）；肺门及支气管处有数个肿大的淋巴结，内见黄白色干酪样坏死（黑色箭头所示）。

2. 大体标本：血行播散型肺结核（hematogenous disseminated pulmonary tuberculosis） 血行播散型肺结核是结核杆菌侵入血液或者经淋巴管由胸导管入血，引起血源性播散所致，分为急性和慢性两种形式。急性血行播散型肺结核，肺组织表面及切面可见大量灰黄、灰白色的粟粒大小的结节状干酪样坏死病灶，大小均匀一致（图 3-67）。慢性血行播散型肺结核，肺表面及切面可见灰黄、灰白色的粟粒大小结节状病灶，大小不等，分布不均，新旧交替。

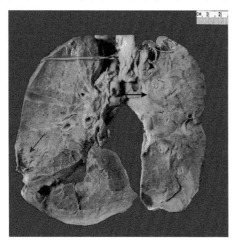
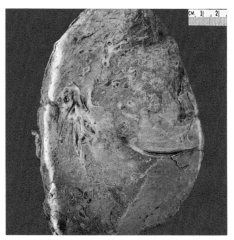

图 3-66 肺结核原发综合征　　　　　图 3-67 急性血行播散型肺结核

3. 大体标本：肺结核支气管播散（bronchogenic dissemination of pulmonary tuberculosis） 肺切面可见大量围绕支气管的灰黄色干酪样坏死病灶（图 3-68），病灶大小不等，局部融合成片，界线不清，有时肺边缘可见肺气肿引起的肺大疱。

4. 大体标本：局灶型肺结核（focal pulmonary tuberculosis） 局灶型肺结核是继发性肺结核的早期表现，常发生于肺尖下 2～4cm 处，灰黄色干酪样坏死病灶直径为 0.5～1cm，圆形，界线清楚（图 3-69）。

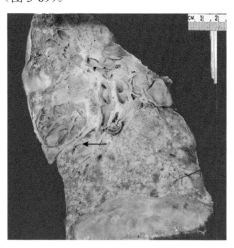
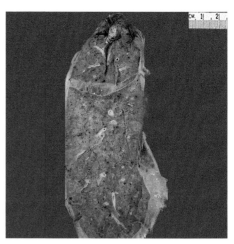

图 3-68 肺结核支气管播散　　　　　图 3-69 局灶型肺结核

5. 大体标本：浸润型肺结核（infiltrative pulmonary tuberculosis） 临床上最常见的活动性、继发性肺结核，多由局灶型肺结核发展而来。常见于肺尖，干酪样坏死物液化后经支气管排出，局部形成急性薄壁空洞（图 3-70），洞壁可见部分灰白略带黄色干酪样坏死物，内含大量结核杆菌。

　　6. 大体标本：慢性纤维空洞型肺结核（chronic fibrous cavitary pulmonary tuberculosis） 急性空洞经久不愈，可发展为慢性纤维空洞型肺结核，因病变空洞与支气管相通，成为结核病的主要传染源。肺切面可见多发性厚壁空洞（图 3-71），大小不等，形态不规则，壁厚可达 0.5cm，壁内附有干酪样坏死物，其外有较厚的结核性肉芽组织和增生的纤维组织。亦可见灰黄色、散在的经支气管播散的病灶。肺膜增厚，切面灰白色，半透明。整个肺组织因大量纤维组织增生而变实变硬。

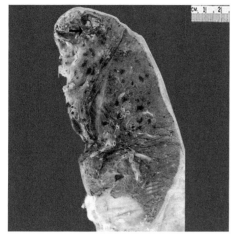 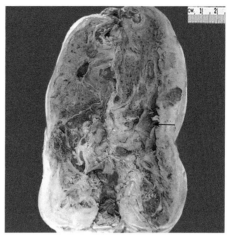

图 3-70　浸润型肺结核（薄壁空洞）　　　图 3-71　慢性纤维空洞型肺结核（厚壁空洞）

　　7. 大体标本：干酪性肺炎（caseous pneumonia） 干酪性肺炎可由浸润型肺结核恶化进展而来，也可由空洞内细菌经支气管播散而致，患者多病情危重。肺叶肿大实变，肺表面及切面均有大量点状干酪样坏死灶，灰黄色、略突起，呈小叶性分布，部分病灶相互融合成片（图 3-72）。

　　8. 大体标本：肺结核瘤（pulmonary tuberculoma） 结核瘤是有纤维包裹的孤立的境界分明的干酪样坏死灶，常位于肺上叶，直径一般 2～5cm，多为单个，也可多个，圆形，界线清楚，外周纤维增生包绕呈"同心圆"状，中央可见灰黄色干酪样坏死（图 3-73）。形成原因可能是浸润型肺结核的干酪样坏死灶被纤维包裹；结核空洞引起支气管阻塞，空洞由干酪样坏死物充填或多个结核病灶融合。

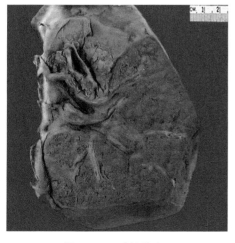 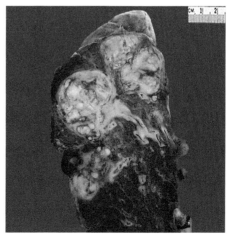

图 3-72　干酪性肺炎　　　　　　　图 3-73　肺结核瘤

9. **大体标本：淋巴结结核（lymph nodes tuberculosis）** 淋巴结结核为肺外结核的一种，常见于儿童和青少年，以颈部、支气管以及肠系膜淋巴结多见。病变处淋巴结肿大、互相融合，切面可见灰黄色干酪样坏死（图3-74）。

10. **大体标本：肾结核（renal tuberculosis）** 肾结核为肺外结核的一种，常由结核杆菌经血源性播散所致。肾表面可见多个结节状突起，包膜粗糙增厚。切面见肾正常结构消失，被大小不等、形状不规则、灰黄色、干酪样坏死灶代替，部分坏死物脱落后形成空洞（图3-75）。

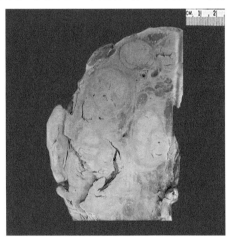

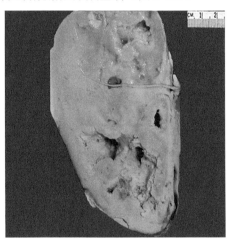

图 3-74　淋巴结结核　　　　　　　　图 3-75　肾结核

11. **大体标本：肠结核（intestinal tuberculosis）** 肠结核可分为溃疡型和增生型，以溃疡型多见。溃疡型主要是由于结核杆菌侵入肠壁淋巴组织，发生干酪样坏死破溃形成。肠腔黏膜面可见椭圆形的浅表溃疡，溃疡边缘参差不齐，其长轴与肠的长轴相垂直（图3-76），溃疡愈合后瘢痕修复和纤维收缩可致肠腔狭窄。增生型可见肠壁明显增厚，肠腔一端狭窄，另一端扩张，黏膜面有息肉形成，部分黏膜坏死脱落形成巨大溃疡。

12. **大体标本：心脏结核（cardiac tuberculosis）** 心脏切面可见心包膜显著增厚，脏壁两层完全粘连在一起。心脏底部、大血管周围及部分心肌有大量灰白色干酪样坏死灶（图3-77）。

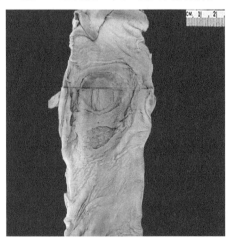

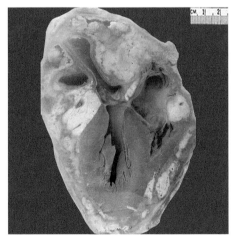

图 3-76　肠结核（溃疡型）　　　　　　图 3-77　心脏结核

13. **切片：肺结核（pulmonary tuberculosis）**

（1）低倍镜观察：疏松肺组织内见结节状病灶（结核结节）。病灶中央为红染颗粒状、无结构的干酪样坏死，周围有上皮样细胞、朗汉斯巨细胞、慢性炎症细胞浸润和纤维增生，形成境界清楚的慢性肉芽肿性病变（图 3-78A 黑色箭头所示）。

（2）高倍镜观察：干酪样坏死为红染、颗粒状、无结构物质（图 3-78B 红色箭头所示）；上皮样细胞呈梭形或多角形，胞质丰富，境界不清；朗汉斯巨细胞体积大，多核，几个至几十个不等，多数呈"C"形排列（图 3-78B 黑色箭头所示）；结核结节外周有淋巴细胞等慢性炎症细胞浸润。

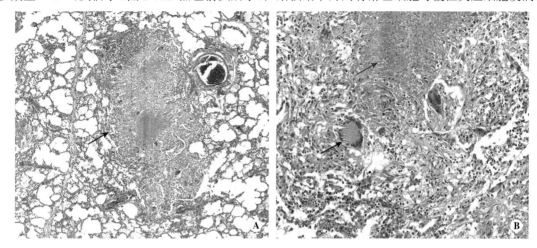

图 3-78　肺结核（HE 染色；A. 结核结节，4×10；B. 干酪样坏死和朗汉斯巨细胞，20×10）

14. 切片：淋巴结结核（lymph nodes tuberculosis）　切片周边尚存部分正常的淋巴结结构（淋巴小结），其余全为结核病灶。病灶中央大片深红染、无结构、微尘状的干酪样坏死（图 3-79A 黑色箭头所示），边缘可见许多上皮样细胞及朗汉斯巨细胞（图 3-79B 黑色箭头所示），此外还有单核细胞、淋巴细胞和成纤维细胞浸润。

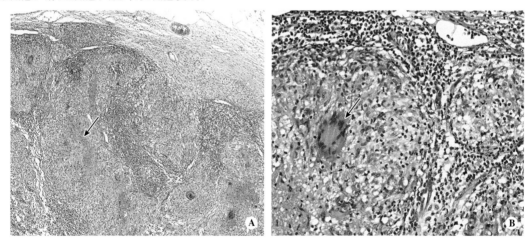

图 3-79　淋巴结结核（HE 染色；A. 干酪样坏死，4×10；B. 朗汉斯巨细胞，20×10）

（二）伤寒（typhoid fever）

1. 大体标本：肠伤寒（intestinal typhoid fever）　伤寒是由伤寒杆菌引起的全身单核巨噬细胞系统增生的急性传染病，以回肠末端淋巴组织（集合淋巴小结和孤立淋巴小结）的病变最为突出。起病第一周病灶处淋巴组织肿胀，隆起于黏膜表面为髓样肿胀期；第二周病灶处肠黏膜坏死为坏死期（图 3-80）；第三周，坏死的肠黏膜脱落，集合淋巴小结形成长轴与肠管长轴相平行的长椭圆形溃疡病灶，孤立淋巴小结形成小而圆的溃疡，溃疡边缘隆起，中央为灰白色坏死组织，底部

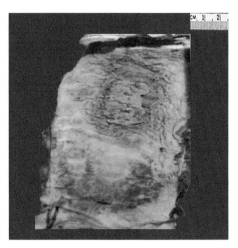

图 3-80 肠伤寒

不平,为溃疡期;第四周愈合期,溃疡坏死组织被增生的肉芽组织修复。

2. 切片: 淋巴结伤寒 (typhoid fever of lymph nodes) 回肠淋巴组织内可见较多巨噬细胞,胞体较大,胞质丰富,染色淡,核圆形或肾形,常偏于胞体的一侧。部分巨噬细胞胞质中吞噬有伤寒杆菌、红细胞或组织碎片等,称为伤寒细胞 (图 3-81B)。伤寒细胞聚集成团,形成 "伤寒小结" (图 3-81A)。

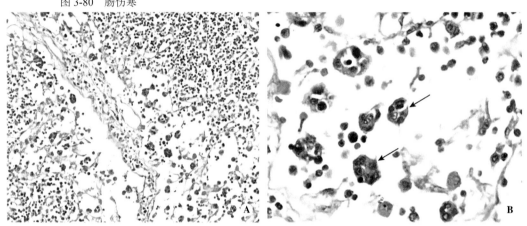

图 3-81 肠伤寒 (HE 染色; A. 伤寒小结, 10×10; B. 伤寒细胞, 40×10)

(三)细菌性痢疾(bacillary dysentery)

大体标本: 细菌性痢疾 (bacillary dysentery) 细菌性痢疾是由痢疾杆菌引起的大量纤维蛋白渗出为主要特征的假膜性肠炎,结肠黏膜面有灰黄色假膜被覆,部分呈米糠样 (图 3-82),部分呈破碎状,假膜脱落形成大小不一、形状不规则的浅表性溃疡。病变多局限于乙状结肠和直肠。

(四)阿米巴病(amebiasis)

1. 大体标本: 阿米巴痢疾 (amebic dysentery) 阿米巴痢疾又称肠阿米巴病,是溶组织内阿米巴大滋养体所导致的以结肠液化性坏死为特征的寄生虫疾病,主要病变部位在盲肠、升结肠,其次为乙状结肠和直肠。结肠黏膜表面可见大量隆起的坏死灶,坏死组织脱落后形成多个大小不等、边缘不整的圆形或椭圆形的溃疡,坏死组织呈破棉絮状,灰黄色,较松软,小溃疡呈虫蚀状 (图 3-83)。

2. 大体标本: 阿米巴肝肺联合 "脓肿" (amebic abscess of liver and lung) 本例肝与肺粘连在一起,切面见肝内

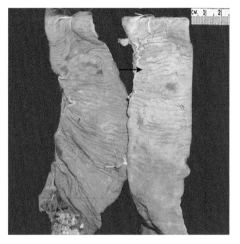

图 3-82 细菌性痢疾 (假膜)

有不规则的空腔，空腔内可见大量灰黄色破棉絮状物质，病灶穿破膈肌到达右肺下叶，肺内也形成类似的"脓肿"样病灶（图3-84），其主要的病理改变为阿米巴原虫所释放出溶组织酶引起组织液化性坏死。

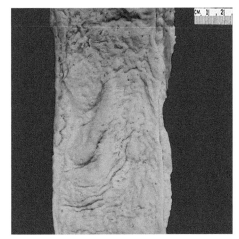
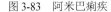
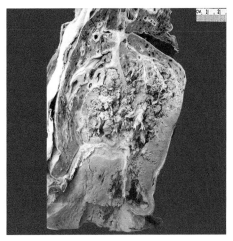

图 3-83　阿米巴痢疾　　　　　　　　　　图 3-84　阿米巴肝肺联合"脓肿"

　　3. 切片：阿米巴痢疾（amebic dysentery）　结肠黏膜部分坏死，坏死组织边缘及黏膜下层（靠近肌层处）可见大量阿米巴大滋养体（图3-85A），其周围常有一空隙。大滋养体、圆形、胞质丰富，胞质内可见糖原空泡及吞噬的红细胞或淋巴细胞（图3-85B黑色箭头所示）。

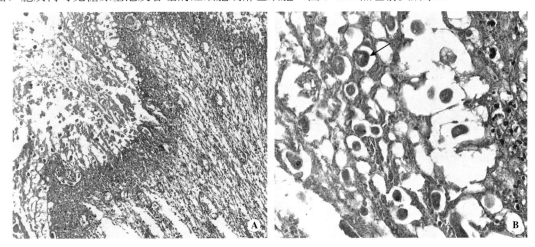

图 3-85　阿米巴痢疾（HE 染色；A. 10×10；B. 大滋养体，40×10）

（五）血吸虫病（schistosomiasis）

　　1. 大体标本：肠血吸虫病（schistosomiasis of the colon）　血吸虫虫卵沉着是引发病变的主要原因。虫卵主要沉积在乙状结肠、直肠、降结肠，急性虫卵结节可引起肠黏膜面扁平隆起大小不一的灰黄色小结节，或者一些大小不一、边缘不规则的浅表溃疡（图3-86）。虫卵可随之排入肠腔；慢性虫卵结节可导致肠壁增厚变硬，甚至狭窄。

　　2. 切片：肝血吸虫病（schistosomiasis of the liver）　血吸虫虫卵随门静脉血流到达肝组织内，沉积于门管区，形成急慢性虫卵结节。急性虫卵结节在虫卵表面可见放射状嗜酸性的棒状体（抗原抗体复合物），周围是一片无结构的颗粒状坏死物质，大量嗜酸性粒细胞浸润，状似脓肿，又称"嗜酸性脓肿"。急性虫卵结节经过 10 余天逐渐发展为慢性虫卵结节（图3-87A），结节中央多为死亡虫卵或虫卵碎片，有些已发生钙化，虫卵周围有大量上皮样细胞和炎症细胞浸润（如淋巴细胞、单核细胞），并有明显的纤维组织增生和多核异物巨细胞反应。这些病理改变从形态结构上很像结核结节，所以又称"假结核结节"（图 3-87B）。

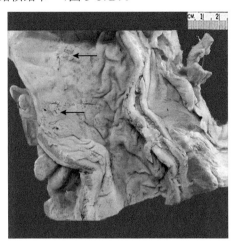

图 3-86　肠血吸虫病

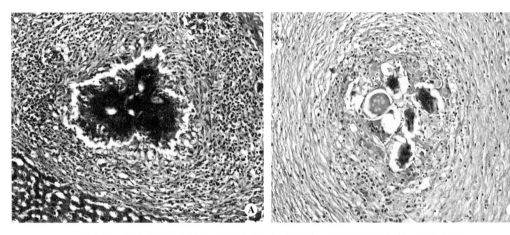

图 3-87　肝血吸虫虫卵结节（HE 染色；A. 急-慢性，10×10；B. 慢性，20×10）

三、阅片视频

3-5　感染性疾病阅片视频二维码

四、思　考　题

1. 比较原发性肺结核与继发性肺结核病变的异同。
2. 比较结核病、伤寒、细菌性痢疾、阿米巴病、血吸虫病所致肠道病变的异同。

（陶黎阳）

第四章 胚 胎 学

第一节 人体胚胎的早期发育

从卵细胞受精至胚胎发育的前8周称为早期发育。由于胚胎早期的发育是一个复杂的连续过程，加上其结构微小（发育至第8周末的人胚长仅3cm左右），所以，胚胎学实验主要通过观察胚胎模型、实体标本、照片和录像等手段，来掌握胚胎的早期发育和器官发生演变过程，进而了解常见器官畸形的成因。此外，学习胚胎学的时候应学会立体和动态分析胚胎的早期发育和分化。

一、实验要求

1. 掌握胚泡的结构。
2. 掌握胚泡植入的基本过程。
3. 掌握内细胞群的演变及二胚层形成的过程。
4. 了解人胚卵裂的特点，了解卵黄囊的演变，了解中胚层形成和中轴器官的建立过程。
5. 了解三胚层的初步分化和圆柱形胚体的建立过程。
6. 了解胚胎第4周至第8周的发育过程。
7. 掌握胎膜和胎盘的组成、结构和功能。

二、实验内容

（一）卵裂、胚泡形成

1. 卵裂系列模型　精子与卵子结合后形成受精卵（图4-1①），继而形成二卵裂球胚（图4-1②）、四卵裂球胚（图4-1③）。受精卵分裂的次数越多，所形成的卵裂球数量亦越多，而细胞体积却越小，受精后第3～4天在透明带内逐渐形成桑葚胚（图4-1④）。

2. 胚泡模型　外周一层扁平的细胞为滋养层（图4-2①），中央为胚泡腔（图4-2④）。在滋养层一端的细胞团为内细胞群（图4-2②），内细胞群附着的滋养层为极端滋养层（图4-2③）。

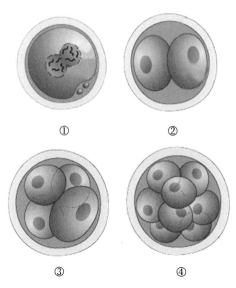

图4-1　卵裂模型
①受精卵；②二卵裂球胚；③四卵裂球胚；④桑葚胚

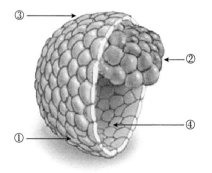

图4-2　胚泡模型（第5天）
①滋养层；②内细胞群；③极端滋养层；④胚泡腔

（二）植入

1. **植入模型Ⅰ** 在受精后 5～6 天，胚泡开始植入子宫内膜。粉红色的方形结构为子宫蜕膜（图 4-3 ①），绿色的团状结构为正在植入的胚泡（图 4-3 ②）。模型的上方为子宫的腔面，可见许多小孔，即子宫腺的开口，侧面较大的腔穴为子宫腺的腺腔。

2. **植入模型Ⅱ** 胚泡即将完全埋入子宫蜕膜（图 4-4 ①），可见子宫腺腔（图 4-4 ②）和血管（图 4-4 ③）。此时滋养层细胞迅速增殖，并分化为内侧的细胞滋养层（图 4-4 ⑦）和外侧的合体滋养层（图 4-4 ⑧）两层；同时内细胞群分化形成下胚层（图 4-4 ④）和上胚层（图 4-4 ⑤），此时羊膜腔（图 4-4 ⑥）已形成。

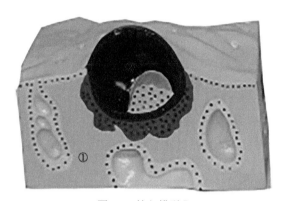

图 4-3　植入模型Ⅰ

①子宫蜕膜；②胚泡

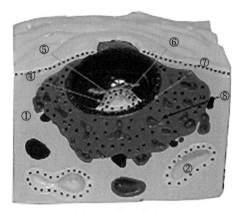

图 4-4　植入模型Ⅱ

①子宫蜕膜；②子宫腺腔；③血管；④下胚层；⑤上胚层；
⑥羊膜腔；⑦细胞滋养层；⑧合体滋养层

3. **植入模型Ⅲ** 受精后 11～12 天，胚泡完全植入子宫内膜内（图 4-5），子宫表面的上皮已愈合，此时植入完成。滋养层明显分化为两层。胚外中胚层出现（图 4-5 ②），并将胚泡腔填满，原来的胚泡腔消失，之后胚外中胚层内出现一些小腔隙。此外，羊膜腔（图 4-5 ③）和卵黄囊（图 4-5 ⑥）形成。

4. **植入模型Ⅳ** 受精后 14～15 天，胚泡植入部位的子宫蜕膜已向腔面突起，滋养层与胚外中胚层共同组成绒毛膜（图 4-6 ①）及突起的绒毛（图 4-6 ②），另一部分胚外中胚层覆盖在羊膜腔（图 4-6 ③）与卵黄囊（图 4-6 ④）表面，在与绒毛膜连接处形成体蒂（图 4-6 ⑤）。胚外中胚层中的小腔隙逐渐融合成大腔隙，称为胚外体腔（图 4-6 ⑥）。羊膜腔的底为上胚层，卵黄囊的顶为下胚层，两者共同组成圆盘状的胚盘（图 4-6 ⑦）。

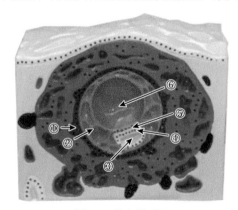

图 4-5　植入模型Ⅲ

①细胞滋养层；②胚外中胚层；③羊膜腔；④上胚层；
⑤下胚层；⑥卵黄囊

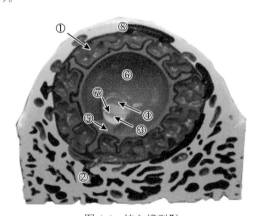

图 4-6　植入模型Ⅳ

①绒毛膜；②绒毛；③羊膜腔；④卵黄囊；⑤体蒂；
⑥胚外体腔；⑦胚盘；⑧包蜕膜

（三）胚层的形成

1. 二胚层的形成模型 受精后第 2 周，绒毛膜（图 4-7 ①）已基本形成，内细胞群增殖分化，形成由上、下两个胚层紧贴在一起的圆盘状结构，即胚盘（图 4-7 ⑦）。继之，上胚层上方形成由羊膜上皮包绕的羊膜腔（图 4-7 ③），羊膜腔的底为上胚层；同时，下胚层周缘细胞向腹侧生长形成卵黄囊（图 4-7 ④），卵黄囊的顶为下胚层。

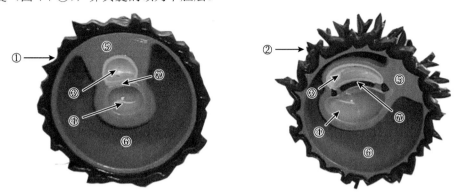

图 4-7　胚层的形成模型
①绒毛膜；②绒毛；③羊膜腔；④卵黄囊；⑤体蒂；⑥胚外体腔；⑦胚盘

2. 卵黄囊的形成模型 显示卵黄囊的形成及胚外中胚层的分化。第 2 周初，胚盘（图 4-8 ①）、羊膜腔（图 4-8 ②）、绒毛膜（图 4-8 ③）、胚外中胚层（图 4-8 ④）已形成，在胚盘的腹侧出现由胚外中胚层细胞围成的初级卵黄囊（图 4-8 ⑤）。第 2 周末，下胚层细胞再向下围成一个完全由下胚层细胞组成的次级卵黄囊（图 4-8 ⑥）。随后胚外中胚层细胞间的间隙逐渐汇合形成一个大腔，称胚外体腔（图 4-8 ⑦）。胚外中胚层则分别附着于滋养层内面及卵黄囊和羊膜的外面。初级卵黄囊退化（图 4-8 ⑧），次级卵黄囊发育，形成卵黄囊（图 4-8 ⑨）。

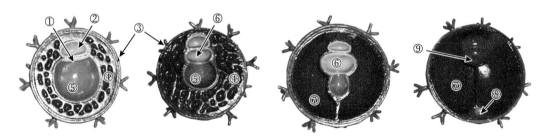

图 4-8　卵黄囊的形成模型
①胚盘；②羊膜腔；③绒毛膜；④胚外中胚层；⑤初级卵黄囊；⑥次级卵黄囊；⑦胚外体腔；⑧退化的初级卵黄囊；⑨卵黄囊

3. 三胚层的形成模型 为第 3 周胚，模型忽略大部分绒毛膜，只显示体蒂（图 4-9 ②）处的小部分绒毛膜（图 4-9 ①）与绒毛。移去上方的羊膜，可见胚盘（图 4-9 ③）。胚盘由内（黄色）、中（红色）、外（蓝色，略去）三层细胞构成。卵黄囊表面的胚外中胚层已形成许多血岛（图 4-9 ④）。

4. 三胚层胚盘模型 受精后第 3 周，羊膜、卵黄囊全部移除，只观察胚盘部分，模型显示三个胚层已开始分化。外胚层（蓝色）在背侧中央增厚（由头端开始）形成神经板，其中央凹陷形成神经沟（图 4-10 ①），周边隆起形成神经褶（图 4-10 ②）。原条（图 4-10 ③）、原结已退缩至尾端。取走表面的外胚层，可见下方的中胚层（红色），在中胚层正中线上深红色条状结构为脊索（图 4-10 ④）。脊索两侧的中胚层分化成体节（图 4-10 ⑤）。

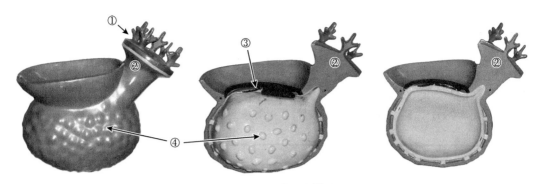

图 4-9　三胚层的形成模型

①绒毛膜；②体蒂；③胚盘；④血岛

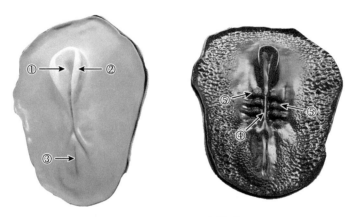

图 4-10　三胚层胚盘模型

①神经沟；②神经褶；③原条；④脊索；⑤体节

（四）胚体外形的建立

3～8 周胚体发育模型　13 天人胚模型，滋养层与胚外中胚层共同组成绒毛膜。模型忽略大部分绒毛膜，只显示体蒂处小部分绒毛膜（图 4-11 ①），此时胚盘、羊膜囊（图 4-11 ②）、卵黄囊（图 4-11 ③）已形成。14～15 天人胚模型，移去上方的羊膜切迹（图 4-11 ④）可见胚盘。17～18 天人胚模型，外胚层头端已形成神经板，其中央凹陷形成神经沟（图 4-11 ⑤），周边隆起形成神经褶（图 4-11 ⑥）。22～24 天人胚模型，神经褶自中段开始融合成神经管（图 4-11 ⑦），可见前神经孔（图 4-11 ⑧）和后神经孔（图 4-11 ⑨）。25～27 天人胚模型，羊膜、卵黄囊均移除，胚盘已向腹侧包卷，羊膜逐渐将体蒂包裹形成脐带（图 4-11 ⑩），胚体向背面隆起，呈圆柱形。

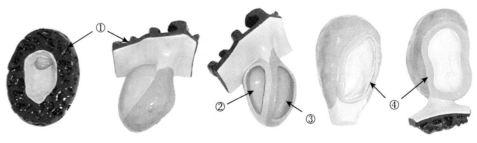

13天胚胎外形　　13天羊膜囊、卵黄囊外形　　13天胚盘外形　　14天胚盘外形　　15天胚盘外形

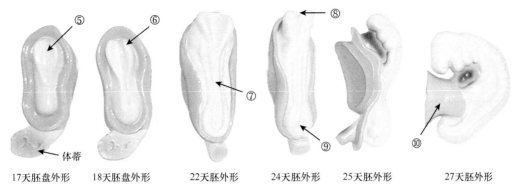

图 4-11 3～8 周胚体发育模型
①绒毛膜；②羊膜囊；③卵黄囊；④羊膜切迹；⑤神经沟；⑥神经褶；⑦神经管；⑧前神经孔；⑨后神经孔；⑩脐带

（五）胎膜和胎盘

1. 胎儿与子宫的关系模型 图 4-12 为妊娠 3个月子宫的矢状切面，外面为很厚的子宫壁，子宫腔内容纳着胚胎与胎膜。从外向内观察，子宫壁分为子宫外膜、子宫肌层和子宫内膜。此时的子宫内膜又称蜕膜，从蜕膜与胎儿的位置关系，分清基蜕膜（图 4-12 ①）、包蜕膜（图 4-12 ②）、壁蜕膜（图 4-12 ③）、子宫颈（图 4-12 ⑩）与阴道（图 4-12 ⑪）的位置。绒毛膜紧贴在蜕膜内，邻接包蜕膜部分的绒毛已退化为平滑绒毛膜（图 4-12 ④）；邻接基蜕膜处的绒毛生长茂盛为丛密绒毛膜（图 4-12 ⑤），丛密绒毛膜已与基蜕膜一起构成胎盘。平滑绒毛膜里面的一层（蓝色）为羊膜（图 4-12 ⑥），此时羊膜与绒毛膜紧贴，胚外体腔即将消失。卵黄囊（图 4-12 ⑦）、尿囊（图 4-12 ⑧）已基本退化，被包在脐带中。脐带（图 4-12 ⑨）以体蒂为基础，由羊膜包裹而成，其中含有卵黄囊、尿囊、2 条脐动脉和 1 条脐静脉。

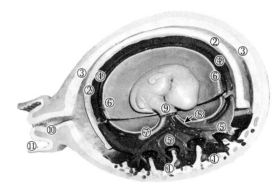

图 4-12 胎儿、胎盘在子宫内的关系模型
①基蜕膜；②包蜕膜；③壁蜕膜；④平滑绒毛膜；⑤丛密绒毛膜；⑥羊膜；⑦卵黄囊；⑧尿囊；⑨脐带；⑩子宫颈；⑪阴道

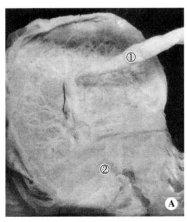
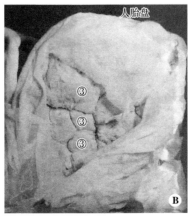

2. 足月胎盘实物标本呈圆盘状（图 4-13），一面光滑，中央连有脐带（图 4-13A ①），表面覆盖着羊膜（图 4-13A ②），此为胎盘的胎儿面，较光滑。另一面粗糙，表面有基蜕膜，可见大约 20个大小不等的胎盘小叶（图 4-13B ③）。呈半透明的薄膜状结构为羊膜。

图 4-13 足月胎盘（A. 胎儿面；B. 母体面）
①脐带；②羊膜；③胎盘小叶

三、示　教

人胚早期发育模型及人胚浸液标本。

四、思考题

1. 简述胚泡的组成和相关结构的分化。
2. 简述胚盘与胚外中胚层和滋养层的关系，早期胚胎是如何获取养分的。
3. 简述植入的时间、地点、基本过程以及子宫内膜的变化。
4. 描述三胚层胚盘的结构。
5. 简述胚内中胚层的发生过程。
6. 简述脊索的产生和功能意义。
7. 简述神经外胚层的发生和衍变。
8. 简述中胚层的分化和衍变。
9. 哪些因素导致盘状胚转变为柱状胚？
10. 简述胎膜结构在人胚发育过程中的变化、贡献和最后转归。

第二节　颜面的发生

人胚第 4 周，口咽膜破裂，口凹周围各突起合并形成面部的结构。而腭则起源于正中腭突与外侧腭突两部分，从第 5 周开始发生，至第 12 周完成。

一、实验要求

1. 掌握颜面的发生及相关的先天性畸形的成因。
2. 了解腭的发生及腭裂的成因。

二、实验内容

第 4 ～ 8 周人胚颜面形成模型　胚胎第 4 周，胚已卷褶成柱状，头部膨大形成额鼻突（图4-14 ①），在头部两侧发生四对柱状弓形隆起，称鳃弓（图4-14 ②），鳃弓之间的凹陷称鳃沟。

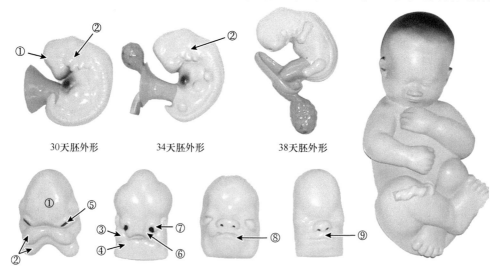

图 4-14　第 4 ～ 8 周人胚颜面形成模型
①额鼻突；②鳃弓；③上颌突；④下颌突；⑤鼻窝；⑥内侧鼻突；⑦外侧鼻突；⑧口裂；⑨人中

第 1 对鳃弓腹侧分支形成上颌突（图 4-14③）和下颌突（图 4-14④）。此时胚的颜面由 5 个突起组成：上方较大的为额鼻突，两侧为一对上颌突和一对下颌突，正中为口凹，其底为口咽膜。随后，在额鼻突下缘两侧的外胚层增厚，形成一对鼻板，中央凹陷形成鼻窝（图 4-14⑤）。由于鼻窝的形成，额鼻突的下缘出现一对内侧鼻突（图 4-14⑥）和一对外侧鼻突（图 4-14⑦）。此时口咽膜已破裂，可见口凹与鼻窝间相通。胚胎第 5 周，左右下颌突已在中线愈合，将发育为下颌和下唇。继而，左右上颌突也向中线生长，先后与同侧的外侧鼻突及内侧鼻突融合，形成上颌和上唇的周边部。随着上下颌的形成，口裂（图 4-14⑧）逐渐缩小。同时，两侧的内侧鼻突亦在中线融合，向下延伸形成人中（图 4-14⑨），向前隆起形成鼻梁和鼻尖，鼻孔由向前转为向下。至第 8 周末，人胚颜面初步形成。

三、示 教

颜面及腭发生模型；常见畸形模型。

四、思 考 题

1. 口凹周围有哪几个突起？简述口咽膜的胚层构成。
2. 简述鼻窝两侧突起的名称。
3. 哪些结构参与了颜面的形成？

第三节 消化系统和呼吸系统的发生

消化系统的原基是原始消化管。人胚第 3 周，随着圆柱状胚体的形成，卵黄囊顶部的内胚层被包卷入胚体内，形成头尾方向的纵行管道，即原始消化管（primitive digestive tube）。原始消化管腔面的内胚层上皮发育为消化道上皮；周围的脏壁中胚层及间充质分化为消化道的结缔组织、肌组织等。原始消化管中份腹侧与卵黄囊相连，称为中肠（midgut），其头侧和尾侧分别称为前肠（foregut）和后肠（hindgut）。前肠头端膨大形成原始咽，与口凹相对处被口咽膜封闭；后肠的尾端膨大形成泄殖腔，与肛凹相对处被泄殖腔膜封闭。约在第 4 周和第 8 周，口咽膜和泄殖腔膜先后破裂消失，使原始消化管的头、尾两端与外界相通。在消化管发生过程中，各段消化管生长速度不均等或发生旋转和移位等变化，最终演变为成体消化管的形态，并确定位置。呼吸系统起源于原始咽尾端正中的喉气管沟（laryngotracheal groove）。喉气管沟愈合形成喉气管憩室（laryngotracheal diverticulum），演变为喉至肺泡的上皮。

一、实 验 要 求

1. 掌握消化系统的发生过程，熟悉消化系统先天畸形的成因。
2. 了解咽囊的演变及其主要的衍变结构。
3. 了解呼吸系统的发生过程及其相关畸形的形成原因。

二、实 验 内 容

（一）原始消化管

4 周人胚原始消化管模型 将所有外胚层和中胚层的组织剥去，只显示内胚层原始消化管（图 4-15）演变的情况。此时前肠的前端背腹面变扁，两侧变宽形成膨大的漏斗形咽（图 4-15①）。咽的前端较宽，后端较窄并与食管相延续，其两侧向外膨出，形成四对囊状突起，称咽囊（图 4-15②）。自第 4 对咽囊水平以下，咽尾端向腹面隆起围成的盲囊，为喉气管憩室（图 4-15③）。食管以下的梭形膨大为胃（图 4-15④），下端为十二指肠，此时肝憩室（图 4-15⑤）、腹胰（图 4-15⑥）和背胰形成。十二指肠下方有卵黄囊切迹（图 4-15⑦），卵黄囊切迹以上为前肠，以

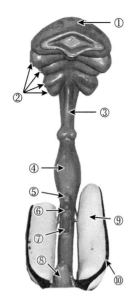

图 4-15 4 周人胚原始消化管模型

①漏斗形咽；②咽囊；③喉气管憩室；④胃；⑤肝憩室；⑥腹胰；⑦卵黄囊切迹；⑧泄殖腔；⑨中肾；⑩中肾管

下为后肠。后肠尾端膨大处为泄殖腔（图 4-15 ⑧），两侧可见一对中肾（图 4-15 ⑨），中肾背外侧有中肾管（图 4-15 ⑩），此时中肾管末端通入泄殖腔。

（二）胃、肠的发生

1. **中肠袢的发生模型** 4 周人胚，移去腹壁，可见"U"形的中肠袢（图 4-16 ①）已形成，中肠袢的顶部为卵黄蒂（图 4-16 ②），肠袢系膜中央的血管为肠系膜上动脉（图 4-16 ③）。

2. **胃与十二指肠的发生模型** 8 周人胚，前腹壁已去掉，重点观察胃和肠的发生（图 4-17）。由于胃壁生长速度不均等而形成胃大弯与胃小弯，胃（图 4-17 ①）已沿

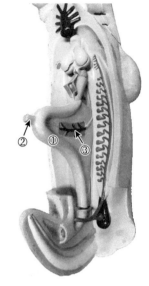

图 4-16 中肠袢发生模型

①中肠袢；②卵黄蒂；③肠系膜上动脉

纵轴作 90° 旋转，胃小弯转向右侧，胃大弯转向左侧，胃背系膜向左侧膨出，开始形成网膜囊（图 4-17 ②）。中肠袢已伸长，袢顶部借卵黄蒂（图 4-17 ③）与卵黄囊相连，由卵黄蒂到十二指肠的一段为头支（图 4-17 ⑤），尾端的一段为尾支（图 4-17 ④），尾支上的囊状膨大为盲肠突（图 4-17 ⑥）。肠袢系膜中央的血管为肠系膜上动脉（图 4-17 ⑦），此时以肠系膜上动脉为轴，小肠袢已旋转 180°。

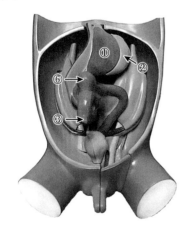

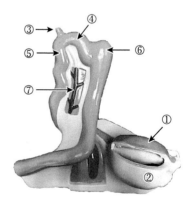

图 4-17 胃与十二指肠的发生模型

①胃；②网膜囊；③卵黄蒂；④尾支；⑤头支；⑥盲肠突；⑦肠系膜上动脉

3. **降结肠、乙状结肠及直肠的发生模型** 肠袢继续旋转，头支自右侧转向左侧，尾支（图 4-18 ④）自胎儿的左侧转向右侧。盲肠从右上方降至右髂窝处，阑尾（图 4-18 ⑤）形成，升结肠（图 4-18 ⑥）与横结肠（图 4-18 ⑦）形成。降结肠（图 4-18 ⑧）与乙状结肠（图 4-18 ⑨）已移向左侧，直肠（图 4-18 ⑩）位于盆腔中。

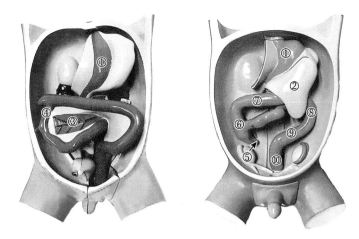

图 4-18　降结肠、乙状结肠及直肠的发生模型

①胃；②网膜囊；③肠系膜；④尾支；⑤阑尾；⑥升结肠；⑦横结肠；⑧降结肠；⑨乙状结肠；⑩直肠

（三）肝和胰的发生

肝及胰的发生模型：人胚第 4 周，肝憩室分为头支（图 4-19 ⑤）和尾支，头支形成肝，尾支形成胆囊（图 4-19 ⑥）。在肝憩室的基部有一突起为腹胰，十二指肠背壁上的突起为背胰。人胚第 5 周，背胰（图 4-19 ③）增大，腹胰（图 4-19 ④）开始转位。第 6 周末，背、腹胰已合并（图 4-19 ③、④）。

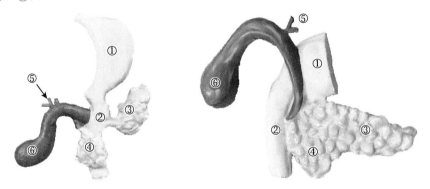

图 4-19　肝及胰的发生模型

①胃；②十二指肠；③背胰；④腹胰；⑤肝憩室头支；⑥胆囊

三、示　　教

常见畸形模型及图片。

四、思 考 题

1. 简述咽囊的来源、形态、数量以及演变。
2. 简述原肠与卵黄囊的关系。
3. 前、中、后肠分别演变为消化系统的哪些器官？
4. 解释回肠憩室、脐瘘、先天脐疝、肛门闭锁的形成原因。
5. 肝、胰的发生原基，以及它们各演变为肝和胰的哪些部分？
6. 简述气管和肺的发生过程，气管食管瘘的形成原因。

第四节 泌尿系统和生殖系统的发生

泌尿系统和生殖系统的主要器官均发生于间介中胚层。在胚胎第 4 周初，间介中胚层的头段呈节段性生长，称生肾节（nephrotome）；尾段呈条索状增生，称生肾索（nephrogenic cord）。至第 4 周末，生肾索细胞增生并突向体腔，形成一对两侧对称、头尾走向的索状隆起，即尿生殖嵴（urogenital ridge）。其后尿生殖嵴被一条纵沟分为外侧的中肾嵴（mesonephric ridge）和内侧的生殖腺嵴（genital ridge）。生肾节随后演变为前肾（pronephros）；中肾嵴的大部演变为中肾（mesonephros）；后肾的发生（metanephros）由输尿管芽（ureteric bud）和生后肾原基（metanephrogenic blastema）共同参与。生殖腺嵴是男女生殖腺的发生原基。由于中肾还参与了男性生殖管道的发生，因此学习时必须注意泌尿、生殖系统在发生过程中的相互关系。此外，生殖系统各器官的发生均经历过性未分化和性分化两个阶段。

一、实验要求

1. 掌握后肾的发生位置及发生过程。
2. 掌握卵巢和睾丸的演变过程，以及男、女性生殖管道的分化。
3. 熟悉前肾、中肾的发生过程，前肾管与中肾管的关系及走向。
4. 了解原始性腺、原始生殖管道的发生位置和发生过程。

二、实验内容

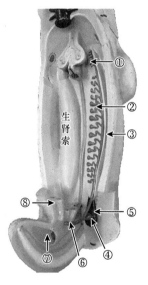

图 4-20 肾的发生模型
①前肾；②中肾小管；③中肾；④输尿管芽；⑤生后肾组织；⑥中肾管；⑦泄殖腔；⑧尿囊

1. **肾的发生模型** 4 周人胚，由背侧体壁突向腹腔的两条纵行隆起为生肾索。左侧生肾索剖面观，可见由生肾索发育而来的前肾（图 4-20 ①）、中肾（图 4-20 ③）。中肾由横向的中肾小管（图 4-20 ②）和纵向的中肾管（图 4-20 ⑥）组成，中肾管向下通入泄殖腔（图 4-20 ⑦）。中肾管在通入泄殖腔前向背外侧壁突起形成输尿管芽（图 4-20 ④），输尿管芽顶端包绕生后肾组织（图 4-20 ⑤）。泄殖腔被尿直肠膈分隔为背侧的直肠和腹侧的尿生殖窦。

2. **生殖腺的发生模型** 8 周人胚，前腹壁被移除，生殖腺已能区分性别。中肾大部已退化，其尾端及生殖腺附近可见一条引带（图 4-21 ⑤）。取走左侧中肾及生殖腺的腹侧，可见中肾小管（图 4-21 ②）、中肾管（图 4-21 ③）和初级性索（图 4-21 ①）。取下右侧中肾及生殖腺的腹侧，可见细胞团，为次级性索形成的原始卵泡。下腹部正中可见尿生殖窦分化而来的膀胱和尿道。中肾管下行开口于膀胱三角，中肾旁管（图 4-21 ④）已形成，其头端开口于腹腔，末端向尿生殖窦背侧壁形成窦结节。

3. **生殖管道的发生模型** 12 周女胎，生殖腺分化为卵巢（图 4-22 ①），左侧剖面可见原始卵泡，以及退化中的中肾小管和中肾管（图 4-22 ③）。中肾旁管已分化为输卵管（图 4-22 ②）、子宫（图 4-22 ④）和阴道穹隆部。卵巢下方有引带附着。女性的尿生殖窦上段形成膀胱，中段形成尿道，下段扩展形成阴道前庭。后肾（图 4-22 ⑤）已形成，并从盆腔升入腹腔，后肾上方可见肾上腺（图 4-22 ⑥）。14 周男胎，生殖腺分化为睾丸，由初级性索分化成生精小管、精直小管和睾丸网。附睾、输精管已分化完毕。

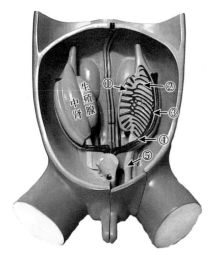

图 4-21 生殖腺的发生模型
①初级性索；②中肾小管；③中肾管；④中肾旁管；⑤引带

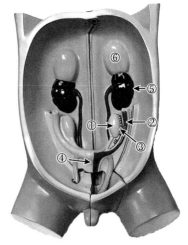

图 4-22 生殖管道的发生模型
①卵巢；②输卵管；③中肾小管和中肾管；④子宫；
⑤后肾；⑥肾上腺

三、示 教

男、女外生殖器的发生。

四、思 考 题

1. 简述前肾的发生过程和位置，前肾小管与前肾管的转归。
2. 简述中肾的发生过程和位置，成体中哪些结构与中肾有关？
3. 简述后肾的发生与移位。
4. 后肾的输尿管芽发自何处，以后参与形成后肾的哪些结构？
5. 生后肾组织将参与形成后肾的哪些结构？
6. 解释多囊肾、马蹄肾和双输尿管畸形的成因。
7. 泄殖腔是如何分隔的？
8. 尿生殖窦的分部，以及在男、女性各演变为哪些结构？
9. 简述睾丸、卵巢的发生过程。
10. 简述男、女性生殖管道的发生过程。
11. 解释隐睾、双子宫和两性畸形的成因。

第五节 心血管系统的发生

心血管系统起源于中胚层，最早的血管出现于卵黄囊壁的胚外中胚层，之后才与胚体内发生的血管连接，组成胎儿特有的胚体内、外相连通的心血管系统，以利于从胎盘吸取氧气和进行物质交换。由于胎儿特殊的宫内发育需要，胎儿循环系统共出现过卵黄循环、体循环和脐循环三条通路。胚胎发育初期，心脏位于口咽膜头端的心管（cardiac tube），经过胚体向腹侧包卷，心管转至胸腔，并在心包腔内发生屈曲生长，逐渐发育为成体的心脏外形。同时，心脏内部因心内膜垫（endocardial cushion）、隔膜和瓣膜等重要结构的形成，而把初期单一心腔分隔为两房、两室的四个腔。许多先天性心脏畸形就是其内部结构发育障碍和异常而引起的。

一、实 验 要 求

1. 掌握心脏的外形建立和内部分隔。
2. 掌握常见先天性心脏畸形的发生原因。
3. 了解原始心脏的发生。
4. 了解胎儿血液循环特点和出生后的变化。

二、实 验 内 容

（一）原始心血管系统发生

原始心血管系统发生模型 第3周末，原始心血管系统形成，包括卵黄循环、脐循环和胚体循环三部分（图4-23）。早期形成的心血管多是成对出现的，包括1对心管，6对弓动脉；1对腹主动脉，1对背主动脉，数对卵黄动脉，1对脐动脉；1对脐静脉，1对卵黄静脉，1对前主静脉，1对后主静脉。

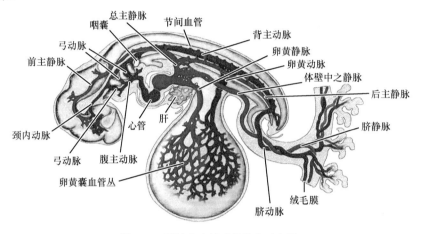

图4-23 原始心血管系统发生示意图

（二）心脏外形变化

1. 心脏外形变化模型Ⅰ 观察生心索的发生及转位、心管的位置和合并过程、心管的分部和外形特征。自围心腔内取出的心管，分清模型的头尾、背腹面，然后观察心脏外形变化的过程。

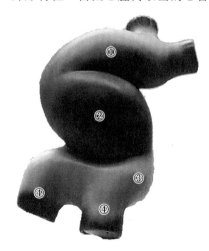

图4-24 心脏外形变化（模型Ⅰ）
①心球；②心室；③心房；④静脉窦

模型的侧面观，心管出现三个膨大部分，自上而下分别为心球（图4-24①）、心室（图4-24②）、心房（图4-24③）。心房尾端的膨大为静脉窦（图4-24④）。心球与心室间形成弯曲，突向右侧，形成"U"形球室襻。

2. 心脏外形变化模型Ⅱ～Ⅲ 心管弯曲成"S"形，心球（图4-25②）的头端延长形成动脉干（图4-25①），心室（图4-25③）转向腹侧，心房（图4-25④）转向心室的背侧（图4-25）。心房向背侧、头侧生长。心球位于心房腹侧，心房背侧有食管。因背腹两侧均受限制，心房只能向左右两侧扩展，在心球两侧形成两个囊状的心房（图4-26④）。

3. 心脏外形变化模型Ⅳ～Ⅶ 腹面观，显示心脏外形的逐渐演变过程。动脉干（图4-27①）将分隔形成主动脉（图4-27⑤）和肺动脉（图4-27⑥）。心球（图4-27②）尾段膨大，将演变成原始右心室。心室（图4-27③）演变为原始左心室。原始左右心房（图4-27④）演变为左右心耳。

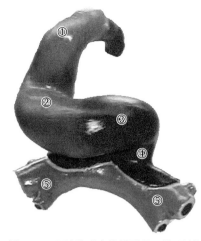

图 4-25 心脏外形变化模型 Ⅱ（腹面观）
①动脉干；②心球；③心室；④心房；⑤静脉窦

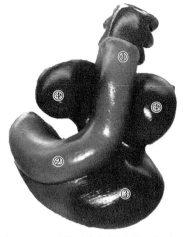

图 4-26 心脏外形变化模型 Ⅲ（腹面观）
①动脉干；②心球；③心室；④心房

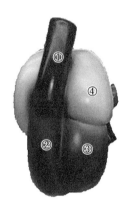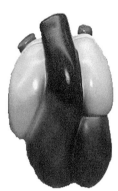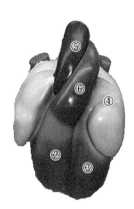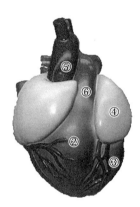

图 4-27 心脏外形的建立模型 Ⅳ～Ⅶ
①动脉干；②心球；③心室；④心房；⑤主动脉；⑥肺动脉

4. 静脉窦的演变模型 Ⅳ～Ⅶ 背面观，显示心脏外形及静脉窦的逐渐演变过程。心房（图 4-28①）、心室（图 4-28②）外形已基本建立。静脉窦右角（图 4-28③）由于大量的血液汇入，逐渐变大被吸收并入右心房，成为永久性右心房的光滑部。静脉窦左角（图 4-28④）由于回流的血量少，逐渐萎缩变小，其远段成为左心房斜静脉的根部，近段成为冠状窦（图 4-28⑤）。

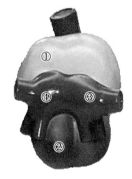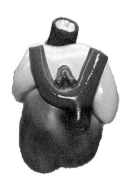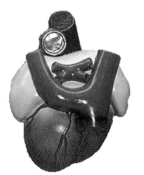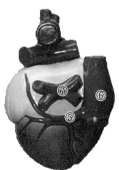

图 4-28 静脉窦的演变模型 Ⅳ～Ⅶ（背面观）
①心房；②心室；③静脉窦右角；④静脉窦左角；⑤冠状窦；⑥上腔静脉；⑦肺静脉

（三）心脏的内部分隔

1. 心脏内部分隔模型 Ⅰ　第 5 周人胚心脏，切去心脏的腹侧，由腹面观察。心房内第一房间隔（图 4-29 ①，蓝色）已出现，下缘尚未与心内膜垫融合，形成第一房间孔（图 4-29 ②）。右心房可见静脉窦入口（图 4-29 ③），左心房有一条肺静脉开口（图 4-29 ④）。房室管处可见心内膜垫（图 4-29 ⑤，红色）。在心室底部开始形成的室间隔（图 4-29 ⑥）。

2. 心脏内部分隔模型 Ⅱ　第 6 周人胚心脏，取走心脏的腹侧，观察背侧。心房内第一房间隔（图 4-30 ①）下缘已与心内膜垫（图 4-30 ⑤）融合，上缘形成第二房间孔（图 4-30 ②）。在第一房间隔稍右侧的心房顶壁上，形成第二房间隔（图 4-30 ③，黄色），下缘呈新月形，其与心内膜垫之间形成卵圆孔（图 4-30 ④）。心室内已形成肌性室间隔（图 4-30 ⑥），隔的上缘与心内膜垫之间为室间孔（图 4-30 ⑦）。

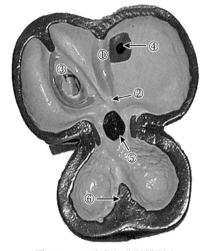

图 4-29　心脏内部分隔模型 Ⅰ
①第一房间隔；②第一房间孔；③静脉窦入口；
④肺静脉开口；⑤心内膜垫；⑥室间隔

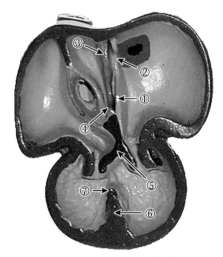

图 4-30　心脏内部分隔模型 Ⅱ
①第一房间隔；②第二房间孔；③第二房间隔；④卵圆孔；
⑤心内膜垫；⑥室间隔；⑦室间孔

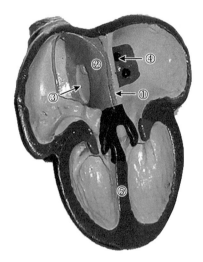

图 4-31　心脏内部分隔模型 Ⅲ
①第一房间隔；②第二房间隔；③卵圆孔；
④肺静脉开口；⑤室间隔

3. 心脏内部分隔模型 Ⅲ　第 7 周人胚心脏，取走心脏的腹侧，由右向左面观察。可见心房内第一房间隔（图 4-31 ①）、第二房间隔（图 4-31 ②）与卵圆孔（图 4-31 ③），注意卵圆孔与第二房间孔的位置关系。静脉窦右角已并入右心房，成为永久性右心房的光滑部，上、下腔静脉直接通入右心房。左心房可见有两条肺静脉开口（图 4-31 ④）。室间隔（图 4-31 ⑤）已完全形成，室间孔封闭。

（四）动脉干与心球的分隔

1. 动脉干与心球的分隔模型 Ⅰ　第 5 周人胚心脏，取走心球与心室的腹侧份，观察心脏内部的背侧份。在动脉干（图 4-32 ①）和心球（图 4-32 ②）内出现上下连续、相互对向生长的螺旋状纵嵴，称动脉干嵴和球嵴。心球内可见左球嵴（图 4-32 ③，灰色）和右球嵴（图 4-32 ④，浅绿色），左右球嵴对向生长。

2. 动脉干与心球的分隔模型 Ⅱ　取走动脉干、心球与心室的腹侧，由腹面观察。动脉干和心球内可见明显的呈螺旋状走向的动脉干嵴（图 4-33 ①，蓝色和深绿色）和左右球嵴（图 4-33 ②，灰色和浅绿色），动脉干嵴和球嵴在中线对向生长。左右球嵴向下延伸参与室间隔膜部的形成，此时可见室间隔（图 4-33 ③）已形成。

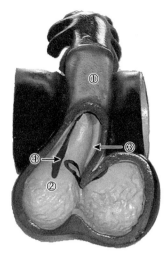

图 4-32 动脉干与心球的分隔模型 I
①动脉干；②心球；③左球嵴；④右球嵴

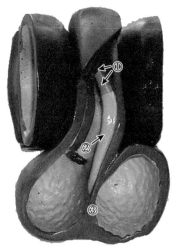

图 4-33 动脉干与心球的分隔模型 II
①动脉干嵴；②左球嵴；③室间隔

　　3. 动脉干与心球的分隔模型 III　　取走动脉干、心球与心室的腹侧，由腹面观察。动脉干嵴（图 4-34 ①）和球嵴（图 4-34 ②）向中线螺旋状对向生长并融合，形成主动脉肺动脉隔（图 4-34 ③）。在右心室可见右房室孔（图 4-34 ④），左心室可见左房室孔（图 4-34 ⑤）。
　　4. 动脉干与心球的分隔模型 IV　　图 4-35 为心脏腹面观。动脉干和心球内部已被动脉干嵴和球嵴分隔成主动脉（图 4-35 ①）和肺动脉（图 4-35 ②），心脏外形与内部分隔已完成。

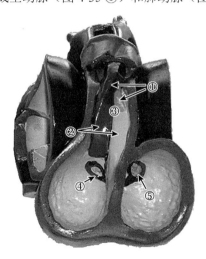

图 4-34 动脉干与心球的分隔模型 III
①动脉干嵴；②球嵴；③主动脉肺动脉隔；④右房室孔；⑤左房室孔

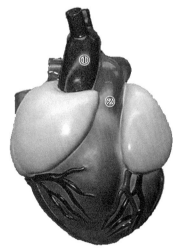

图 4-35 动脉干与心球的分隔模型 IV
①主动脉；②肺动脉

三、思考题

1. 简述心脏的胚层来源，心管的头、尾端各连接哪些血管？
2. 心脏外形建立过程中经历了哪些变化（心房、心室的变化为主）？
3. 简述心房分隔的过程。

4. 简述心室分隔的过程。

5. 简述卵圆孔的位置，在胎儿血液循环中有何功能及出生后的变化。

6. 解释房间隔、室间隔缺损的成因。

7. 解释主动脉、肺动脉狭窄的成因。

8. 简述动脉导管对胎儿血液循环的功能意义及出生后的变化。

9. 胎儿血液循环特点及出生后的变化有哪些？

（杜宝玲　王　广）

第二部分 综合性实验

第五章 神经系统

第一节 神经系统的组织结构

神经系统由神经组织构成，分为中枢神经系统（脑与脊髓）和周围神经系统（脑神经和脊神经），两者构成相互联系的整体。中枢神经系统由椎管、颅骨、硬脑（脊）膜等组成的封闭结构保护，含神经元和胶质细胞（包括星形胶质细胞、少突胶质细胞、小胶质细胞、室管膜细胞）。周围神经系统联络于中枢神经系统及其他器官，由神经元、施万细胞和卫星细胞组成。神经系统在维持人体内环境平衡、各器官系统运作，意识精神正常状态等方面起着主导作用。神经组织由神经细胞和神经胶质细胞组成，两种细胞均有突起。神经细胞是神经系统结构和功能的基本单位，亦称神经元。神经元数量庞大，整个神经系统约有 10^{12} 个神经元，它们具有接收刺激、传导冲动和整合信息的能力。神经元的突起以特化的结构——突触彼此连接，形成复杂的神经通路和网络，将化学信号或电信号从一个神经元传给另一个神经元或效应细胞，使神经系统产生感觉或调控其他系统的活动，以适应内、外环境变化。部分神经元具有内分泌功能。神经胶质细胞的数量比神经元多，但不具有神经元的上述特性，它们对神经元起支持、保护、分隔、营养作用。

神经元胞体主要分布在中枢神经系统，如大脑皮质、小脑皮质、脑内神经核团和脊髓灰质，也存在于周围神经系统的神经节内，如脑神经节、脊神经节、自主神经节。神经元的突起则组成中枢神经系统的神经通路和神经网络以及遍布全身的神经。分布到体表和骨骼肌的称躯体神经；分布到内脏、心血管和腺体的称内脏神经或自主神经；自主神经又分交感神经和副交感神经，分别与相应自主神经节相连。

一、实验要求

1. 掌握脊髓和神经的组织结构。
2. 熟悉脊神经节的组织结构。
3. 了解大脑和小脑的组织结构。

二、实验内容

（一）脊髓

材料与方法：动物脊髓切片，HE 染色。

1. 肉眼观察 脊髓横切面呈扁圆形，外包脊髓膜。脊髓分灰质和白质：灰质位于中央，着色较深，形如蝴蝶。白质在灰质周围，着色较浅。灰质又分为：①灰质向前突出形成的两个突起，短而宽，称前角。②前角后方的两个突起，窄而长，称后角。

2. 低倍镜观察

（1）白质（图 5-1 ②）：主要由神经纤维组成，标本所见多为神经纤维横切面。

（2）灰质（图 5-1 ①）：先分清前角和后角，再观察神经元。前角中的运动神经元体积较大，成群分布，易于观察。灰质是神经元胞体所在区域，也可见神经纤维。

3. 高倍镜观察 观察前角运动神经元的结构。可见多边形或不规则的胞体，一个或数个短突起与胞体相连。选择既可见胞核又可见突起的神经元观察。

（1）神经元

1）胞体：胞质浅红色；尼氏体呈斑块状，蓝紫色，偶见轴丘（图 5-1 ③）。

2）胞核：胞核大而圆，染色浅；核仁清楚，呈蓝紫色。

3）突起：多数突起为树突，结构与核周质相同；轴突少见。但部分树突由于切片原因，染色浅，常被误认为轴突，但轴突起始部染色浅，为轴丘。树突起始部无此结构，是区分轴突和树突的关键。

（2）神经胶质细胞：在白质和灰质中均有分布，位于神经纤维和神经元胞体周围。在 HE 染色标本只见卵圆形或圆形细胞核，染色较深，胞质和突起难以分辨。

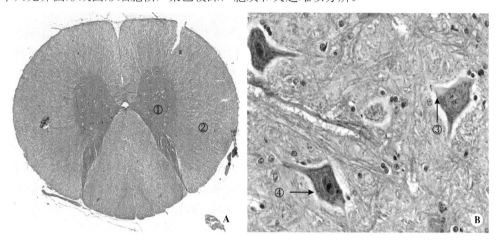

图 5-1　脊髓（动物脊髓切片，HE 染色；A. 4×10；B. 40×10）
①灰质；②白质；③轴丘；④多极神经元胞体

（二）脊神经节

材料与方法：动物脊神经节切片，HE 染色。

1. 肉眼观察　椭圆形膨大部分为脊神经节。与脊神经节相连，较细的部分是脊髓后根，有时在脊神经节一侧可见前根。

2. 低倍镜观察

（1）被膜（图 5-2 ①）：包绕神经节，由致密结缔组织构成，向神经节两端延伸，形成后根被膜。被膜结缔组织进入神经节内。

（2）假单极神经元（图 5-2 ②）：细胞大小不等，胞体多为圆形或椭圆形。

（3）神经纤维：神经节细胞发出的突起，在神经元间集合成束。

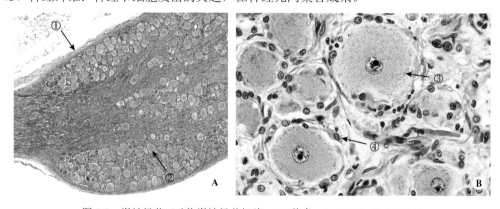

图 5-2　脊神经节（动物脊神经节切片，HE 染色；A. 4×10；B. 40×10）
①被膜；②假单极神经元；③尼氏体；④卫星细胞

3. 高倍镜观察　选择一个可见胞核的脊神经节细胞（神经元）观察。脊神经节细胞属于假单极神经元（这一结论已在其他实验中被证实），突起多被切断。细胞呈圆形，胞质呈红色，其中可见蓝紫色细小颗粒，即尼氏体（图5-2 ③）。核圆形，染色浅，可见蓝紫色核仁。神经元周围常见空隙，是细胞收缩形成的人工假象。空隙外方围有一层扁平或立方形细胞，核圆形，染色较浅，为神经胶质细胞或称卫星细胞（图5-2 ④）。卫星细胞外常包有薄层结缔组织。

（三）神经

材料与方法：动物坐骨神经切片，HE 染色。

1. 肉眼观察　长条状标本为坐骨神经纵切面，圆形标本为横切面。先观察纵切面，后观察横切面。

2. 神经的纵切面

（1）低倍镜观察：两侧结缔组织膜染色深，称神经束膜，中间为神经束，染色浅。神经束由平行排列的有髓神经纤维构成。

（2）高倍镜观察：细心辨认有髓神经纤维的结构。

1）轴突在有髓神经纤维中央，浅紫红色线状结构；轴突常有膨胀或溶解现象，部分区域难以辨认（图5-3 ①）。

2）髓鞘呈网状，位于神经膜内。

3）神经膜细胞（即施万细胞）的核，长圆形，染色浅，位于有髓神经纤维表面。有髓神经纤维间也有结缔组织细胞，细胞核小、色深。

4）髓鞘每隔一段出现的缩窄区为郎飞结，此区的轴膜裸露，无髓鞘（图5-3 ②）。

3. 神经的横切面

（1）低倍镜观察：可见神经纤维组成几束圆形结构，大小不一。神经束外有结缔组织包裹，结缔组织内可见血管。神经纤维断面多为圆形，排列较紧密。

（2）高倍镜观察：神经纤维横切面为圆形，中央紫红色圆点为轴突（图5-3 ③），外周浅色网状结构为髓鞘，部分可见神经膜细胞核。

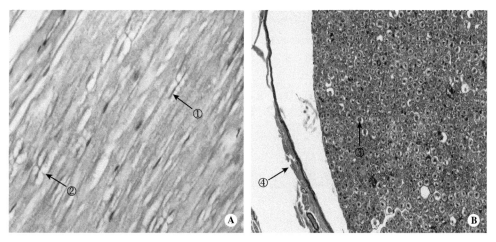

图5-3　坐骨神经（动物坐骨神经切片，HE 染色；A.纵切，40×10；B.横切，40×10）
①轴突；②郎飞结；③轴突；④神经束膜

（四）大脑

材料与方法：动物大脑切片，HE 染色。

1. 肉眼观察　大脑表面皮质凹陷形成沟，沟与沟之间是回，表面皮质染色较深，深面髓质染色较浅。

2. 低倍镜观察 皮质的表面是一薄层结缔组织膜（即软脑膜），由胶原纤维和弹性纤维组成，结缔组织膜内有丰富的小血管。大脑可分为皮质和髓质两部分。

（1）皮质：除神经胶质细胞和大多是无髓鞘神经纤维外可见大量神经元胞体，分6层排列。在HE染色标本中，各层分界不清（不要求区分）。可先找出胞体较小，细胞密集排列的第2、4层，定位后再由外向内辨认。

1）分子层（molecular layer）：神经元小而少，染色浅。

2）外颗粒层（external granular layer）：细胞密集排列，主要是小锥体细胞。

3）外锥体细胞层（external pyramidal layer）：较厚，细胞较少，胞体较大。主要是由中小型锥体细胞组成。锥体细胞胞体为三角形，顶树突朝向外表面。

4）内颗粒层（internal granular layer）：在中央前回不明显，而在中央后回较明显。细胞大小及排列与外颗粒层相似，多为星形细胞。

5）内锥体细胞层（internal pyramidal layer）：主要是大、中型锥体细胞。在中央前回有巨大的锥体细胞称贝兹（Betz）细胞。

6）多形细胞层（polymorphic layer）：细胞体积小，形态多样，以梭形细胞为主，与髓质分界不明显。

（2）髓质：无神经元胞体，只有神经纤维和神经胶质细胞。

3. 高倍镜观察 观察锥体细胞形态结构，胞体呈锥形，胞质可见尼氏体；胞核圆形，位于细胞中部，染色质少，呈空泡状，核仁明显。主树突较粗，自胞体顶端发出，走向皮质表面，沿途发出分支（图5-4）。胞体基部发出一些水平走向的树突，所有树突表面都有树突棘。

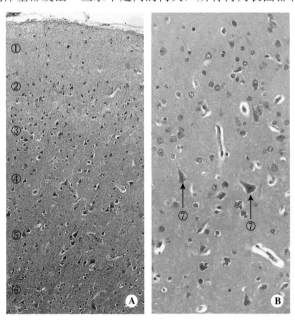

图5-4 大脑（动物大脑皮质，HE染色；A. 10×10；B. 40×10）
①分子层；②外颗粒层；③外锥体细胞层；④内颗粒层；⑤内锥体细胞层；⑥多形细胞层；⑦锥体细胞

（五）小脑

材料与方法：动物小脑切片，HE染色。

1. 肉眼观察 小脑表面有许多横沟，把小脑分隔成许多叶片，每一叶片表面有一层灰质，即小脑皮质，里面红色区域为小脑髓质。

2. 低倍镜观察 区分皮质和髓质，小脑皮质表面呈粉红色的为分子层，深部紫蓝色的为颗粒层。髓质被皮质包围在中间。

3. 高倍镜观察

（1）小脑皮质：由浅到深可分为三层（图 5-5 ①）。

1）分子层（molecular layer）：此层染色较浅，细胞少，分散，主要由星形细胞和篮状细胞构成（图 5-5 ②）。

2）浦肯野细胞层（Purkinje cell layer）：此层明显，细胞体积较大，呈梨形，排列较整齐（图 5-5 ③）。要进一步了解浦肯野细胞形态，可观察镀银染色示教片，可见其树突反复分支，形似扁柏。在树突分支上树突棘密布。

3）颗粒层（granular layer）：主要由密集的颗粒细胞构成，也有少量高尔基细胞（图 5-5 ④）。

（2）髓质：由神经纤维和神经胶质细胞构成。

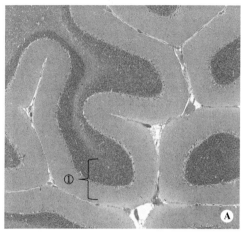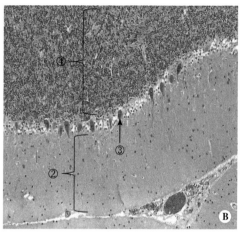

图 5-5　小脑（动物小脑切片，HE 染色；A. 10×10；B. 40×10）
①小脑皮质；②分子层；③浦肯野细胞层；④颗粒层

三、示　教

1. 大脑锥体细胞（镀银染色）　胞体（图 5-6 ①）呈三角形，自胞体顶端伸出一个较大突起，是主树突（图 5-6 ②），伸向大脑表面。树突表面可见树突棘。由三角形胞体底面伸出一细长轴突（图 5-6 ③），轴突表面光滑，方向与主树突相反，进入大脑髓质。

2. 小脑浦肯野细胞（小脑，镀银染色）。

3. 突触（脊髓横断，镀银染色）。

四、思　考　题

1. 简述脊髓前角运动神经元的形态结构和功能。

2. 简述化学突触。

3. 简述中枢神经系统的神经胶质细胞及功能。

4. 试述神经末梢的分类及功能。

5. 比较神经外膜、神经束膜和神经内膜的异同。

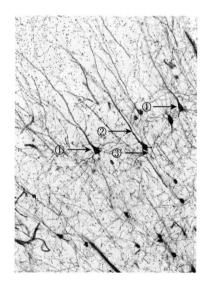

图 5-6　锥体细胞（大脑皮质，镀银染色；40×10）
①锥体细胞胞体；②主树突；③轴突

第二节　神经系统疾病

由于结构及功能的特殊性，神经系统病变具有特殊规律：①病变定位与功能障碍密切相关；②同种病变发生在不同部位，可出现不同的临床表现和后果；③不同性质的病变可导致相同的后果；④除常见病变（炎症、局部循环障碍、肿瘤等）外，还具有一些特殊的基本病变，如神经元变性、脱髓鞘病变、胶质细胞病变等；⑤颅内无固有淋巴组织和淋巴管，免疫活性细胞来自血液循环；⑥某些解剖生理特征具有双重影响，如颅骨虽起保护作用，却也是引发颅内高压的重要条件；⑦椎管及颅内肿瘤极少发生颅（椎管）外转移，而颅外恶性肿瘤却可转移至脑。

本节重点介绍中枢神经系统感染性疾病。流行性脑脊髓膜炎（epidemic cerebrospinal meningitis）是由脑膜炎双球菌感染引起的脑膜和脊髓膜的急性化脓性炎，多散发，冬春季流行，儿童和青少年多见，临床上表现为发热、头痛、呕吐、皮肤瘀点和脑膜刺激征等。流行性乙型脑炎（epidemic encephalitis B）是由乙型脑炎病毒感染引起的脑和脊髓实质的变质性炎，在夏秋之交流行，儿童多见，临床上表现为高热、嗜睡、抽搐、昏迷等。

一、实 验 要 求

掌握细菌性脑脊髓膜炎、病毒性脑炎的病变特点及异同之处。

二、实 验 内 容

（一）细菌性疾病

1. 大体标本：流行性脑脊髓膜炎（epidemic cerebrospinal meningitis）　由脑膜炎双球菌感染引起的脑膜和脊髓膜的急性化脓性炎。病变脑膜血管高度充血，蛛网膜下腔充满灰黄色脓性渗出物，覆盖于脑沟、脑回，以致结构模糊不清，边缘病变较轻的区域可见脓性渗出物沿血管分布（图5-7A）。脑纵切面可见白质水肿、脑室壁充血，脉络丛高度充血（图5-7B）。

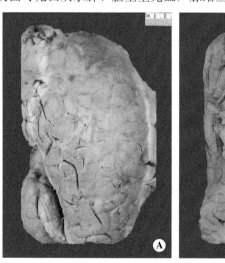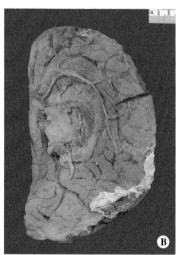

图5-7　流行性脑脊髓膜炎（A. 表面；B. 切面）

2. 切片：流行性脑脊髓膜炎（epidemic cerebrospinal meningitis）

（1）低倍镜观察：蛛网膜血管高度扩张充血，蛛网膜下腔增宽，大量炎症细胞浸润（图5-8）。

（2）高倍镜观察：渗出的炎症细胞以中性粒细胞为主，伴浆液纤维蛋白渗出，少量淋巴细胞、单核细胞浸润。皮质神经元一般不受累（图5-8）。

3. 大体标本：脑脓肿（brain abscess）　脑脓肿是由金黄色葡萄球菌、链球菌等血行播散引起的脑局限性化脓性炎，表现为脑组织局部发生液化性坏死，形成充满脓液的腔。急性脑脓肿以坏死为主，脓肿壁不明显。慢性脑脓肿边缘出现炎性肉芽组织及纤维包膜，常形成明显的脓肿壁（图 5-9）。

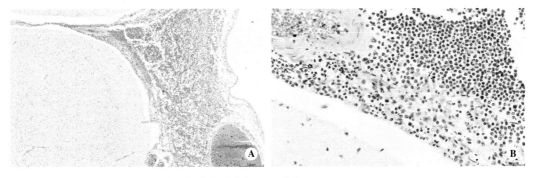

图 5-8　流行性脑脊髓膜炎（HE 染色；A. 4×10；B. 10×10）

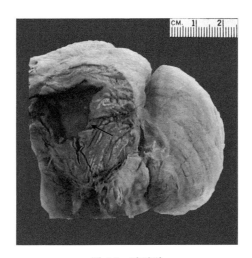

图 5-9　脑脓肿

（二）病毒性疾病

1. 大体标本：流行性乙型脑炎（epidemic encephalitis B）　乙型脑炎病毒感染引起的脑和脊髓实质的变质性炎。病变以大脑皮质最为严重。脑组织高度充血水肿，脑回增宽、脑沟变窄，灰、白质分界不清，脑室系统受压而成裂隙状。大脑皮质或基底核可见多个粟粒或针尖大小的半透明软化灶，散布或聚集成群，边缘不齐如虫蚀状（图 5-10）。

2. 切片：流行性乙型脑炎（epidemic encephalitis B）

（1）低倍镜观察：大脑皮质内神经组织呈灶状液化性坏死，局部疏松淡染，呈筛状，又称筛状软化灶（图 5-11A）。坏死灶及小血管旁小胶质细胞弥漫/局灶性增生，形成小胶质细胞结节（图 5-11B）。脑实质血管扩张充血，血管周围间隙增大，以淋巴细胞为主的炎症细胞紧密围绕血管浸润，形成血管套袖现象（图 5-11C）。有时可见小灶性出血。

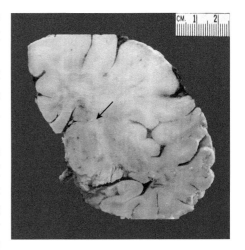

图 5-10　流行性乙型脑炎（基底核软化灶）

（2）高倍镜观察：神经元胞体肿胀，尼氏体消失，核偏位，空泡变性；部分则表现为嗜酸性变，胞质深红染；个别可出现核固缩、核溶解。胶质细胞反应性增生，主要为小胶质细胞，细胞体积小，边界不清，核圆形深染。部分小胶质细胞围绕和侵入坏死的神经元形成噬神经细胞现象（图 5-11D）。神经元周围有 5 个或 5 个以上少突胶质细胞围绕，称为神经细胞卫星现象。

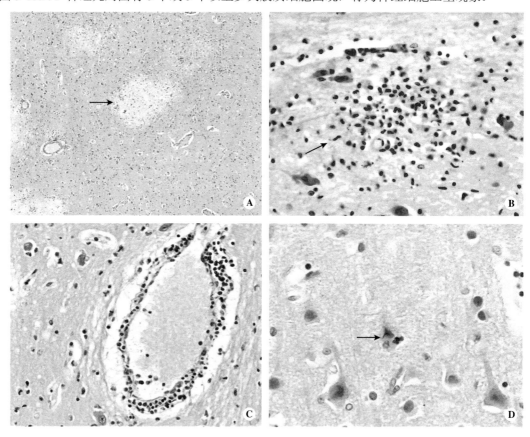

图 5-11 流行性乙型脑炎（HE 染色）

A. 筛状软化灶，4×10；B. 小胶质细胞结节，20×10；C. 血管套袖现象，20×10；D. 噬神经细胞现象，40×10

三、阅片视频

5-1 神经系统疾病阅片视频二维码

四、思考题

1. 请比较流行性脑脊髓膜炎与流行性乙型脑炎的病理改变。
2. 简述流行性脑脊髓膜炎时颅内压增高的病理基础。
3. 简述流行性乙型脑炎的镜下病变。

（张征宇 张绘宇）

第六章 皮 肤

成人皮肤（skin）的面积为 $1.2 \sim 2m^2$，约占体重的 16%，是人体面积最大的器官之一。皮肤由表皮和真皮组成，借皮下组织与深层组织相连。皮肤内有毛发、指（趾）甲、皮脂腺和汗腺等，它们是由表皮衍生的皮肤附属器。

一、实验要求

1. 掌握皮肤的组成，表皮和真皮的分层及结构特点。
2. 了解皮肤附属器的结构。

二、实验内容

（一）手指皮

材料与方法：人手指皮切片，HE 染色。

1. 肉眼观察 呈半圆形，一侧染色深的为表皮（epidermis），其深层染色浅的为真皮（dermis）和皮下组织。

2. 低倍镜观察

（1）表皮：分布于浅层，由角化的复层扁平上皮组成。浅层红染的为角质层，深层为表皮其他各层。从基底到表面依次为基底层、棘层、颗粒层、透明层和角质层。

（2）真皮：位于表皮深层，由致密结缔组织构成，呈红色，与表皮交界处凹凸不平。真皮向表皮突出形成乳头状隆起，称真皮乳头，即乳头层，由薄层结缔组织构成；乳头层深部为网织层，较厚，为致密结缔组织，内含较多血管、神经束、汗腺和环层小体（图 6-1A）。

3. 高倍镜观察

（1）表皮（图 6-1B）

1）基底层（stratum basale）：附着于基膜上，为邻接真皮的一层立方或矮柱状细胞，细胞排列整齐，胞质少，嗜碱性，核卵圆形，有些基底细胞内可见黑色素颗粒。

2）棘层（stratum spinosum）：位于基底层上方，由 $4 \sim 10$ 层多边形、体积较大的棘细胞组成。细胞质呈弱嗜碱性，核圆形或卵圆形。

3）颗粒层（stratum granulosum）：位于棘层上方，一般由 $3 \sim 5$ 层梭形细胞组成，胞质内充满强嗜碱性的透明角质颗粒（keratohyalin granule），核染色浅或退化消失。

4）透明层（stratum lucidum）：位于颗粒层上方，由 $2 \sim 3$ 层扁平细胞组成，细胞界线不清，细胞核和细胞器均消失。此层呈强嗜酸性，折光度高。

5）角质层（stratum corneum）：为表皮的表层，由多层扁平的角质细胞组成。角质细胞的细胞核和细胞器均已消失，细胞已完全角化，呈嗜酸性均质状。角质层中可见呈串珠状的小腔隙为汗腺导管的断面。

（2）真皮

1）乳头层（papillary layer）：位于真皮浅层，是紧邻表皮基底层的薄层结缔组织。此处纤维细密，细胞较多。乳头内富含血管，常见呈椭圆形的长轴与皮肤表面垂直的触觉小体（tactile corpuscle）。触觉小体为感觉神经末梢，外有结缔组织被囊，内有横列的扁平细胞，神经纤维盘绕其间（图 6-1B）。神经纤维在 HE 染色切片不易观察。

2）网织层（reticular layer）：为乳头层下方较厚的致密结缔组织，与乳头层无明确分界。网织层可见不同切面的粗大胶原纤维束交织成网，并有许多弹性纤维。还可见较多血管和汗腺，深部常见环层小体。

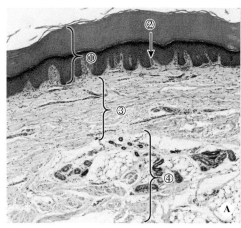
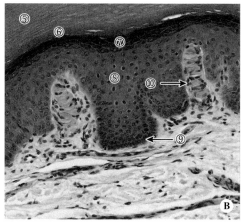
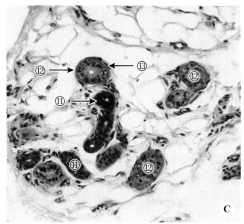

图6-1 手指皮肤（人手指皮肤，HE染色；A.10×10；B、C.40×10）
①表皮；②真皮乳头层；③真皮网织层；④皮下组织；⑤角质层；⑥透明层；⑦颗粒层；⑧棘层；⑨基底层；⑩触觉小体；
⑪汗腺导管；⑫汗腺分泌部；⑬肌上皮细胞

汗腺（sweat gland）：为单曲管状腺，由分泌部和导管组成。分泌部盘曲成团，位于真皮深层和皮下组织中。腺上皮由1～2层锥形或立方形细胞构成，着色较浅。腺上皮基底面环绕有嗜酸性的扁平细胞，为肌上皮细胞。汗腺导管由两层较小的立方形细胞组成，染色较深，胞质呈弱嗜碱性，开口于皮肤表面的汗孔（图6-1C）。

环层小体（lamellar corpuscle）：分布于网织层深部或皮下组织中，体积大，呈圆形或椭圆形，由多层同心圆排列的扁平细胞构成（见图2-48）。部分标本未能观察到环层小体。

（二）头皮

材料与方法：人头皮切片，HE染色。

1. 肉眼观察 切面呈长条形。染色深的一侧为表皮，染色浅的为真皮及皮下组织，伸出表皮的棕褐色杆状结构为毛发。

2. 低倍镜观察 其组织结构基本与手指皮相似，表皮为角化的复层扁平上皮，与指皮比较，该层较薄，颗粒层及透明层不明显，基底细胞中可见较多黄褐色黑素颗粒，真皮内存在有毛囊、皮脂腺、立毛肌等结构（图6-2A）。

3. 高倍镜观察

（1）毛囊（hair follicle）：表皮伸入真皮包在毛根周围的上皮和结缔组织形成的鞘状结构为毛囊，毛囊与毛根的下端合为一体，膨大呈球状，称毛球（hair bulb），毛球的上皮细胞为毛母质细胞。毛球底部凹陷，有富含毛细血管和神经的结缔组织突入其中，称毛乳头（hair papilla）。毛囊由内向外分为上皮根鞘和结缔组织鞘。上皮根鞘为复层扁平上皮，与表皮相连续；结缔组织鞘为致密结缔组织，与真皮相连续。切片内可见毛囊的不同切面，个别毛囊内可见残存的毛根。

（2）立毛肌（arrector pilli muscle）：为一束斜行平滑肌，一端附着于毛囊，另一端止于真皮乳头层，位于毛囊与表皮交界的钝角侧。

（3）皮脂腺（sebaceous gland）：附于毛囊的一侧，多位于毛囊和立毛肌之间，为泡状腺。腺的导管短，由复层扁平上皮围成，多开口于毛囊的上部；分泌部由一个或几个腺泡构成，腺泡周边细胞较小，染色较深；腺泡中心的细胞较大，呈多边形，染色浅，胞质内充满脂滴，核固缩。在近导管处，腺细胞解体，排出分泌物即皮脂，此种分泌方式为全浆分泌。（图6-2B）。

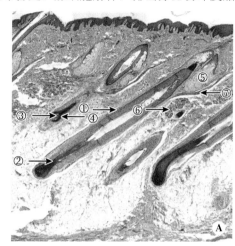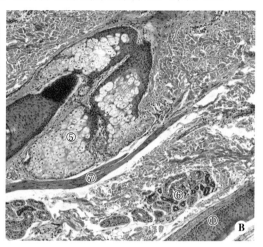

图6-2 头部皮肤（HE染色；A. 10×10；B. 40×10）
①毛囊；②毛根；③毛乳头；④毛母质；⑤皮脂腺；⑥汗腺；⑦立毛肌

三、示 教

黑素细胞〔melanocyte〕 散在分布于表皮基底层内，数量较少，胞体较大，胞质着色深，可见较多着色深的细长树枝状突起，伸入基底细胞和棘细胞之间（图6-3）。

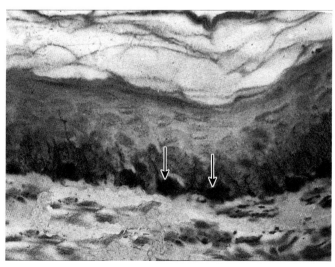

图6-3 黑素细胞（人皮肤切片，多巴组织化学反应；40×10）
箭头示黑素细胞

四、阅片视频

6-1　皮肤阅片视频二维码

五、思　考　题

1. 试述表皮的一般结构及皮肤附属器的组成。

2. 试从皮肤组织结构阐述皮肤执行防御、调节体温和感受外界刺激的功能。

（刘玉荣　刘爱军）

第七章 眼 和 耳

眼是视觉器官，由眼球及其附属结构两部分构成。眼球近似球体，由眼球壁和眼球内容物组成。眼球壁自外向内分为纤维膜、血管膜和视网膜 3 层。纤维膜（fibrous tunic）包括角膜和巩膜，两者的交界处为角巩膜缘（角膜缘）。血管膜（vascular tunic）由富含血管和色素细胞的疏松结缔组织组成，由前向后分别为虹膜、睫状体和脉络膜。视网膜（retina）分为前方的盲部和后方的视部，两者的交界处为锯齿缘。眼球内容物由房水、晶状体和玻璃体组成，与角膜共同组成眼球的屈光系统。眼附属结构包括眼睑、结膜、泪器、眼外肌和眶内结缔组织等，具有保护、营养、支持和运动眼球的功能。

耳由外耳、中耳和内耳组成，前两者收集和传导声波，后者为听觉和位觉感受器的所在部位。外耳由耳郭、外耳道和鼓膜构成。中耳包括鼓室和咽鼓管。内耳位于颞骨岩部内，为结构复杂的弯曲管道，故称迷路，包括骨迷路（osseous labyrinth）和膜迷路（membranous labyrinth）。骨迷路由前至后分为耳蜗、前庭和骨半规管，它们互相连通，内壁上都衬以骨膜。膜迷路悬系在骨迷路内，形态与骨迷路相似，相应地分为膜蜗管、前庭膜（椭圆囊和球囊）和膜半规管三部分，三者亦互相连通。膜迷路管壁的黏膜上皮大部分为单层扁平上皮，在某些部位的黏膜上皮明显增高增厚，特化形成感受器。骨迷路与膜迷路之间的间隙内充满外淋巴，而膜迷路内的液体为内淋巴，两者之间互不相通。

一、实 验 要 求

1. 了解眼球的组成和眼球壁的结构。掌握角膜和视网膜的结构特点。
2. 了解虹膜和睫状体的结构。
3. 了解内耳的形态结构，掌握螺旋器的基本结构。

二、实 验 内 容

（一）眼球

材料与方法：动物眼球切片，HE 染色。

1. 肉眼观察 眼球前半部稍凸向前为角膜，其后为虹膜和晶状体。眼球后半部四周为眼球壁，后极有视神经（有些未切到）。

2. 低倍镜观察 眼球壁结构由外向内依次可分为纤维膜、血管膜和视网膜，内有椭圆形的晶状体。纤维膜由致密结缔组织构成，前 1/6 为角膜，后 5/6 为巩膜，两者的交界处为角膜缘。血管膜由富含血管和色素细胞的疏松结缔组织组成，由前向后分别为虹膜、睫状体和脉络膜。视网膜分为前方的盲部（虹膜上皮、睫状体上皮）和后方的视部（眼球后壁内侧，含感光细胞），两者的交界处为锯齿缘。

3. 高倍镜观察

（1）角膜（cornea）：位于眼球前部，由前向后依次分五层结构（图 7-1）。

1）角膜上皮：又称前上皮，为未角化的复层扁平上皮，基部平整，不含色素。角膜边缘的上皮与球结膜上皮相延续。

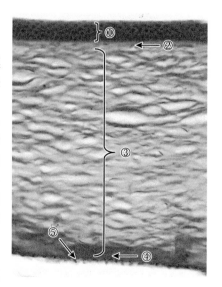

图 7-1 角膜（动物眼球切片，HE 染色，40×10）

①角膜上皮；②前界层；③角膜基质；④后界层；⑤角膜内皮

2）前界层：为一层染成浅红色的均质薄膜。

3）角膜基质：又称固有层，最厚，由大量与表面平行排列的胶原板层（胶原原纤维构成）和细长扁平的成纤维细胞（角膜细胞）组成，内无血管。

4）后界层：与前界层相似，较前界层薄。

5）角膜内皮：又称后上皮，为单层扁平上皮。

（2）巩膜（sclera）：前段与角膜相移行至眼球壁外层，为致密结缔组织，内含血管。巩膜前部有球结膜覆盖。角膜缘内侧部有一窄长的不规则腔隙，为巩膜静脉窦，腔面衬有内皮。静脉窦内侧为色浅的筛状结构，称小梁网（图7-3）。

（3）虹膜（iris）：呈深褐色细带状，位于角膜后方、晶状体前面。两侧虹膜之间的空隙处为瞳孔（有些未切到）。虹膜由前向后分为三层（图7-2）。

1）前缘层：为一层不连续的成纤维细胞和色素细胞。

2）虹膜基质：较厚，由富含血管及色素细胞的疏松结缔组织构成。在近瞳孔缘的附近，可见横断的平滑肌束，即瞳孔括约肌。

3）虹膜上皮：由两层细胞组成。前层为肌上皮细胞，很薄，呈粉红色的线状结构，即瞳孔开大肌。后层由大量色素细胞组成，细胞充满色素，界线不清。

（4）睫状体（ciliary body）：位于虹膜的后外方，在切面中呈三角形，其内侧有许多睫状突。睫状体自外向内分为三层（图7-3）。

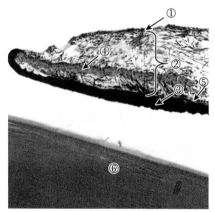

图7-2 虹膜（动物眼球切片，HE染色，40×10）
①前缘层；②虹膜基质；③虹膜上皮；④瞳孔括约肌；
⑤瞳孔开大肌；⑥晶状体

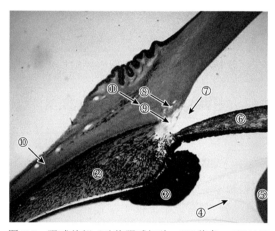

图7-3 眼球前部（动物眼球切片，HE染色，40×10）
①角膜缘；②睫状体；③睫状突；④睫状小带；⑤晶状体；
⑥虹膜；⑦前房角；⑧巩膜静脉窦；⑨小梁网；⑩巩膜

1）睫状肌：为平滑肌，肌纤维可有环行、纵行和放射状排列三种走向。

2）基质：散布在睫状体内，为富含血管和色素细胞的结缔组织。

3）睫状体上皮：位于睫状体的内表面，与视网膜相连，由两层细胞组成；外层为立方形的色素上皮细胞，内有粗大的色素颗粒；内层为立方形或矮柱状的非色素上皮细胞，能分泌房水。

（5）脉络膜（choroid）：位于眼球后部，其前缘与睫状体延续，紧贴巩膜内侧，由富含色素细胞及血管的疏松结缔组织组成。

（6）视网膜（retina）：即视网膜视部，位于脉络膜的内面，其与睫状体上皮相移行的部位为锯齿缘。视网膜由外向内可观察到四层细胞（图7-4）。

1）色素上皮层：紧邻脉络膜，为单层矮柱状或立方上皮，胞质内含大量色素颗粒。

2）感光细胞层：较厚，由5～6层视杆细胞和视锥细胞组成。感光细胞胞核密集排列，胞体轮廓不清。视杆细胞外突呈杆状,细胞核较小,染色较深;视锥细胞外突呈锥形,细胞核较大,染色较浅。

3)双极细胞层:较感光细胞层薄,由多种神经细胞胞体排列而成,其中以双极神经元为主。各类细胞在切片中不易区分。

4)节细胞层:由一层散在排列的节细胞组成。节细胞胞体较大、轮廓不清;核大而圆,染色浅。

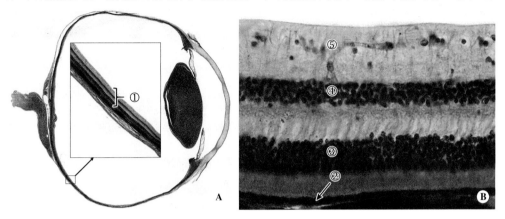

图7-4 眼球后部(动物眼球切片,HE 染色;A. 4×10;B. 40×10)
①视网膜;②色素上皮层;③感光细胞层;④双极细胞层;⑤节细胞层

(7)晶状体(lens):为虹膜后方嗜酸性的椭圆形结构,外包晶状体囊。囊内由晶状体上皮(位于晶状体前方,呈立方形)和许多嗜酸性且平行排列的晶状体纤维构成。

(8)视神经乳头和黄斑:视神经乳头(papilla of optic nerve)又称视盘,为一较大的凹陷,是视网膜节细胞的轴突在眼球后端汇集的区域,轴突在此处穿出眼球壁,成为视神经。由于此处无感光细胞,又称生理盲点。黄斑(macula lutea)位于视盘一侧,其中央有一小凹陷称中央凹(central fovea)。中央凹是视网膜最薄的部分,只有色素上皮和视锥细胞,是视觉最敏锐区域。

(二)内耳

材料与方法:动物内耳切片,HE 染色。

1. 肉眼观察 标本切面见由骨质围成的不规则腔,骨质腔内见有一个呈"塔"形的结构,即耳蜗(cochlea)。耳蜗中央着色较深处为蜗轴,蜗轴两侧见各有 3～4 个骨蜗管的横断面。

2. 低倍镜观察 重点观察耳蜗(包括膜蜗管)的结构,其纵切面呈"塔"形(图7-5A)。

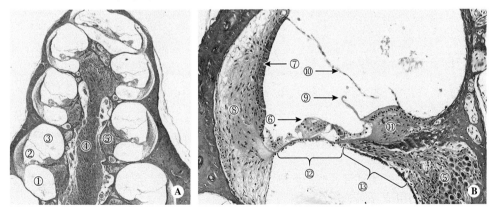

图7-5 耳蜗(动物内耳切片,HE 染色;A. 4×10;B. 40×10)
①鼓阶;②膜蜗管;③前庭阶;④蜗轴;⑤螺旋神经节;⑥螺旋器;⑦血管纹;⑧螺旋韧带;⑨盖膜;
⑩前庭膜;⑪螺旋缘;⑫基底膜;⑬骨螺旋板

（1）蜗轴：由淡红色的松质骨组成，位于耳蜗中央，蜗轴内有耳蜗神经穿行。蜗轴的骨组织突入耳蜗内侧形成骨螺旋板，近蜗轴处有成群的神经元胞体，即螺旋神经节。

（2）骨蜗管：在蜗轴两侧呈圆形，选其中一个完整的断面观察。外侧壁骨膜增厚成螺旋韧带，向内形成的膜螺旋板（又称基底膜）与骨螺旋板相连。骨螺旋板向外上方斜行的一层薄膜为前庭膜。骨蜗管被前庭膜和骨螺旋板及基底膜分成三部分，中间为膜蜗管，前庭膜上方为前庭阶，骨螺旋板和基底膜的下方为鼓阶。

（3）膜蜗管：断面呈三角形。上壁很薄，为前庭膜；外侧壁在螺旋韧带内侧面衬有复层柱状上皮；下壁由内侧的骨螺旋板与外侧的基底膜共同构成。

3. 高倍镜观察　重点观察膜蜗管和听觉感受器的结构（图 7-5B）。

膜蜗管上壁的前庭膜两面均覆盖有一层扁平上皮，其间有少量结缔组织。外侧壁螺旋韧带内表面的复层柱状上皮含毛细血管，称血管纹。下壁外侧部分的基底膜上皮特化形成听觉感受器（螺旋器）。内侧部分骨螺旋板的骨膜增厚突入膜蜗管，称螺旋缘，并向膜蜗管形成一片粉红色的均质状膜，称盖膜。

螺旋器（spiral organ）由毛细胞和支持细胞组成。支持细胞分柱细胞和指细胞。柱细胞呈高柱状，内外各 1 行，称内柱细胞和外柱细胞，细胞基部较宽，并列于基底膜上，核位于基部，内、外柱细胞胞体中部细窄并围成一个三角形空腔，称内隧道，细胞顶部彼此嵌合。内、外指细胞也呈柱状，分列于柱细胞两侧，内指细胞 1 行，外指细胞 3 ～ 5 行，每行指细胞上面托着 1 行毛细胞。毛细胞胞质染色较深，顶部有静纤毛。

三、示　教

1. 视神经乳头　为视神经穿出眼球的部分，此处无感光细胞，有较多血管（图 7-6 ①）。

2. 黄斑　黄斑处视网膜最薄，其中央有一小凹为中央凹。此处视网膜无双极细胞层及节细胞层，感光细胞层只有视锥细胞（图 7-6 ②）。

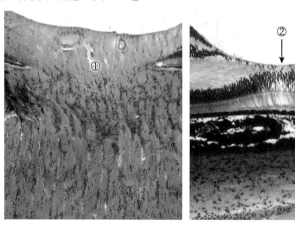

图 7-6　眼球后部特殊结构（动物眼球切片，HE 染色，40×10）
①视神经乳头；②黄斑

3. 位觉斑　包括椭圆囊斑和球囊斑，上皮由支持细胞和毛细胞组成，上皮表面有位砂膜及晶体颗粒（位砂）（图 7-7 ①）。

4. 壶腹嵴　位于内耳半规管壶腹的一侧，为部分黏膜呈鞍状凸向腔内形成的隆起。其上皮也由支持细胞和毛细胞组成（图 7-7 ②）。

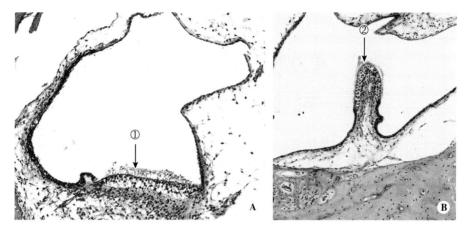

图 7-7 膜迷路（动物内耳切片，HE 染色，40×10；A. 前庭膜；B. 膜半规管）
①位觉斑；②壶腹嵴

四、阅片视频

7-1 眼阅片视频二维码

五、绘图作业

绘制视网膜的结构。

六、思 考 题

1. 简述角膜的组织结构。
2. 外界光线刺激经过哪些结构和途径传入视神经？
3. 试述视网膜的组织结构。

（刘玉荣 刘爱军）

第八章 循环系统

第一节 循环系统的组织结构

循环系统是连续而封闭的管道系统，分布于人体各部，包括心血管系统和淋巴系统。心血管系统由心脏、动脉、毛细血管和静脉组成，血液在其中循环流动。

1. 心脏（heart） 主要由心肌构成，是连接动、静脉的枢纽和心血管系统的"动力泵"，且具有内分泌功能。心脏内部有 4 个腔：左心房、左心室、右心房和右心室，同侧心房和心室借房室口相通。在房室口和动脉口处均有瓣膜，它们颇似泵的阀门，可顺流而开启，逆流而关闭，保证血液定向流动。

2. 动脉（artery） 是运送血液离心的管道。动脉管壁较厚，可分为 3 层：①内膜，很薄，腔面为一层内皮细胞，能减少血流阻力；②中膜，较厚，含平滑肌、弹性纤维和胶原纤维。大动脉（large artery）以弹性纤维为主，中动脉（medium-sized artery）、小动脉以平滑肌为主；③外膜，由疏松结缔组织构成，含胶原纤维和弹性纤维，可防止血管过度扩张。动脉壁的结构与其功能密切相关。大动脉中膜弹性纤维丰富，有较大的弹性，心室射血时，管壁被动扩张；心室舒张时，管壁弹性回缩，推动血液继续向前流动。中、小动脉，特别是小动脉中膜平滑肌可在神经体液调节下收缩或舒张，以改变管腔大小，从而调节局部血流量和血流阻力。动脉在行程中不断分支，越分越细，最后移行为毛细血管。

3. 毛细血管（capillary） 是连接动、静脉末梢间的管道，管径一般为 6～8μm，管壁主要由一层内皮细胞和基膜构成。毛细血管彼此吻合成网，除软骨、角膜、晶状体、毛发、牙釉质和上皮组织外，遍布全身各处。毛细血管数量多，管壁薄，通透性大，管内血流缓慢，是血液与组织液进行物质交换的场所。

4. 静脉（vein） 是运送血液回心的管道。小静脉由毛细血管汇合而成，在向心回流过程中不断接收属支，逐渐汇合成中静脉（medium-sized vein）、大静脉，最后注入右心房。静脉管壁也可以分内膜、中膜和外膜 3 层，但其界线常不明显。与相应的动脉比较，静脉管壁薄，管腔大，弹性小，血容量较大。

循环系统的主要功能是物质运输，即将消化系统吸收的营养物质和肺气体交换的氧运送到全身器官的组织和细胞，同时将组织和细胞的代谢产物及二氧化碳运送到肾、肺、皮肤排出体外，以保证身体新陈代谢的不断进行。内分泌器官和分散在体内各处的内分泌细胞所分泌的激素以及生物活性物质亦由循环系统输送，作用于相应的靶器官，以实现体液调节。此外，循环系统尚有内分泌功能，心肌细胞、血管平滑肌细胞和内皮细胞可产生和分泌心钠素、肾素、血管紧张素等多种生物活性物质，参与机体多种功能的调节。

一、实 验 要 求

1. 掌握心脏和大、中、小动脉及毛细血管的结构特点。
2. 熟悉中、小静脉的结构特点。

二、实 验 内 容

（一）心脏

材料与方法：人心脏切片，HE 染色。

1. 肉眼观察 标本表面凹凸不平的一侧即心脏的内膜面，可见心瓣膜；中间层很厚，着红色的为心肌膜；其外是心外膜。

2. 低倍镜观察 由内往外依次观察区分出心内膜（图 8-1 ①）、心肌膜（图 8-1 ②）和心外膜（图 8-1 ③）三层。

3. 高倍镜观察

（1）心内膜（endocardium）：较薄，表面是内皮（图 8-1 ④），由一层扁平细胞组成。内皮下为薄层结缔组织，即内皮下层，其深面为心内膜下层，由疏松结缔组织组成，故内皮下层与心内膜下层无明显分界，但在心内膜下层内可见纵横切面的浦肯野纤维（图 8-1 ⑥）。浦肯野纤维较普通心肌纤维粗大，胞质多，肌丝少且分布于肌膜下方，故胞质染色浅。

（2）心肌膜（myocardium）：最厚，可见纵、横、斜三种不同切面的心肌纤维，肌纤维之间有少量结缔组织及丰富的毛细血管。毛细血管管腔小，在横切面上一般只见管壁由 1～2 个内皮细胞围成。

（3）心外膜（epicardium）：比心内膜厚，由疏松结缔组织及被覆于外表面的间皮组成，即浆膜（图 8-1 ⑤）。在外膜结缔组织可见大量脂肪细胞，还有小动脉、小静脉、毛细血管及神经束等。

（4）心瓣膜（cardiac valve）：是心内膜组织向腔内凸起形成的薄片状结构，表面覆盖内皮，内部为致密结缔组织。

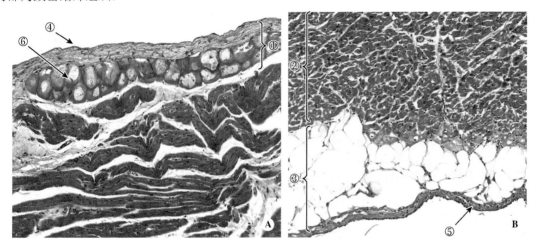

图 8-1 心脏（人心脏切片，HE 染色；A. 40×10；B. 10×10）
①心内膜；②心肌膜；③心外膜；④内皮；⑤间皮；⑥浦肯野纤维

（二）中动脉和中静脉

材料与方法：人中动脉、中静脉切片，HE 染色。

1. 肉眼观察 切面上有两个伴行的血管横切面，管腔圆且规则的为中动脉，另一个管腔塌陷而不规则的为中静脉。

2. 低倍镜与高倍镜配合观察 先区分出中动脉（图 8-2 ①）和中静脉（图 8-2 ②）。

（1）中动脉：管腔较圆而规则，管壁厚，从管腔面开始由内向外区分出内膜（图 8-2 ③）、中膜（图 8-2 ④）和外膜（图 8-2 ⑤）三层，依次观察管壁各层结构。

1）内膜（tunica intima）：很薄，在管壁的内表面为内皮（图 8-2 ⑦），一般只见其扁平的细胞核，有的呈圆形，并突向管腔（有的地方内皮脱落）。内皮下层结缔组织很薄，切片中不易看到，其下方可见一条染成红色而发亮的波浪形的带状结构，即内弹性膜（图 8-2 ⑥），与中膜分界明显。因为内皮下层极薄，常见此膜几乎直接贴附于内皮之下。

2）中膜（tunica media）：最厚，主要由多层环行排列的平滑肌（图 8-2 ⑧）组成，胞核多呈螺旋扭曲状。在平滑肌纤维间夹有弯曲的弹性纤维和胶原纤维。弹性纤维着粉红色，折光性强；胶原纤维着色浅，不易分清。

3）外膜（tunica adventitia）：几乎与中膜等厚，由结缔组织组成，此层与外周的结缔组织无明显分界，在此层的内份与中膜交界处可见密集的弹性纤维和外弹性膜，与中膜分界明显。外膜内含有营养小血管及神经纤维束等。

（2）中静脉：管腔大，常塌陷而不规则，管壁较中动脉薄，与中动脉比较观察。内、外弹性膜不明显，故三层分界不及中动脉明显。中膜薄，平滑肌稀少。外膜厚，可见纵行的平滑肌束。

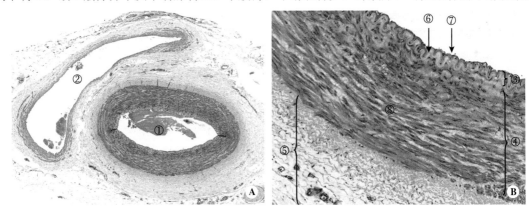

图 8-2　中动脉和中静脉（人中动脉、中静脉切片，HE 染色；A. 中动脉、中静脉，4×10；B. 中动脉，40×10）
①中动脉；②中静脉；③内膜；④中膜；⑤外膜；⑥内弹性膜；⑦内皮；⑧中膜平滑肌

（三）大动脉

材料与方法：人主动脉切片，HE 染色。

1. 肉眼观察　标本为一圆形大动脉横断面。

2. 低倍镜观察　内膜（图 8-3 ①）薄，内皮（图 8-3 ④）的细胞核突向管腔，内皮下可见染色较浅而薄的内皮下层。其深面的内弹性膜与中膜内的弹性膜相连，故二者分界均不清楚。中膜（图 8-3 ②）最厚，可见几十层染成红色呈弯曲波浪状的弹性膜（图 8-3 ⑤）。在弹性膜之间有少量环行的平滑肌和胶原纤维。外膜（图 8-3 ③）比中膜薄，由结缔组织组成，内含营养血管、淋巴管及神经纤维束。外弹性膜与中膜分界也不明显。故管壁三层结构无清楚的分界。

3. 高倍镜观察　观察弹性膜及其间平滑肌的排列。

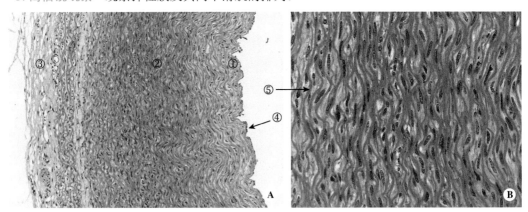

图 8-3　大动脉（人主动脉切片，HE 染色；A. 10×10；B. 40×10）
①内膜；②中膜；③外膜；④内皮；⑤弹性膜

（四）小动脉、小静脉和毛细血管

材料与方法：人心脏切片，HE 染色。

1. 肉眼观察　标本表面凹凸不平的一侧为心内膜面，可见心瓣膜；中间层很厚，着红色的为心肌膜；其外是心外膜。

2. 低倍镜观察　在心外膜结缔组织中可见大量脂肪细胞，在外膜结缔组织中找出小动脉（图8-4①）和小静脉（图8-4②）、毛细血管（图8-4③）及神经束等。

3. 高倍镜观察　小动脉管腔较小而规则，管壁比小静脉厚，三层结构尚可分辨。中膜有3～9层环行平滑肌，较大的小动脉内弹性膜也清晰可见，细小的小动脉内弹性膜不明显，三层分界也不清晰。小静脉与伴行的小动脉比较，管腔较大而不规则，管壁较薄；较大的小静脉内皮外有一至数层较完整的平滑肌；较小的小静脉，内皮外只有薄层结缔组织。毛细血管管腔小，在横切面上一般只见管壁由1～2个内皮细胞（图8-4④）围成。

参考观察：在食管外膜结缔组织中同样可找出较多的小动脉和小静脉、毛细血管及神经束等。

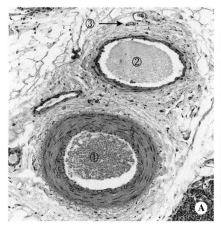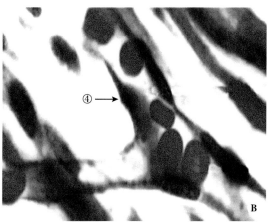

图8-4　小动脉、小静脉和毛细血管（人心脏切片，HE染色；A. 10×10；B. 毛细血管，40×10）
①小动脉；②小静脉；③毛细血管；④内皮细胞

（五）毛细血管铺片

材料与方法：动物肠系膜铺片，HE染色。

1. 肉眼观察　在浅红色的铺片中，染成紫红色、粗细不等、有分支的条纹，即为微动脉、微静脉及毛细血管网。

2. 低倍镜观察　选择较薄的部位，可见粗细不等的血管，其中微动脉（图8-5①）管壁较厚，管壁上有许多排列较密，且与血管长轴相垂直的杆状的平滑肌细胞核，有些呈长椭圆形与血管长轴平行排列，染色较深的为内皮细胞核。微静脉（图8-5②）管壁较薄，平滑肌细胞少，排列较稀疏。在微动脉、微静脉之间分支成网的为毛细血管网（图8-5③），管径细，管壁薄，只见内皮细胞的核。

3. 高倍镜观察　观察毛细血管的结构，腔内常见红细胞。

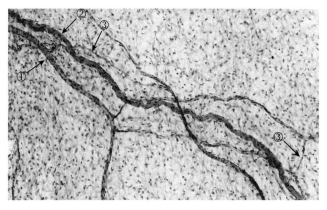

图8-5　毛细血管（动物肠系膜铺片，HE染色；10×10）
①微动脉；②微静脉；③毛细血管

三、示　教

1. 中动脉、中静脉（弹性染色，Weigert 法）　弹性膜及弹性纤维染成蓝紫色，与图 8-2 对照观察。中动脉（图 8-6 ①）的内弹性膜（图 8-6 ③）和外弹性膜明显，三层分界清楚；中膜的弹性纤维较细，外膜弹性纤维（图 8-6 ④）越向外侧越少。中静脉（图 8-6 ②）的弹性纤维较少，内、外弹性膜不明显，中膜厚度比中动脉薄很多。

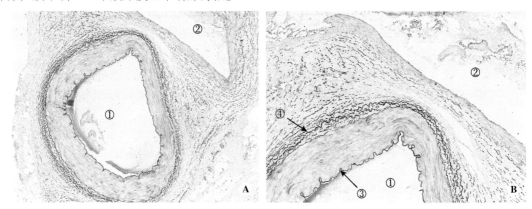

图 8-6　中动脉和中静脉（人中动脉、中静脉切片，弹性染色；A. 10×10；B. 40×10）
①中动脉；②中静脉；③内弹性膜；④弹性纤维

2. 大动脉（弹性染色，Weigert 法）　与图 8-3 对照观察，三层分界不清，观察内、外弹性膜及中膜（图 8-7 ①）数十层弹性膜。其间有散在的弹性纤维及平滑肌，弹性膜（图 8-7 ③）及弹性纤维均染成蓝紫色。

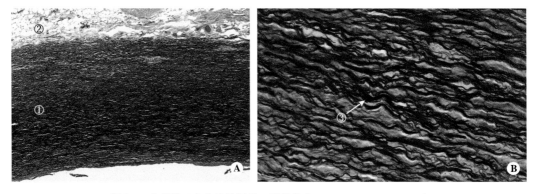

图 8-7　大动脉（人大动脉切片，弹性染色；A. 10×10；B. 40×10）
①中膜；②外膜；③中膜的弹性膜

3. 电镜图像　三种毛细血管，心房肌的特殊颗粒。

四、阅片视频

8-1　循环系统组织结构阅片视频二维码

五、绘图作业

绘制中动脉、中静脉管壁的一部分。

六、思考题

1. 从形态、结构和分布来说明，为什么说毛细血管是血液和组织、细胞之间进行物质交换的重要部分？
2. 联系功能说明大、中、小动脉的结构特点。
3. 心壁的心内膜和心外膜结构有何区别？
4. 心脏传导系统由哪几部分组成？起搏细胞、移行细胞、浦肯野纤维有何结构特点？
5. 比较动脉与静脉结构和功能的异同。

第二节　循环系统疾病

循环系统疾病是严重危害人类健康和生命的一大组疾病。本节主要介绍几种比较常见的心脏和动脉疾病，包括动脉粥样硬化、高血压、风湿病、感染性心内膜炎。

1. 动脉粥样硬化（atherosclerosis，AS）　是由血脂在大中动脉的血管壁内膜下沉积所引起的一种动脉硬化性疾病。主要病变特点为粥样斑块形成，管壁增厚、变硬、弹性下降及管腔狭窄，并形成斑块破裂、斑块内血肿、动脉瘤、管腔狭窄等继发性病变。

2. 高血压（hypertension）　是一类以体循环动脉压水平持续升高（成年人收缩压≥140mmHg和（或）舒张压≥90mmHg）为主要表现的疾病，分为良性高血压和恶性高血压。良性高血压按照病变进程分为功能紊乱期、动脉病变期、内脏病变期三期。长期慢性高血压会引起心、肾、脑等重要器官的器质性改变，形成高血压心脏病、原发性颗粒性固缩肾、脑出血等病变。

3. 风湿病（rheumatism）　是一种 A 组乙型溶血性链球菌感染有关的变态反应性疾病。病变为急性或慢性结缔组织炎症，常累及心脏和关节，也可侵犯皮下、浆膜、脑等，尤其以心脏损伤危害最大。基本病理变化：变质渗出期、肉芽肿期、纤维化期。风湿病累及心脏，可表现为风湿性心内膜炎、风湿性心肌炎和风湿性心外膜炎，若累及心脏全层则为风湿性全心炎。

4. 感染性心内膜炎（infective endocarditis）　由各种病原微生物直接感染心内膜，特别是心瓣膜引起的疾病。感染性心内膜炎分为急性和亚急性两种。前者起病急，细菌侵犯心瓣膜后，形成由脓性渗出物、血栓和大量细菌菌落混合成的赘生物。后者较前者多见，病程较长，最常侵犯已有病变的瓣膜。

一、实验要求

1. 掌握动脉粥样硬化、高血压及亚急性感染性心内膜炎的病理变化。
2. 掌握风湿性心外膜炎、心肌炎及心内膜炎的病变特点。

二、实验内容

（一）动脉粥样硬化

1. 大体标本：主动脉粥样硬化（atherosclerosis of the aorta）　动脉粥样硬化主要累及大中动脉，表现为动脉内膜脂质沉积、纤维化以及内膜深部粥样斑块形成，动脉壁变硬、管腔狭窄。脂纹为动脉粥样硬化最早病变，呈点状或条纹状灰黄色病灶（脂质沉积）（图 8-8A）。随着大量胶原纤维和细胞外基质沉积于病灶表面，主动脉内膜面形成散在隆起的不规则的浅黄或瓷白色的斑块，称为纤维斑块（图 8-8B）。纤维斑块深部细胞坏死，粥样斑块形成，亦称粥瘤，表现为内膜面隆起灰黄色斑块，部分病灶可坏死脱落形成溃疡（图 8-8B）。

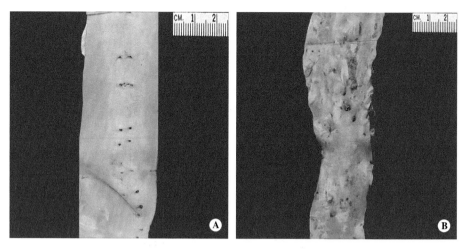

图 8-8　主动脉粥样硬化（A. 脂纹；B. 纤维斑块、粥样斑块）

2. 切片：主动脉粥样硬化（atherosclerosis of the aorta）

（1）低倍镜观察：动脉内膜区域性增厚，为粥样斑块（图 8-9A）。斑块表面为纤维帽，由大量胶原、蛋白聚糖及散在平滑肌细胞组成（图 8-9B）。纤维帽下为大量无定形坏死物质、胆固醇结晶（针状空隙）和钙盐（淡蓝色粗大颗粒）（图 8-9B）。

（2）高倍镜观察：斑块深部有大量梭形或针状空隙，为胆固醇结晶（原有脂肪性物质及胆固醇在制片过程中被溶解，局部残留的空隙）。空隙之间可见浅红染微尘状粥样物（此系粥样斑块中央因营养不良而发生变性坏死崩解，崩解物与脂质混合成粥糜样物质）（图 8-9C）。

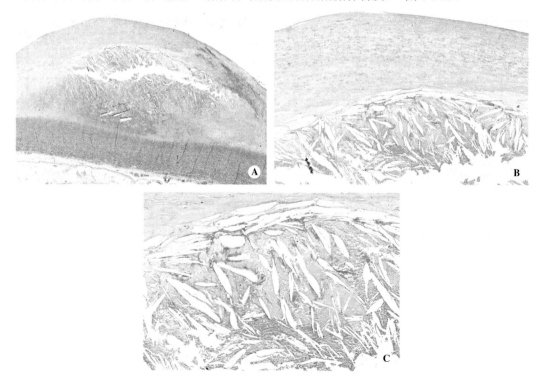

图 8-9　主动脉粥样硬化（HE 染色）

A. 粥样斑块，4×10；B. 纤维帽和粥糜样坏死物，20×10；C. 粥糜样坏死物，40×10

3. **大体标本：心肌梗死（myocardial infarction，MI）**
冠状动脉供血中断引起供血区持续缺血而导致的较大范围心肌缺血性坏死，多属贫血性梗死。梗死灶最初为苍白色，后转为土黄色，形状不规则；3～4天后，边缘出现充血出血带；7天后，肉芽组织从周边向梗死灶内生长，使之呈现红色。3周后，肉芽组织机化，瘢痕形成，呈灰白色（图8-10）。

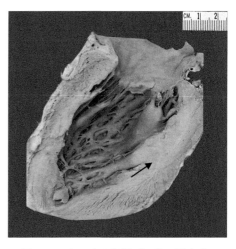

图8-10 左心室心肌梗死（陈旧性瘢痕）

（二）高血压

1. **大体标本：高血压心脏病（hypertensive heart disease）** 原发性高血压以细小动脉硬化为基本病变。因血压持续增高，外周阻力增大，心肌负荷加重，左心室代偿性肥大。左心室肌层增厚达 1.5～2.0cm（正常 0.8～1.2cm），乳头肌、肉柱增粗，瓣膜和腱索正常，左心室心腔相对缩小，称为向心性肥大（concentric hypertrophy）（图8-11）。左心失代偿时心腔扩大，称为离心性肥大（eccentric hypertrophy）。

2. **大体标本：高血压脑出血（hypertensive cerebral hemorrhage）** 高血压内脏病变期，脑细小动脉硬化使血管壁变脆，弹性下降，有时局部膨出形成小/微动脉瘤，当血压突然升高时，可造成脑血管或动脉瘤破裂出血。出血常呈大片状，区域脑组织完全破坏，形成充满血液和坏死组织的囊性病灶；出血范围扩大时，可破入侧脑室（图8-12）。脑出血是高血压最严重的并发症，多见于基底核和内囊（图8-12），其次为大脑白质、脑桥和小脑。

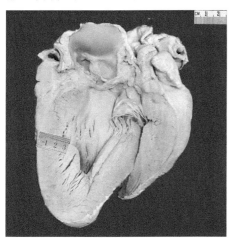

图8-11 高血压心脏病（向心性肥大）

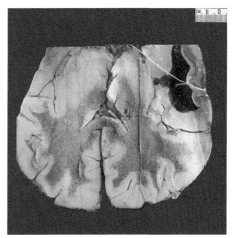

图8-12 高血压脑出血

3. **大体标本：原发性颗粒性固缩肾（primary granular atrophy of the kidney）** 高血压内脏病变期，由于肾脏的入球小动脉玻璃样变性和肌型小动脉硬化，管壁增厚，管腔狭窄，引起病灶区肾小球缺血发生纤维化或玻璃样变性，相应的肾小管因缺血而萎缩；病变轻微的肾小球代偿性肥大，肾小管扩张。大体观，双侧肾脏对称性缩小，质地变硬。肾脏表面凹凸不平，包膜已撕开，呈细颗粒状（图8-13A）。切面肾皮质变薄，皮质、髓质界线模糊，肾盂和肾周围脂肪增多（图8-13B）。

（三）风湿性心脏病

1. **大体标本：风湿性全心炎（rheumatic pancarditis）** 二尖瓣肿胀增厚，闭锁缘处可见由风湿病变所导致的变性坏死（淡灰红色）；左、右心房及心室均扩张；浆膜性心包脏层及壁层（壁层

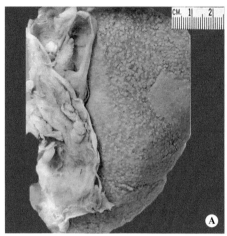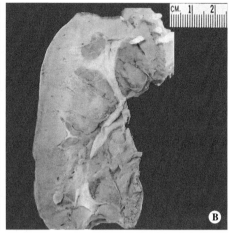

图 8-13　原发性颗粒性固缩肾（A. 表面；B. 切面）

已剪开）可见渗出的纤维蛋白，大部分已融合成片，较粗糙，灰黄色（图 8-14）。

　　2. 大体标本：风湿性心脏病合并二尖瓣狭窄及关闭不全（ rheumatic heart disease with mitral stenosis and insufficiency ）　风湿性心内膜炎病变早期，受累瓣膜肿胀，出现黏液变性和纤维蛋白样坏死，病变瓣膜表面，尤其闭锁缘上形成灰白色透明赘生物（白色血栓），黏附牢固，不易脱落。病变反复发作，后期纤维增生，引起瓣膜显著增厚、变形、变硬且无弹性，瓣叶互相粘连，腱索增粗变短，乳头肌增粗，最终致使瓣膜口狭窄和关闭不全，左心室、左心房扩张（图 8-15）。

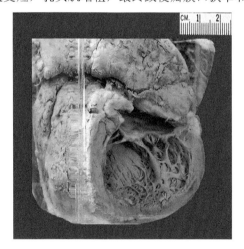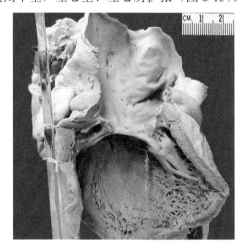

图 8-14　风湿性全心炎　　　　　　　　图 8-15　风湿性心脏病合并二尖瓣狭窄及关闭不全

　　3. 切片：风湿性心肌炎（ rheumatic myocarditis ）

　　（1）低倍镜观察：心肌间质内（或心肌间质小血管附近）可见多个风湿小体（图 8-16A）。

　　（2）高倍镜观察

　　1）风湿小体：纤维蛋白样坏死附近出现成堆风湿细胞，外围少量淋巴细胞和单核细胞，组成略带梭形或椭圆形的风湿小体。

　　2）风湿细胞（阿绍夫细胞）：胞体肥大，呈圆形或多边形，胞质丰富，略呈嗜碱性。核大，呈圆形或椭圆形，核膜清晰，染色质集中于中央，横切面似枭眼状，纵切面呈毛虫状（图 8-16B），有时可见多核阿绍夫巨细胞。

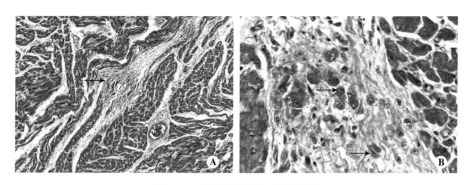

图 8-16 风湿性心肌炎（HE 染色）

A. 风湿小体（箭头所示），10×10；B. 风湿细胞（箭头所示），40×10

（四）亚急性感染性心内膜炎

1. 大体标本：亚急性感染性心内膜炎（subacute infective endocarditis） 亚急性感染性心内膜炎主要由毒力相对较弱的草绿色链球菌引起，常侵犯已有病变的二尖瓣和主动脉瓣。瓣膜上形成大小不等、单个（图 8-17A）或者多个（图 8-17B）灰白色或灰褐色的赘生物（成分如何？），呈息肉状、菜花状、鸡冠状或扁平状，质脆软，易脱落。赘生物附着处瓣膜有缺损。

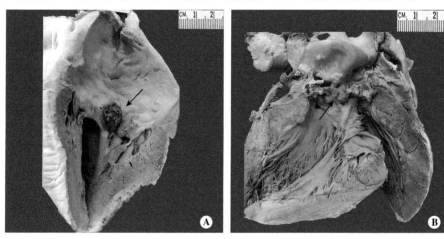

图 8-17 亚急性感染性心内膜炎

箭头示赘生物

2. 切片：亚急性感染性心内膜炎（subacute infective endocarditis） 瓣膜上可见血小板、纤维蛋白、细菌菌落（蓝染部分）和中性粒细胞等组成的赘生物（图 8-18A、图 8-18B）。

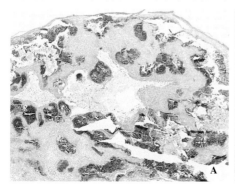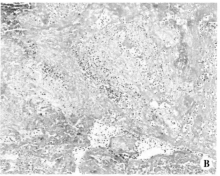

图 8-18 亚急性感染性心内膜炎（赘生物，HE 染色；A. 4×10；B. 10×10）

三、阅 片 视 频

8-2　循环系统疾病阅片视频二维码

四、思 考 题

1. 心肌梗死是怎样发生的？心肌梗死的后果如何？

2. 通过标本观察，了解高血压第三期各脏器形态改变及临床病理联系。

3. 通过观察（风湿性心脏病等病变）标本的二尖瓣形态改变，说明瓣膜的功能会发生哪些变化？能引起哪些临床症状及后果？

4. 风湿性心内膜炎与亚急性感染性心内膜炎的病变形态特点及后果有何不同？后者与前者有何联系？

（王　广　方　芳）

第九章 免疫系统

第一节 免疫系统的组织结构

免疫系统是执行机体免疫防御的系统，主要由淋巴器官、淋巴组织和免疫细胞组成。淋巴器官由中枢淋巴器官（胸腺和骨髓）和外周淋巴器官（淋巴结、脾和扁桃体等）组成；淋巴组织根据细胞成分和功能可分为弥散淋巴组织和淋巴小结两种，是外周淋巴器官的主要成分，亦广泛分布于消化管和呼吸道等处；免疫细胞包括淋巴细胞、抗原呈递细胞、粒细胞和肥大细胞等，其中核心成分是淋巴细胞，它使免疫系统具备识别和记忆能力。淋巴细胞经血液和淋巴周游全身，从一处淋巴器官或淋巴组织至另一处淋巴器官或淋巴组织，把分散各处的淋巴器官和淋巴组织连成一个功能整体。免疫系统是生物在长期进化过程中与各种致病因子不断斗争中逐渐形成的，在个体发育中也需抗原刺激才能发育完善。

一、实验要求

1. 掌握淋巴组织和淋巴结的基本结构。
2. 熟悉脾脏和胸腺的形态结构。

二、实验内容

（一）胸腺

材料与方法：婴儿胸腺切片，HE 染色。

1. 肉眼观察　胸腺分成许多大小不等、形状各异的小叶。每个小叶周围部分染色较深，为皮质；中央部分染色较浅，为髓质。小叶看似相互分隔，但小叶的髓质互相连接，形成一个整体，知道为什么吗？另外思考一下，为何在有些切片中无法看到小叶髓质？

2. 低倍镜观察　胸腺表面有薄层结缔组织被膜，它伸入实质形成小叶间隔。先确认胸腺小叶中皮质（图 9-1 ①）和髓质（图 9-1 ②）的分布位置，再换高倍镜观察。

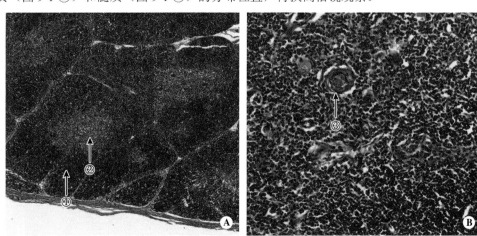

图 9-1　胸腺（婴儿胸腺切片，HE 染色；A. 10×10；B. 40×10）
①皮质；②髓质；③胸腺小体

3. 高倍镜观察

（1）皮质（cortex）：有大量密集的小淋巴细胞，又称胸腺细胞，故整体着色深。此外还可见少量胸腺上皮细胞，特点为核大色浅，核仁清楚。

（2）髓质（medulla）：与皮质结构相似，只是胸腺细胞较少，胸腺上皮细胞较多，故整体着色较浅。髓质中可见多个大小不等，圆形粉红色结构，为胸腺小体（图9-1③），其由多层扁平的胸腺上皮细胞环绕而成，胞质中角蛋白多呈粉红色。小体中心的细胞核消失，故细胞结构不清晰。注意不要与血管横切面相混。

（二）淋巴结

材料与方法：人淋巴结切片，HE染色。

1. 肉眼观察 淋巴结切面为扁圆形，周围染色深的部分为皮质，中央染色浅的部分为髓质。

2. 低倍镜观察

（1）被膜：由薄层较致密结缔组织构成，包在淋巴结表面。被膜伸入实质，构成小梁，小梁中可见血管。

（2）皮质（cortex）（图9-2①）

1）淋巴小结：位于浅层皮质，由大量淋巴组织聚集而成。小结外周部分染色较深，由密集的小淋巴细胞构成；中央部分染色较浅，为生发中心。

2）胸腺依赖区：又称副皮质区，是分布于淋巴小结之间和皮质深层的弥散淋巴组织。

3）皮质淋巴窦：是在被膜下方、小梁和淋巴小结之间的一些腔隙。

（3）髓质（medulla）（图9-2②）

1）髓索：为密集的淋巴组织构成的条索样结构，不规则，染色较深。

2）髓窦：髓索间的空隙，腔大且不规则。

3. 高倍镜观察 主要观察淋巴小结和髓质淋巴窦。

（1）淋巴小结：生发中心的淋巴细胞核较大，染色较浅，核仁明显。生发中心周围的小淋巴细胞较密集，核小而圆，染色较深。小结的被膜侧可见染色较深的月牙形区域，为淋巴小结帽。淋巴小结中偶见巨噬细胞。

（2）髓质淋巴窦：简称髓窦，图9-2④，窦壁由扁平的内皮细胞构成。细胞紧贴髓索（图9-2③）边缘，核扁圆形。窦内可见网状组织细胞。因制作标本方法的局限，网状纤维和基质在标本上看不到。

1）网状细胞：星状多突，形态不规则，胞质色浅，粉红色；核居中，呈圆形或卵圆形，着色较浅，核仁明显。

2）巨噬细胞：细胞呈圆形或卵圆形，较淋巴细胞大，胞质丰富，嗜酸性；核圆形，染色深。偶尔细胞质中可见吞噬的颗粒状物质。

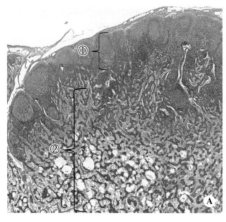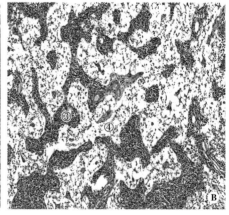

图9-2 淋巴结（人淋巴结切片，HE染色；A. 10×10；B. 40×10）
①皮质；②髓质；③髓索；④髓窦

3）淋巴细胞：细胞数量较多，呈圆形，胞质少；核大而圆，着色深。

（三）脾

材料与方法：动物脾切片，HE染色。

1. 肉眼观察 可见多个深蓝色、圆形或长圆形小体，为白髓。周围红色部分为红髓。

2. 低倍镜观察

（1）被膜：脾被膜较厚，包在脾表面，由富含弹性纤维和平滑肌纤维的致密结缔组织构成，故染成红色，被膜伸入实质，形成小梁。被膜外表面有单层扁平上皮，即浆膜的间皮。

（2）实质

1）白髓：密集的淋巴组织，深蓝色。白髓包括淋巴小结、动脉周围淋巴鞘和边缘区三部分（图9-3 ①）。淋巴小结和动脉周围淋巴鞘各居一侧；动脉周围淋巴鞘的淋巴组织环绕动脉，呈对称分布。

2）红髓：在白髓周围，除淋巴组织外，还有许多红细胞，故呈红色（图9-3 ②）。

3. 高倍镜观察

（1）白髓：进一步观察淋巴小结和动脉周围淋巴鞘。中央动脉，腔小壁厚，内皮细胞核凸入管腔，管壁可见薄层平滑肌。

（2）红髓

1）脾窦：为血窦，是位于红髓间形态不规则的空隙，有的含血细胞，有的为空腔。脾窦内皮细胞呈圆形或立方形，胞核突入腔内（图9-3 ④），与其他血管的扁平内皮不同。

2）脾索：位于脾窦周围，除淋巴组织外，还有许多血细胞（图9-3 ③）。

3）边缘区：边缘区的淋巴组织中可见毛细血管后微静脉，其内皮为立方上皮。

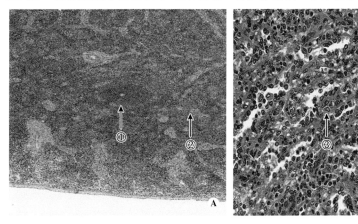

图9-3 脾脏（动物脾切片，HE染色；A. 10×10；B. 40×10）
①白髓；②红髓；③脾索；④脾窦

三、示　教

1. 巨噬细胞（吞噬台盼蓝后的巨噬细胞）。

2. 毛细血管后微静脉。

四、阅片视频

9-1 免疫系统组织结构阅片视频二维码

五、绘图作业

绘制淋巴小结。

六、思考题

1. 简述血-胸腺屏障的结构及功能。
2. 简述单核吞噬细胞系统的组成、分布和功能。
3. 试述淋巴细胞再循环的过程和意义。
4. 试述淋巴结皮质的光镜结构。
5. 试比较淋巴结与脾在结构和功能上的异同。

第二节 免疫系统疾病

淋巴细胞是机体免疫系统的主要成分，原发于淋巴结和结外淋巴组织等处的淋巴细胞及其前体细胞的恶性肿瘤，称为恶性淋巴瘤（malignant lymphoma，ML），简称淋巴瘤，分为霍奇金淋巴瘤（Hodgkin lymphoma，HL）和非霍奇金淋巴瘤（non-Hodgkin lymphoma，NHL）两大类。非霍奇金淋巴瘤占所有淋巴瘤的 80%～90%，组织学分类复杂，临床表现多样。霍奇金淋巴瘤占所有淋巴瘤的 10%～20%，镜下，霍奇金淋巴瘤的肿瘤细胞是一种独特的瘤巨细胞，称为里-施（Reed-Sternberg，R-S）细胞，在病变组织中仅占 0.1%～10%，肿瘤组织中常有不等量的各种炎症细胞浸润和不同程度的纤维化存在。

一、实验要求

熟悉霍奇金淋巴瘤的病理变化。

二、实验内容

霍奇金淋巴瘤（Hodgkin lymphoma，HL） 原发于淋巴结，病变往往从一个或一组淋巴结开始，逐渐由近及远地向周围的淋巴结扩散，组织学特征：①霍奇金淋巴瘤的肿瘤细胞是一种独特的瘤巨细胞，又称 R-S 细胞。典型的 R-S 细胞直径 15～45μm，双核或多核，胞质丰富，核圆形或椭圆形；染色质沿核膜聚集呈块状，核膜厚，核内有大的嗜酸性核仁。双核 R-S 细胞又称"镜影细胞"，单核瘤巨细胞又称"霍奇金细胞"。此外，还有一些其他变异的 R-S 细胞（陷窝细胞、爆米花细胞、木乃伊细胞等）。②病变组织中常有数量不等的、反应性的各种炎症细胞存在（图 9-4）。

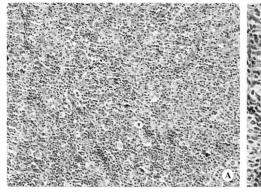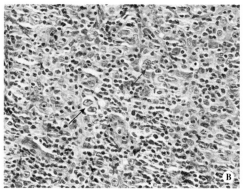

图 9-4 霍奇金淋巴瘤（HE 染色；A. 20×10；B. 40×10）
黑色箭头示镜影细胞，红色箭头示多核瘤巨细胞

（张征宇 龙 捷）

第十章　内分泌系统

内分泌系统是机体重要的调节系统，它与神经系统、免疫系统相辅相成，共同调节机体的生长发育和代谢，维持内环境稳定，并影响行为和控制生殖。内分泌系统由内分泌腺和分布于其他器官的内分泌组织和细胞组成。内分泌腺是人体内无导管的腺体。内分泌细胞的分泌物称激素，大多数内分泌细胞分泌的激素通过血液循环作用于远处特定细胞。少部分内分泌细胞分泌物可直接作用于邻近细胞，称旁分泌。每种激素作用于特定器官或器官内某类细胞，称为激素靶器官或靶细胞。靶细胞具有与相应激素相结合的受体，受体与相应激素结合后产生效应。

第一节　内分泌系统的组织结构

一、实验要求

1. 掌握甲状腺和肾上腺的结构。
2. 熟悉脑垂体各部位置关系和结构特点。

二、实验内容

（一）甲状腺和甲状旁腺

材料与方法：人甲状腺切片，HE 染色。

肉眼观玻片上有两个腺体，较大的是甲状腺，呈红色。甲状腺一侧有一体积较小、蓝紫色腺体，为甲状旁腺。

1. 甲状腺（thyroid gland）

（1）低倍镜观察

1）被膜：包在腺体表面，由薄层结缔组织组成。

2）实质：主要由滤泡构成，滤泡数量多，大小不一（图 10-1 ①）。滤泡腔内充满粉红色胶状物质（图 10-1 ②），毛细血管和少量结缔组织分布于滤泡之间。

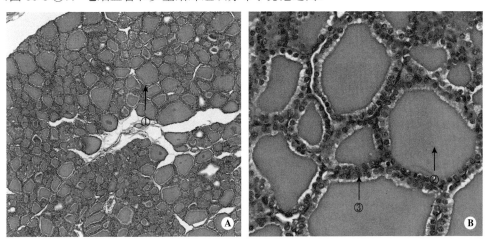

图 10-1　甲状腺（人甲状腺切片，HE 染色；A. 10×10；B. 40×10）
①甲状腺滤泡；②胶质；③滤泡上皮细胞

（2）高倍镜观察

1）滤泡上皮细胞：呈立方形或矮柱状，核圆形，蓝色，位于细胞中央，胞质着色较浅（图10-1 ③）。在靠近上皮细胞游离面的部分胶质中可见许多小空泡，是滤泡上皮细胞吞饮胶质后形成的。

2）滤泡旁细胞：胞体较大，形状不规则，胞核圆形，着色浅；胞质染色很浅，可成团存在于滤泡间，或单个细胞夹在滤泡上皮细胞之间。

2. 甲状旁腺（parathyroid gland）

（1）低倍镜观察

1）被膜：包在腺体表面。

2）实质：腺细胞排列成团或索，细胞团、索间有毛细血管和结缔组织。

（2）高倍镜观察：甲状旁腺主要由主细胞构成。主细胞较小，多边形，胞质清亮，核圆形，在切片中细胞界线不易分清，只能见到胞核。细胞团、索间有毛细血管。嗜酸性细胞单个或成群存在于主细胞之间，比主细胞大，核小、染色深，胞质强嗜酸性。

（二）肾上腺（adrenal gland）

材料与方法：人肾上腺切片，HE染色。

1. 肉眼观察 标本周围染色较深部分为皮质，中央染色较浅部分为髓质。

2. 低倍镜观察

（1）被膜：包在肾上腺皮质表面，由结缔组织组成。

（2）皮质：所占面积较大（图10-2 ①），根据细胞排列方式不同分三个带。

1）球状带：位于被膜下方，细胞较小，多聚集成团，染色较深。

2）束状带：位于球状带下方，在皮质中所占面积最大，细胞排列成索，染色较浅。

3）网状带：位置靠近髓质，细胞多散在分布，着色较深。

（3）髓质：位于肾上腺中央（图10-2 ②），细胞呈索或团状，体积较大。髓质中可见较大的血管，为中央静脉断面。细胞索间可见毛细血管。髓质中可见神经元胞体，属交感神经节细胞。

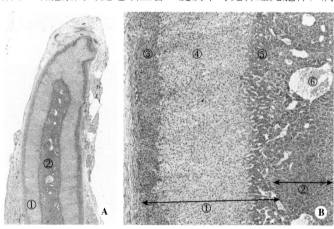

图10-2　肾上腺（人肾上腺切片，HE染色；A. 4×10；B. 40×10）
①皮质；②髓质；③球状带；④束状带；⑤网状带；⑥中央静脉

3. 高倍镜观察

（1）皮质：详细观察细胞结构特点，细胞周围有丰富的毛细血管。

1）球状带：细胞较小，多边形或矮柱状，排列成球团状；胞质较少，色较深，含少量脂滴；核小染色深（图10-2 ③）。

2）束状带：细胞体积较大，多边形，排列成单行或双行的细胞索，胞质可见小空泡（大量脂滴被溶解所致），故染色较浅；核圆形，较大，着色浅，细胞界线不清（图10-2④）。

3）网状带：细胞较小，多边形，细胞索相互吻合成网，核小着色深，胞质呈嗜酸性，内含较多脂褐素和少量脂滴（图10-2⑤）。

（2）髓质：主要由髓质细胞构成，细胞较大、呈多边形，索或团状排列并交织成网。细胞索间有毛细血管和管腔较大的中央静脉（图10-2⑥）。交感神经节细胞，胞体大、散在分布。

（三）脑垂体（hypophysis）

材料与方法：人脑垂体切片，HE染色。

1. **肉眼观察** 垂体矢状切面为扁圆形，大部分染色深，为远侧部；小部分染色浅，为神经部。两部分交界处为中间部，范围甚小，无明显界限。部分标本上方可见一圆形结构，为结节部。

2. **低倍镜观察** 主要观察远侧部和神经部。

（1）远侧部：细胞排列成团索状，由少量结缔组织分隔，细胞团间可见大量毛细血管。远侧部有三种细胞，相同细胞成群分布（图10-3①）。

1）嗜酸性细胞：数量多，细胞较大，胞质红色。

2）嗜碱性细胞：细胞大，胞质呈紫蓝色，数量较少，多分布在远侧部周边。

3）嫌色细胞：细胞数量最多，体积最小，胞质染色浅。

（2）神经部：由无髓神经纤维和神经胶质细胞组成（图10-3③）。

1）无髓神经纤维：纤维较细，粉红色。

2）神经胶质细胞：只见胞核，胞质难以分辨，核长圆形，染色深。

3）赫林体：数量少，分布在神经纤维之间，均质样、粉红色团块，大小不等。

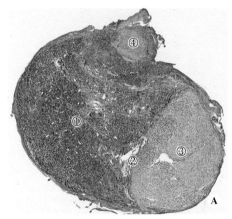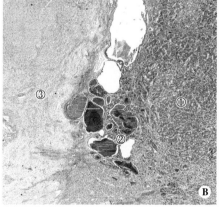

图10-3 垂体（人脑垂体切片，HE染色；A.4×10；B.10×10）
①远侧部；②中间部；③神经部；④结节部

3. **高倍镜观察**

（1）远侧部：仔细辨认三种细胞，成团分布，细胞团间可见少量粉红色胶原纤维和大量毛细血管。

1）嗜酸性细胞：细胞呈圆形或椭圆形，胞质红色，核圆形、着色浅（图10-4②）。

2）嗜碱性细胞：较嗜酸性细胞略大，呈椭圆形或多边形，胞质呈紫蓝色，核圆形、着色较胞质浅（图10-4①）。

3）嫌色细胞：细胞较多，体积小，界线不清。胞质较少，染色浅，核圆形（图10-4③）。

（2）神经部

1）无髓神经纤维：观察低倍镜下已见到的无髓神经纤维和神经胶质细胞。

2）赫林体：染色均匀、不规则、块状结构，大小不等，粉红色，分布于神经纤维之间（图10-4④）。

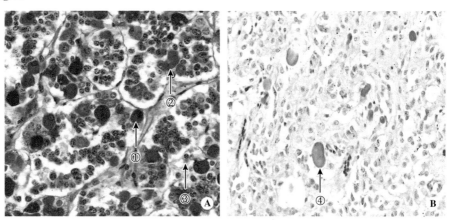

图10-4　脑垂体（HE染色；40×10；A.远侧部；B.神经部）

①嗜碱性细胞；②嗜酸性细胞；③嫌色细胞；④赫林体

三、示　教

甲状腺滤泡旁细胞（硝酸银浸染）　滤泡旁细胞位于甲状腺滤泡上皮细胞之间或三五成群分散在滤泡之间，呈椭圆形，细胞质中含有粗大棕黄色或棕黑色嗜银颗粒，中央不着色圆形区域为细胞核（图10-5）。

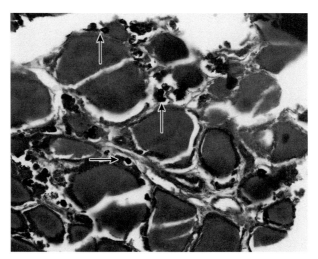

图10-5　滤泡旁细胞（人甲状腺切片，硝酸银浸染，40×10）

箭头示滤泡旁细胞

四、阅片视频

10-1　内分泌系统组织结构阅片视频二维码

绘制甲状腺滤泡。

1. 简述肾上腺皮质束状带的光镜结构和功能。

2. 简述垂体门脉系统的结构和功能。

3. 试述垂体远侧部和神经部的光镜结构。

4. 简述甲状腺滤泡的光镜结构特点及甲状腺素合成的过程。

第二节 内分泌系统疾病

内分泌系统与神经系统、免疫系统共同调节机体的生长发育和代谢，维持体内平衡和稳定。内分泌系统组织或细胞的增生、肿瘤、炎症、血液循环障碍及其他病变均可引起激素分泌增多或减少，导致功能的亢进或减退，使相应靶组织或器官增生、肥大或萎缩。

熟悉弥漫性非毒性甲状腺肿、甲状腺肿瘤的病理变化。

（一）弥漫性非毒性甲状腺肿（diffuse nontoxic goiter）

1. 大体标本：弥漫性胶样甲状腺肿（diffuse colloid goiter） 甲状腺弥漫性、对称性增大，表面光滑；切面呈淡或棕褐色，半透明胶冻状（图10-6）。

2. 大体标本：结节性甲状腺肿（nodular goiter） 甲状腺呈不对称性结节状增大，结节数目不等，大小不一，境界清楚，但无完整包膜。切面常有出血、坏死、囊性变、钙化和瘢痕形成（图10-7）。

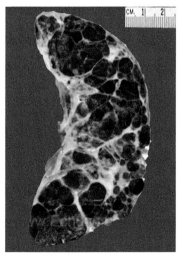 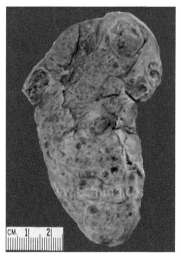

图10-6 弥漫性胶样甲状腺肿　　　　图10-7 结节性甲状腺肿
（山东数字人公司供图）　　　　　（山东数字人公司供图）

3. 切片：结节性甲状腺肿（nodular goiter） 部分滤泡上皮呈柱状或乳头样增生，小滤泡形成；部分上皮复旧或萎缩，胶质储积；间质纤维增生，间隔包绕形成大小不一的结节状病灶（图10-8）。

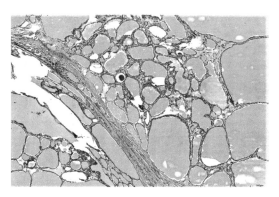

图 10-8　结节性甲状腺肿（HE 染色，10×10）

（山东数字人公司供图）

（二）甲状腺腺瘤（thyroid adenoma）

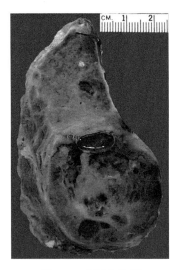

图 10-9　甲状腺腺瘤

1. 大体标本：甲状腺腺瘤（thyroid adenoma）　甲状腺滤泡上皮发生的一种常见良性肿瘤。肿瘤多单发，直径 3～5cm，包膜完整，表面光滑，边界清楚，呈圆形或类圆形，常压迫周围组织。切面实性，色暗红或棕黄，可并发出血、囊性变、钙化和纤维化（图 10-9）。

2. 切片：单纯型腺瘤（simple adenoma）　单纯型腺瘤包膜完整，滤泡形态和胶质含量与正常甲状腺相似。滤泡大小较一致，排列紧密，间质很少（图 10-10）。

3. 切片：胶样型腺瘤（colloid adenoma）　由大滤泡或大小不一的滤泡组成，滤泡腔内充满胶质，并可互相融合成囊，间质少（图 10-11）。

4. 切片：胎儿型腺瘤（fetal adenoma）　主要由体积较小而均匀一致的小滤泡构成，似胎儿甲状腺组织。滤泡可含或不含胶质，上皮细胞为立方形，胞核深染。间质水肿、黏液样，常见出血和囊性变（图 10-12）。

5. 切片：胚胎型腺瘤（embryonal adenoma）　由实体性细胞巢和细胞条索构成，无明显的滤泡和胶质形成。瘤细胞小且大小较一致，胞质少，嗜碱性，胞核大，染色质多，间质疏松呈水肿状（图 10-13）。

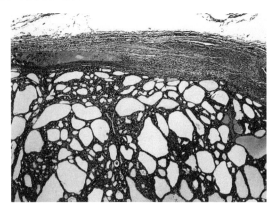

图 10-10　甲状腺腺瘤（单纯型，HE 染色，10×10）

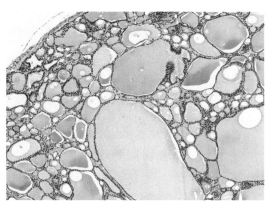

图 10-11　甲状腺腺瘤（胶样型，HE 染色，10×10）

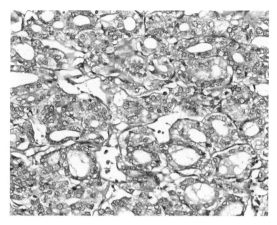 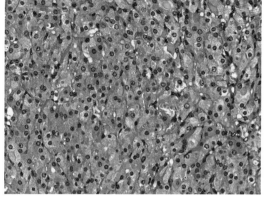

图 10-12 甲状腺腺瘤（胎儿型，HE 染色，10×10）　　图 10-13 甲状腺腺瘤（胚胎型，HE 染色，10×10）

（三）甲状腺癌（thyroid carcinoma）

1. 大体标本：甲状腺滤泡癌（follicular carcinoma of the thyroid） 肿物常呈孤立性结节，圆形、椭圆形或分叶状，境界较清楚，质软，包膜不完整。切面灰白、灰黄或红褐色，常可见出血、坏死、纤维化和钙化（图 10-14）。

2. 切片：乳头状癌（papillary carcinoma） 癌细胞排列成乳头状，乳头大小不等，长短不一，乳头中心为纤维血管轴。乳头上皮可呈单层或多层，细胞大小均匀，核染色质少，常呈透明或毛玻璃状，无核仁，核分裂象少见。癌细胞间质内常见呈同心圆状的钙化小体，即沙砾体（psammoma bodies），有助于诊断（图 10-15）。

3. 切片：滤泡癌（follicular carcinoma） 癌组织由不同分化程度的滤泡构成。高分化者滤泡结构较典型，细胞异型性较小，与腺瘤不易区别，需依靠包膜或血管浸润来确定病理诊断（图 10-16）。低分化者滤泡少，癌细胞呈实体性或梁索状排列，异型性明显，核分裂象多见。

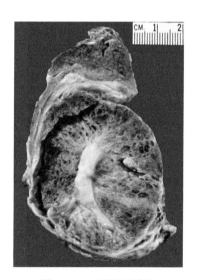

图 10-14 甲状腺滤泡癌
（山东数字人公司供图）

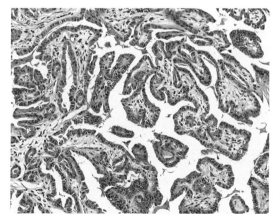 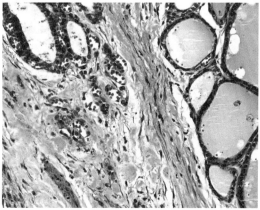

图 10-15 甲状腺乳头状癌（HE 染色，10×10）　　图 10-16 甲状腺滤泡癌（HE 染色，10×10）

三、思考题

1. 简述弥漫性非毒性甲状腺肿的病理变化。
2. 简述弥漫性毒性甲状腺肿的病理变化。
3. 简述结节性甲状腺肿和甲状腺腺瘤的鉴别要点。

（张征宇　张绘宇）

第十一章 消 化 管

第一节 消化管的组织结构

消化系统由消化管和消化腺组成，对食物进行物理和化学性消化，将大分子物质分解为小分子的氨基酸、单糖、甘油酯等，进而吸收营养物质和排泄食物残渣，为机体生长和代谢提供必需的能量和原料。消化管是从口腔至肛门的连续性管道，依次分为口腔、咽、食管、胃、小肠和大肠。这些器官的管壁结构（除口腔和咽外）由内向外依次分为黏膜层、黏膜下层、肌层和外膜四层。其中黏膜层又分为上皮、固有层和黏膜肌层，是消化管各段结构差异最大、功能最重要的部分。

一、实验要求

1. 掌握消化管壁的共同结构特点。
2. 掌握食管、胃壁的结构特点。
3. 掌握小肠肠壁的结构特点，区分三段小肠的主要特征。
4. 掌握结肠和阑尾的结构特点。

二、实验内容

（一）食管

材料与方法：人食管切片，HE 染色。

1. **肉眼观察**　标本管腔不规则，呈凹凸不平状，有皱襞。管腔内表面染成紫蓝色处为黏膜上皮；由管腔黏膜上皮向外，染成浅粉红色的结构为黏膜下层；黏膜下层外面染成深粉红色的为肌层。

2. **低倍镜观察**　由管腔面向外依次找出黏膜层、黏膜下层、肌层和外膜四层结构（图 11-1A）。

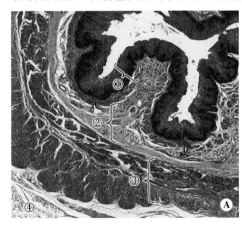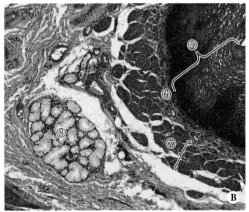

图 11-1　食管（人食管切片，HE 染色；A. 10×10；B. 40×10）

①黏膜层；②黏膜下层；③肌层；④外膜；⑤复层扁平上皮；⑥固有层；⑦黏膜肌层；⑧食管腺

3. **高倍镜观察**

（1）黏膜：黏膜由内向外分三层。

1）上皮：衬在管腔内表面，为未角化的复层扁平上皮（注意这种上皮的形态特点）。

2）固有层：为上皮下方的结缔组织，可见小血管、淋巴组织，偶见食管腺的导管。

3）黏膜肌层：在固有层外周，为一层发达的纵行平滑肌束，此为食管特征之一。

（2）黏膜下层：为结缔组织，含血管、淋巴管、神经和食管腺（图11-1 ⑧）。食管腺是黏液性腺，导管穿过黏膜层开口于管腔，食管腺周围常有较密集的淋巴细胞及浆细胞。

（3）肌层：分为内环行和外纵行两层。两层肌层之间可见肌间神经丛。可根据食管各段肌组织分布特点，确定切片取材于食管的具体分段（请思考本切片取材自食管的哪一段？）。

（4）外膜：为疏松结缔组织构成的纤维膜，可见小血管等结构。

（二）胃

材料与方法：人胃底部切片，HE染色。

1. 肉眼观察 切片一侧凹凸不平，其表面呈紫蓝色的为黏膜层。深粉红色较宽处为肌层，二层之间的浅粉红色为黏膜下层。

2. 低倍镜观察 由腔面向外依次区分胃壁的四层结构，重点观察黏膜层的特点，注意黏膜上皮、胃小凹和胃底腺的分布与形状（图11-2A）。

（1）黏膜层

1）上皮：为单层柱状上皮。由表面黏液细胞（图11-2 ①）组成，细胞核椭圆形位于基部，顶部胞质充满黏原颗粒，着色浅淡以至透明，细胞间分界较清楚。上皮凹陷处为胃小凹（图11-2 ②），镜下可见胃小凹有各种切面。

2）固有层：内有大量排列紧密的管状胃底腺。胃底腺（图11-2 ③）位于胃小凹和黏膜肌层之间，是单管状腺。腺体有纵、横、斜各种切面。腺体之间有少量结缔组织、散在的平滑肌纤维和毛细血管等结构。

3）黏膜肌层：由内环行和外纵行两薄层平滑肌组成。

（2）黏膜下层：为较致密的结缔组织，含小血管、淋巴管及黏膜下神经丛，黏膜下神经丛由数个神经元和无髓神经纤维组成。

（3）肌层：很厚，由内斜行、中环行、外纵行三层平滑肌组成，分界不甚明显（不必区分），肌层间可见肌间神经丛。

（4）外膜：是浆膜，由薄层结缔组织与表面的间皮组成。

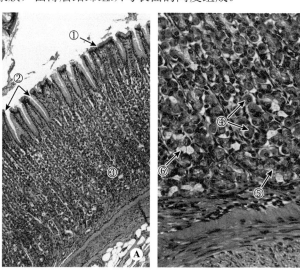

图11-2 胃（人胃底部切片，HE染色；A. 10×10；B. 40×10）
①表面黏液细胞；②胃小凹；③胃底腺；④壁细胞；⑤主细胞；⑥颈黏液细胞

3. 高倍镜观察 重点观察上皮和构成胃底腺的细胞。

（1）上皮：为单层柱状上皮（上皮内无杯状细胞），上皮细胞顶部胞质充满黏原颗粒，染色淡至透明。

（2）胃底腺：仔细观察胃底腺的细胞组成。

1）壁细胞：又称泌酸细胞，在胃底腺的上半部较多，胞体较大，呈圆形或三角形，细胞核圆而深染，居细胞中央，可有双核。胞质嗜酸性，染成红色（图11-2 ④）。

2）主细胞：又称胃酶细胞，数量多，在胃底腺的下半部较多。细胞呈柱状，细胞核圆形，位于基部。基部胞质呈强嗜碱性，着蓝紫色；顶部胞质内含粗大的酶原颗粒，常在制片时被溶解，使该部位着色浅淡（图11-2 ⑤）。

3）颈黏液细胞：数量少，多位于腺颈部。细胞呈楔形夹在其他细胞之间，细胞核扁圆形或三角形，位于基部。核上方因含有大量黏原颗粒而着色浅（图11-2 ⑥）。

内分泌细胞和干细胞在 HE 染色标本上不易区分。

（三）小肠

材料与方法：人十二指肠、空肠和回肠切片，HE 染色。

1. 肉眼观察 以空肠为代表，观察小肠的结构。切片中空处为肠腔，肠壁腔面染成紫蓝色部位为小肠黏膜，呈红色部位为肌层。黏膜和黏膜下层突向管腔形成皱襞。

2. 低倍镜观察 先逐层区分黏膜层、黏膜下层、肌层和外膜四层结构（图11-3A）。

（1）黏膜层：找出小肠绒毛和肠腺，它们为小肠黏膜的特征性结构。

1）绒毛：为由上皮及固有层向肠腔伸出的指状突起，可见纵、横、斜切面。

2）肠腺：在固有层内可见由绒毛基部之间的上皮向固有层凹陷而成的单管状腺，即肠腺，亦可见纵、横、斜切面。黏膜肌层为内环、外纵两薄层平滑肌。

（2）黏膜下层：为疏松结缔组织，可见小血管。

（3）肌层：由内环、外纵两层平滑肌组成，肌层间可见肌间神经丛。

（4）外膜：为浆膜。

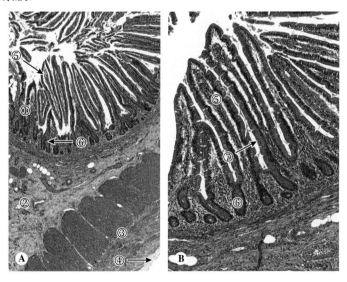

图11-3　小肠绒毛和肠腺（人空肠切片，HE 染色；A. 10×10；B. 40×10）

①黏膜层；②黏膜下层；③肌层；④外膜；⑤小肠绒毛；⑥肠腺；⑦纹状缘

3. 高倍镜观察 重点观察绒毛与肠腺结构（图11-3B）。

（1）绒毛：选一个纵切面的绒毛，可见绒毛表面覆盖着单层柱状上皮，吸收细胞最多，夹有杯状细胞。吸收细胞呈高柱状，核椭圆形，位于基部，游离面可见深红色的线状结构，为纹状缘（请思考在电镜下它的组成）。绒毛中轴为固有层的结缔组织，内含各种细胞成分，其中多为淋巴细胞及散在的平滑肌纤维和丰富的毛细血管，中央乳糜管壁为一层内皮细胞，管腔较大，内可有淡粉红色物，多数中央乳糜管塌陷，不易找到（请思考这些结构有何作用）。

（2）肠腺：为固有层内的单管状腺（图11-3 ⑥），肠腺上皮也为单层柱状，柱状细胞间夹有杯状细胞（注意肠腺横切面与绒毛横切面的区别）。有时在肠腺底部尚可找到顶部胞质充满粗大嗜酸性颗粒的帕内特（Paneth）细胞（图11-8）。

首先观察空肠的切片，再与之对照观察十二指肠和回肠。十二指肠切片重点观察黏膜下层，思考十二指肠腺与一般小肠腺的区别，回肠切片重点观察固有层丰富的弥散淋巴组织以及集合淋巴小结，有的穿过黏膜肌层达到黏膜下层。可以自行归纳总结三段小肠的主要区别（图11-4）。

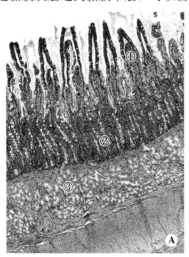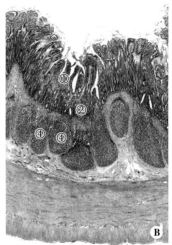

图11-4 十二指肠和回肠（人十二指肠和回肠切片，HE 染色，10×10；A.十二指肠；B.回肠）
①小肠绒毛；②肠腺；③十二指肠腺；④淋巴小结

（四）结肠

材料与方法：人结肠切片，HE 染色。

1. 肉眼观察 紫蓝色的一侧为腔面。

2. 低倍镜观察 区分结肠壁的四层结构（图11-5A）。

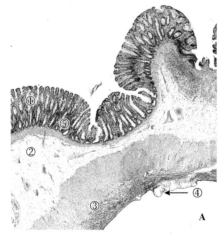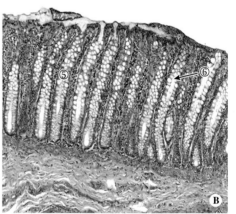

图11-5 结肠（人结肠切片，HE 染色；A.10×10；B.40×10）
①黏膜层；②黏膜下层；③肌层；④外膜；⑤肠腺；⑥杯状细胞

（1）黏膜层（无绒毛）

1）上皮：为单层柱状上皮。

2）固有层：有许多较直而密集排列的肠腺，可见肠腺的纵、横、斜切面，有的切片可见孤立淋巴小结，黏膜肌层由内环、外纵两层平滑肌组成。

（2）黏膜下层：为疏松结缔组织，可见小血管等。

（3）肌层：为内环、外纵两层平滑肌。

（4）外膜：绝大部分为浆膜，局部为纤维膜，外膜内常有脂肪细胞聚集。

3.高倍镜观察 黏膜上皮及肠腺的上皮均为单层柱状，柱状细胞间夹有大量杯状细胞（图11-5B）。

（五）阑尾

材料与方法：人阑尾切片，HE 染色。

观察：主要用低倍镜观察，阑尾结构与结肠相似，但阑尾的特点为（图11-6）：

1. 管径细、管腔小、无绒毛、肠腺稀少。

2. 固有层与黏膜下层有发达的弥散淋巴组织和集合淋巴小结。

3. 黏膜肌层薄，不完整（为固有层的淋巴组织侵入黏膜下层所致）。

4. 肌层薄，外膜为浆膜。

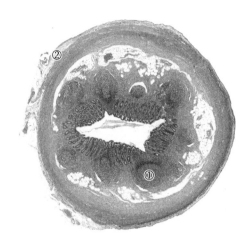

图 11-6 阑尾（人阑尾切片，HE 染色，4×10）
①淋巴小结；②外膜

三、示 教

1.食管贲门连接部 食管下段的复层扁平上皮与贲门部的单层柱状上皮骤然相连（图11-7），是食管癌的易发部位。

2.帕内特细胞（Paneth cell） 是小肠腺的特征性细胞，常成群分布于小肠腺底部。细胞呈锥形，细胞顶部充满粗大的嗜酸性颗粒（图11-8）。

3.肌间神经丛 位于肌层的环行肌与纵行肌之间，属副交感神经节，节内神经元为多极运动神经元，支配平滑肌的活动（图11-9）。

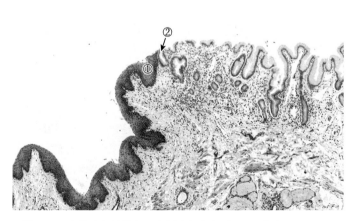

图 11-7 食管贲门连接部（人胃贲门部切片，HE 染色，10×10）
①食管上皮；②单层柱状上皮

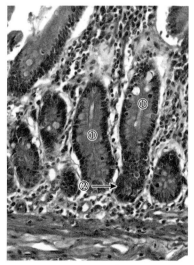

图 11-8 小肠腺（人空肠切片，HE 染色，40×10）
①小肠腺；②帕内特细胞

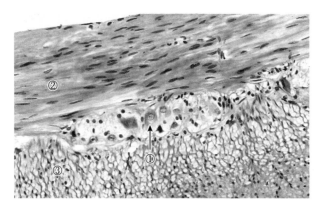

图 11-9 肌间神经丛（人空肠切片，HE 染色，40×10）
①神经元；②环行平滑肌；③纵行平滑肌

4. 嗜银细胞 浸银法。

5. 电镜图像

（1）胃底腺壁细胞和主细胞。

（2）小肠上皮柱状细胞。

四、阅 片 视 频

11-1 消化管组织结构阅片视频二维码

五、思 考 题

1. 试述消化管管壁的共同结构特点。

2. 胃壁的结构有何特征？胃底腺由哪些细胞组成？各有何生理作用？

3. 从小肠的结构特点，说明它的消化吸收功能。

4. 结肠和阑尾有何区别？

5. 光镜下如何区别胃和结肠？

6. 光镜下如何区别回肠和阑尾？

第二节 消化管疾病

1. 消化性溃疡（peptic ulcer） 以胃或十二指肠黏膜形成慢性溃疡为特征的一种常见病，与胃液的自我消化作用、幽门螺杆菌（HP）的感染有关。本病多见于成人，十二指肠溃疡较胃溃疡多见。消化性溃疡临床上表现为慢性、周期性、节律性中上腹部疼痛，常伴有反酸、嗳气、流涎、恶心、呕吐等症状。出血、穿孔、幽门狭窄、癌变为常见并发症。

2. 消化管常见肿瘤 包括食管癌、胃癌、大肠癌等。食管癌（esophageal carcinoma）是由食管鳞状上皮或腺上皮异常增生所形成的恶性肿瘤。早期病变局限，多为原位癌或黏膜内癌，肉眼观，黏膜轻度糜烂。中晚期食管癌，大体分为髓质型、蕈伞型、溃疡型、缩窄型四型。镜下，食管癌的组织学类型多为鳞状细胞癌。胃癌（gastric carcinoma）是源自胃黏膜上皮和腺上皮的恶性肿瘤，好发于胃窦部胃小弯侧，分为早期胃癌及中晚期胃癌，中晚期胃癌指癌组织浸润超过黏膜下层，大体分为息肉型、溃疡型和浸润型，镜下组织学类型主要为腺癌。大肠癌（colorectal carcinoma）是大肠黏膜上皮和腺体发生的恶性肿瘤，包括结肠癌与直肠癌，以直肠癌多见。大体分为隆起型、溃疡型、浸润型和胶样型，镜下以高分化管状腺癌及乳头状腺癌多见。

一、实 验 要 求

1. 掌握消化性溃疡的病理变化。
2. 了解消化管肿瘤的病理特点。

二、实 验 内 容

（一）消化性溃疡（peptic ulcer）

1. 大体标本：胃溃疡（gastric ulcer） 胃溃疡好发于胃幽门部小弯处，圆形或椭圆形、边缘整齐，直径 0.5 ～ 2cm（图 11-10），可深达浆膜层，底部较平坦，周围黏膜呈放射状排列。非活动期坏死，出血较轻。

2. 大体标本：胃溃疡合并穿孔（perforation of gastric ulcer） 胃窦部黏膜面有一个直径约 1.2cm 的溃疡病灶，已穿破浆膜层（图 11-11）。

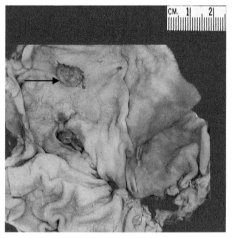
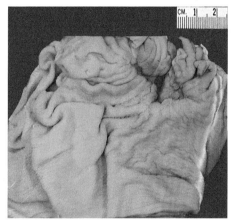

图 11-10 胃溃疡（箭头所示）　　　　　图 11-11 胃溃疡合并穿孔

3. 切片：胃溃疡（gastric ulcer）

（1）肉眼观察：标本凹陷处为溃疡底部。

（2）镜下观察：溃疡由表面至底层可分为四层（图 11-12A）。

1）渗出层：由中性粒细胞及纤维蛋白组成（图 11-12B）。

2）坏死层：坏死层染色深红呈带状分布，与渗出层混杂。

3）肉芽组织层：可见新生毛细血管、成纤维细胞和炎症细胞，其间有残留的平滑肌组织（图 11-12C）。

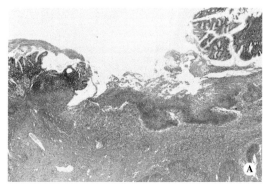
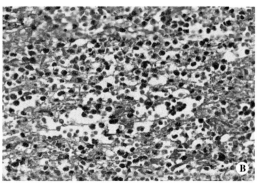

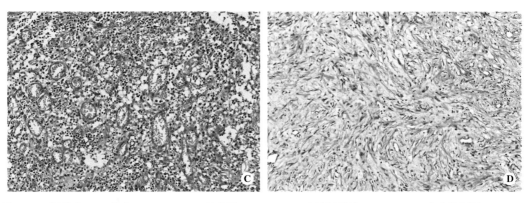

图 11-12 胃溃疡（HE 染色，A. 4×10；B. 渗出层，40×10；C. 肉芽组织层，20×10；D. 瘢痕组织层，20×10）

4）瘢痕组织层：最底层为大量纤维组织形成的瘢痕组织（图 11-12D），可见闭塞的小动脉（此为炎症刺激引起增殖性动脉内膜炎）。

（二）消化管肿瘤

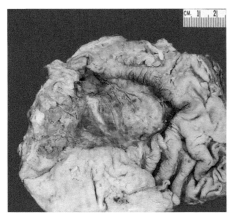

图 11-13 溃疡型胃癌

1. 大体标本：溃疡型胃癌（ulcerative gastric carcinoma） 胃癌是由胃黏膜上皮发生的恶性肿瘤，进展期胃癌大体分为：结节蕈伞型、溃疡型、浸润型。图 11-13 可见癌组织坏死脱落形成溃疡，直径大于 2.0cm，边界不清，形状不规则，底部凹凸不平，较粗糙，溃疡边缘可隆起呈火山口状，黏膜皱襞中断，呈结节状肥厚。

2. 大体标本：浸润型胃癌（infiltrating gastric carcinoma） 癌组织向胃壁内局限性（图 11-14A）或弥漫性浸润（图 11-14B）。胃壁明显增厚，黏膜皱襞几乎全部消失，切面见癌组织呈灰白色，侵入肌层（可见残留的灰红色肌肉），浆膜亦有浸润。如为弥漫浸润，可导致胃壁普遍增厚，变硬，胃腔变小，状如皮革，称为"革囊胃"。

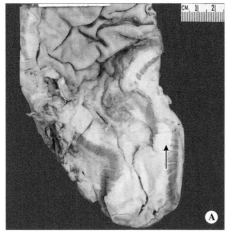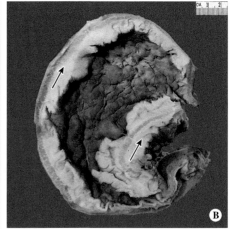

图 11-14 浸润型胃癌

A. 局灶浸润型胃癌；B. 弥漫浸润型胃癌（"革囊胃"）

3. 大体标本：胃癌伴淋巴结转移（gastric carcinoma with lymphatic metastasis） 淋巴道转移是胃癌早期主要转移方式，肿瘤细胞首先转移到局部淋巴结，表现为淋巴结肿大，切面灰白（图 11-15）。

4. 大体标本：胃癌向脾直接蔓延　胃黏膜表面可见形状不规则的溃疡（胃癌），底部凹凸不平，有出血性坏死。周围胃黏膜肥厚，皱襞变浅或消失。切面见灰白色的癌组织已浸润胃壁全层并蔓延至脾，使胃与脾粘连（图11-16）。

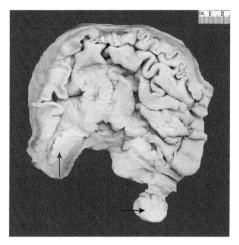

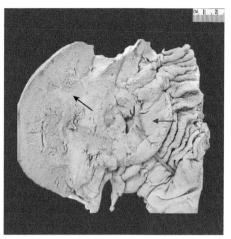

图11-15　胃癌伴淋巴结转移

红色箭头示癌组织，黑色箭头示淋巴结转移

图11-16　胃癌向脾直接蔓延

红色箭头示胃癌，黑色箭头示肿瘤蔓延至脾

5. 大体标本：食管癌（esophageal carcinoma）　食管癌是由食管黏膜上皮和腺体发生的恶性肿瘤。中晚期食管癌大体形态分为：

（1）髓质型：癌组织在食管壁内浸润性生长，致使管壁增厚，切面见癌组织质地较软，灰白色。

（2）蕈伞型：癌组织呈扁圆形，突向食管腔，切面灰白，形似蘑菇。

（3）溃疡型：溃疡直径多大于2cm，边缘不整，底部凹凸不平，有出血性坏死（图11-17）。

（4）缩窄型：肿瘤在食管壁内生长，常导致管腔环形狭窄。

6. 大体标本：结肠癌（carcinoma of the colon）　结肠癌是由结肠黏膜上皮和腺体发生的恶性肿瘤。大体形态分为四型：

（1）隆起型：肿瘤组织呈息肉样或菜花样向腔内生长（图11-18）。

（2）溃疡型：肿瘤表面形成不规则溃疡，可深达肌层，呈火山口状，底部可见出血性坏死。

（3）浸润型：肿瘤在肠壁内浸润生长，导致肠壁增厚、狭窄。

（4）胶样型：肿瘤组织弥漫浸润，外观及切面均呈半透明胶冻状。

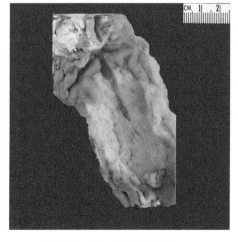

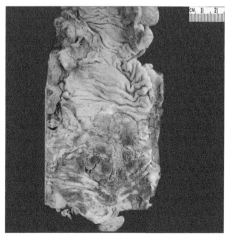

图11-17　食管癌（溃疡型）

图11-18　结肠癌（隆起型）

三、阅片视频

11-2 消化管疾病阅片视频二维码

四、思 考 题

1. 如何区别胃溃疡和溃疡型胃癌（大体、镜下）？
2. 消化性溃疡的并发症有哪些？

（崔雨虹 唐锡萍）

第十二章 消 化 腺

第一节 消化腺的组织结构

消化腺有小消化腺和大消化腺两种。小消化腺分布于消化管壁内（如食管腺、胃腺、肠腺和十二指肠腺等）。大消化腺包括三对大唾液腺（腮腺、下颌下腺、舌下腺）、肝和胰，它们均借助导管，将分泌物排入消化管内。消化系统的主要生理功能是对食物进行消化和吸收，从而为机体新陈代谢提供必不可少的物质和能量来源。大消化腺是实质性器官，包括由腺细胞组成的分泌部和导管，分泌物经导管排入消化管，对食物进行化学性消化。此外，胰还有内分泌功能。

一、实验要求

1. 熟悉下颌下腺的结构；掌握浆液性腺泡、黏液性腺泡和混合性腺泡的形态特点。
2. 掌握胰的结构特点。
3. 掌握肝的结构。

二、实验内容

（一）下颌下腺

材料与方法：人下颌下腺切片，HE 染色。

1. **肉眼观察**　表面有薄层粉红色被膜，内部为呈紫蓝色团块。

2. **低倍镜观察**　腺实质被结缔组织分成许多大小不等的腺小叶。在小叶间的结缔组织内可见腺导管及血管穿行，小叶内可见大部分呈紫红色的浆液性腺泡和少量显淡蓝色的黏液性腺泡（注意黏液性腺泡与脂肪细胞的区别）。

3. **高倍镜观察**　根据结构特点区分浆液性腺泡、黏液性腺泡和混合性腺泡，并区分分布于腺泡之间的闰管和纹状管，小叶间有小叶间导管穿行（图 12-1）。

（1）闰管：管径细，管壁由单层扁平上皮围成，因下颌下腺的闰管短，故在切片中闰管的切面不易找到。

（2）纹状管：管径较粗，管壁上皮为单层柱状，胞质嗜酸性，着红色，核圆形、位于细胞顶部。

（3）小叶间导管：管径粗，管壁为单层柱状或假复层柱状上皮。

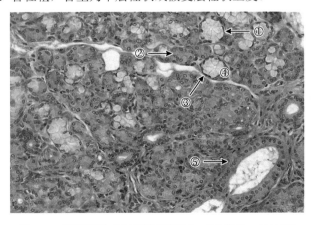

图 12-1　下颌下腺（人下颌下腺切片，HE 染色，40×10）
①黏液性腺泡；②浆液性腺泡；③混合性腺泡；④浆半月；⑤纹状管

（二）胰腺

材料与方法：人胰腺切片，HE 染色。

1. 肉眼观察　表面有薄层粉色被膜，内部蓝色的团块为小叶。

2. 低倍镜观察　腺实质被结缔组织分隔成许多小叶，在小叶间的结缔组织中可见小叶间导管和血管。先在小叶内分清外分泌部和内分泌部，再看较大的导管。

小叶内的外分泌部为浆液性腺泡，在腺泡之间有散在分布的、大小不等、染色浅的细胞团，即内分泌部（胰岛）（图 12-2A）。

3. 高倍镜观察

（1）腺泡：由锥形的浆液性腺细胞构成，顶部胞质含有嗜酸性的酶原颗粒，着红色，底部胞质嗜碱性，着紫蓝色（请思考为什么，电镜下是何结构），腺泡腔内有若干个泡心细胞，核圆形或椭圆形，染色较浅，周围胞质不明显。

（2）闰管：管径小，数量较多，由单层扁平或立方细胞围成，在腺泡间易找到。

（3）胰岛：为分散在腺泡间、大小不等、染色较浅的球形细胞团。胰岛细胞体积小，呈不规则的团索状排列，在 HE 染色的切片内不易区分胰岛的各类细胞，在胰岛细胞之间有丰富的毛细血管，但多因管腔塌陷而不易辨认（图 12-2B）。

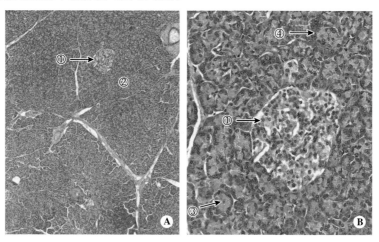

图 12-2　胰腺（人胰腺切片，HE 染色；A. 10×10，B. 40×10）
①胰岛；②外分泌部；③泡心细胞；④腺泡

（三）肝脏

材料与方法：猪肝切片，HE 染色。

1. 低倍镜观察　切片中有一部分肝的表面覆盖有薄层粉红色结构，为结缔组织被膜。结缔组织伸入肝实质将其分隔成许多分界明显的小叶。小叶呈多边形，肝小叶中央的管腔即中央静脉（图 12-3 ①），中央静脉周围的肝索及其间的肝血窦向小叶周边呈放射状排列。相邻几个肝小叶之间的结缔组织区域，其内可见小叶间胆管、小叶间动脉、小叶间静脉穿行，为门管区（图 12-3 ②）。

2. 高倍镜观察

（1）肝索：肝细胞排列成条索状，互相吻合成网。肝细胞较大，呈多边形，胞质嗜酸性，胞质内含有较多的嗜碱性团块；核圆形，居中，多为单核，有的为双核，核内染色质稀疏，核仁 1～2个，核膜清楚。

（2）肝血窦：为肝索之间大小不等、形态不规则的腔隙，开口于中央静脉，窦壁衬有扁平的内皮细胞，窦腔内含有呈星状突起的肝巨噬细胞（图 12-4 ③）（请思考肝巨噬细胞来源于何处，在此处的功能意义是什么），窦腔内可见血细胞。

（3）门管区：是几个相邻肝小叶间的结缔组织区域（图 12-4B），其中可见：

1）小叶间胆管：管壁由单层立方细胞围成。

2）小叶间动脉：管腔小而圆，管壁较厚，内皮外有环行平滑肌。

3）小叶间静脉：管腔大，不规则，管壁薄。

有的肝小叶之间的结缔组织中，可见单独走行的小静脉即小叶下静脉，口径较大，管壁较厚（周边结缔组织较多之故）。

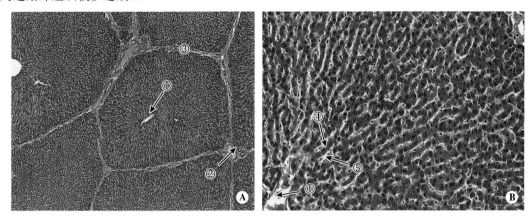

图 12-3 肝（猪肝切片，HE 染色；A. 4×10，B. 40×10）
①中央静脉；②门管区；③肝小叶边界；④肝索；⑤肝血窦

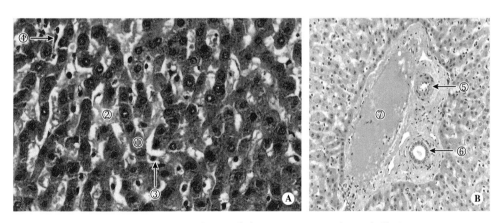

图 12-4 肝（猪肝切片，HE 染色，40×10；A. 肝索，B. 门管区）
①肝索；②肝血窦；③肝巨噬细胞；④血窦内皮细胞；⑤小叶间动脉；⑥小叶间胆管；⑦小叶间静脉

附 人 肝

材料与方法：人肝切片，HE 染色。

观察：将人肝切片与猪肝切片进行比较，注意人肝小叶间的结缔组织较少，小叶分界不明显，可找到几个门管区所围绕的肝实质部分，即一个肝小叶的轮廓，再按观察猪肝的步骤逐一观察肝小叶和门管区的结构。

三、示 教

1. 腮腺 为纯浆液性腺，分泌物含唾液淀粉酶（图 12-5）。

2. 舌下腺 为混合性腺，以黏液性腺泡为主，也多见混合性腺泡，分泌物以黏液为主（图 12-6）。

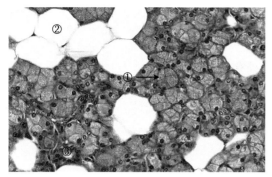

图 12-5 腮腺（人腮腺切片，HE 染色，40×10）
①腺泡；②脂肪细胞；③纹状管

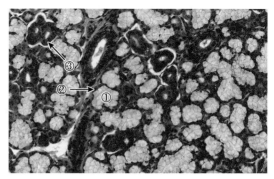

图 12-6 舌下腺（人舌下腺切片，HE 染色，40×10）
①混合性腺泡；②浆半月；③纹状管

3.胆小管 肝细胞染成淡黄色，肝细胞间呈棕黑色细丝状为胆小管，在肝小叶内互相连接呈网状（图 12-7）。

4.肝巨噬细胞 实验动物小鼠静脉注射台盼蓝后取材，切片经苏木精染色。肝血窦内有许多胞质含台盼蓝颗粒或黑色颗粒的肝巨噬细胞，形状不规则（图 12-8）。

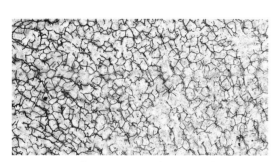

图 12-7 胆小管（动物肝脏切片，镀银染色，40×10）

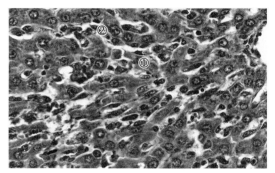

图 12-8 肝巨噬细胞（动物肝切片，
台盼蓝注射与苏木精染色，40×10）

①肝细胞；②肝巨噬细胞（含台盼蓝颗粒）

5.肝的血管灌注 墨汁注射。

6.胰岛细胞 三色法染色。

7.电镜图像

（1）肝细胞、肝血窦、胆小管、窦周隙、贮脂细胞和肝巨噬细胞。

（2）胰腺腺泡细胞、胰岛细胞。

四、阅片视频

12-1 消化腺组织结构阅片视频二维码

五、绘图作业

绘制肝小叶和门管区（高倍）。

六、思　考　题

1. 比较三对唾液腺的结构特点。
2. 试述胰腺外分泌部和内分泌部的结构与功能。
3. 根据肝小叶的结构特点，说明肝的功能。
4. 简述胆汁排出的通路，分析当胆汁排出受阻，会出现什么现象？
5. 简述肝的血液循环特点，根据血流特点，试说明当肝缺血时肝小叶内哪些肝细胞最先受损害？
6. 解释名词：肝板、肝血窦、窦周隙、胆小管、门管区。

第二节　消化腺疾病

1. 病毒性肝炎（viral hepatitis）　由多种肝炎病毒引起的以肝实质细胞变性、坏死为主，伴有不同程度炎症细胞浸润、肝细胞再生和间质纤维组织增生的传染性疾病，属变质性炎，分为普通型及重型两大类。普通型分为急性及慢性两类，重型又分为急性及亚急性两种。

2. 肝硬化（liver cirrhosis）　由肝细胞弥漫性变性坏死、肝细胞结节性再生、纤维组织增生三种病变反复交错进行而导致肝逐渐变形、变硬的一种常见的慢性疾病，病毒性肝炎为最常见病因。肉眼观，早期肝体积正常或稍大，重量增加，质地正常或稍硬。晚期肝硬化，肝体积明显缩小，重量减轻，硬度增加，表面和切面呈弥漫的结节状。镜下可见正常肝小叶结构被破坏，广泛增生的纤维组织分割包绕成大小不等的圆形或类圆形肝细胞团，形成假小叶。假小叶内肝细胞排列紊乱，可有变性、坏死及再生的肝细胞；中央静脉缺如、偏位或两个以上。

3. 原发性肝癌（primary hepatic carcinoma）　肝细胞或肝内胆管上皮细胞发生的恶性肿瘤。早期肝癌是指单个癌结节最大直径小于3cm或者两个癌结节合计最大直径小于3cm的原发性肝癌。晚期肝癌大体形态分为巨块型、多结节型、弥漫型；镜下有三种组织学类型：肝细胞癌、胆管细胞癌、混合细胞型肝癌。

一、实　验　要　求

1. 掌握病毒性肝炎、肝硬化的病理变化及临床病理联系。
2. 了解消化腺肿瘤的病理特点。

二、实　验　内　容

（一）病毒性肝炎（viral hepatitis）

1. 大体标本：急性重型肝炎（acute severe hepatitis）　急性重型肝炎又称急性黄色肝萎缩或急性红色肝萎缩。肝体积明显缩小，包膜皱缩（图12-9A），质地柔软（肝细胞大量坏死所致）（图12-9B）。坏死区充满大量红细胞而呈红色，残余肝组织淤积胆汁而呈黄绿色。

2. 大体标本：亚急性重型肝炎（subacute severe hepatitis）　肝体积缩小，包膜皱缩（肝细胞大量坏死所致）；切面可见散在红褐色或灰黄色的坏死区和小岛状肝细胞再生结节（图12-10）。

3. 切片：亚急性重型肝炎（subacute severe hepatitis）

（1）低倍镜观察：肝细胞广泛大片坏死，正常肝结构完全被破坏，少数残留和新生的肝细胞分散呈小岛状分布（图12-11A）。

（2）高倍镜观察：门管区周围有小胆管增生和大量炎症细胞浸润（多数为淋巴细胞、单核细胞）。部分肝细胞内、外有胆汁淤积现象（呈棕黄色颗粒状）（图12-11B）。

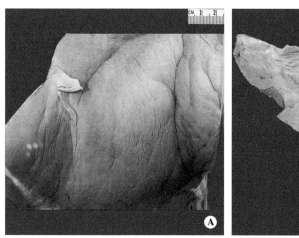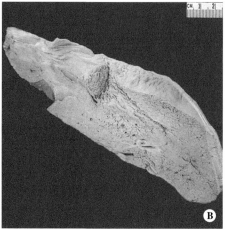

图 12-9　急性重型肝炎（A. 表面；B. 切面）

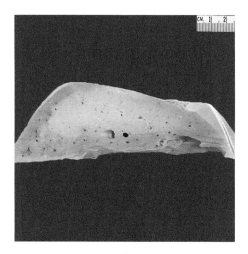

图 12-10　亚急性重型肝炎

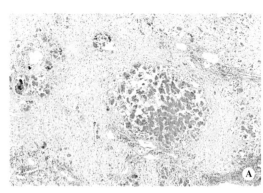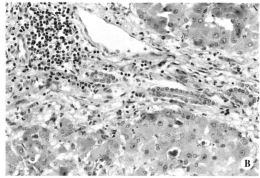

图 12-11　亚急性重型肝炎（HE 染色；A. 10×10；B. 40×10）

（二）肝硬化（liver cirrhosis）

各种因素长期、反复作用引起肝细胞变性坏死，结缔组织增生和肝细胞结节状再生，使肝脏结构、血液循环途径改变，肝变形、变硬，称为肝硬化。肝硬化的病理类型包括：小结节性肝硬化（micronodular cirrhosis）、大结节性肝硬化（macronodular cirrhosis）和混合结节性肝硬化。

1.大体标本：小结节性肝硬化（micronodular cirrhosis） 肝体积缩小，重量减轻，质地较硬。表面有许多大小较均匀一致的颗粒状突起（图 12-12A），0.2～0.5cm 大小。切面可见大量圆形或类圆形的小结节，黄褐色或黄绿色，周围有薄且均匀的灰白色纤维间隔（图 12-12B）。

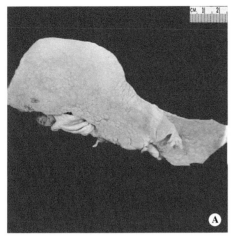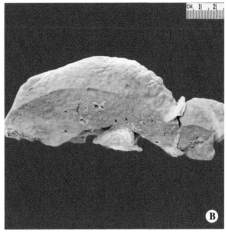

图 12-12　小结节性肝硬化（A. 表面；B. 切面）

2.大体标本：大结节性肝硬化（macronodular cirrhosis） 肝体积缩小，变形、变硬，表面及切面可见许多大小悬殊的结节，灰黄色，结节周围纤维间隔厚薄不均（图 12-13）。

3.切片：小结节性肝硬化（micronodular cirrhosis）肝包膜显著增厚，正常肝小叶结构被破坏，纤维组织增生分隔、包绕肝细胞，形成大小不等、椭圆形、不规则的肝细胞团，即假小叶（图 12-14A）。假小叶内肝细胞排列紊乱，失去正常放射状排列特点。假小叶中央静脉缺如、偏位或多个（图 12-14B），部分肝细胞发生细胞肿胀或脂肪变性（图 12-14C）。假小叶周围的结缔组织间隔较窄，内见增生的小胆管，可见假胆管（无管腔）（图 12-14D）。

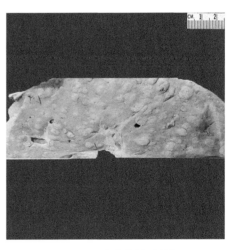

图 12-13　大结节性肝硬化

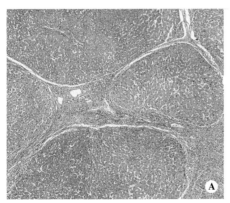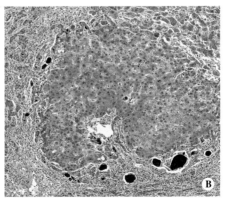

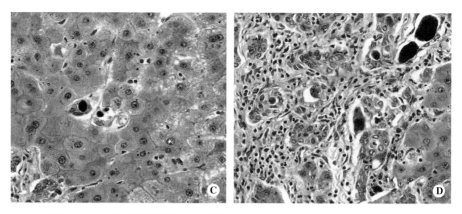

图 12-14　小结节性肝硬化（HE 染色；A. 4×10；B. 10×10；C、D. 40×10）

4. 大体标本：食管静脉曲张（esophageal varices）　门脉高压可引起侧支循环形成，门静脉血经胃冠状静脉、食管静脉丛、奇静脉入上腔静脉，常致食管胃底静脉曲张。食管黏膜出现多个暗红色隆起的皱襞，为黏膜下高度扩张淤血的静脉。因制作标本时食管两端切开，血液已流走，故隆起不明显（图 12-15）。

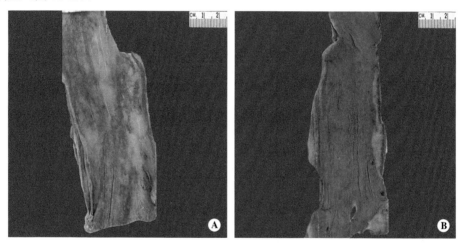

图 12-15　食管静脉曲张

（三）消化腺肿瘤

1. 大体标本：结节型原发性肝癌（nodular type of primary hepatic carcinoma）　肝体积增大，表面及切面可见大量癌结节弥漫分布，直径 0.2～3.0cm，灰黄或灰白色，部分癌结节有出血、坏死（图 12-16）。

2. 大体标本：巨块型原发性肝癌（massive type of primary hepatic carcinoma）　肝体积增大，表面及切面可见 1 至数个癌结节，巨大的癌结节直径可达 18.0cm，灰黄色，并有明显坏死、出血（图 12-17）。

3. 切片：肝细胞癌（hepatocellular carcinoma）　肝癌细胞呈巢状分布（图 12-18A）。肿瘤细胞体积大，部分呈多角形，胞质丰富，部分呈空泡透明状；细胞核大小不等，形态各异，染色深浅不一；可见瘤巨细胞和病理性核分裂象（图 12-18B）；癌细胞团之间有纤维组织分隔。

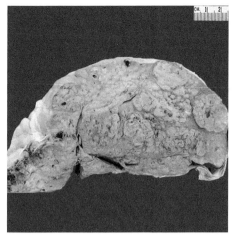

图 12-16 原发性肝癌（结节型）

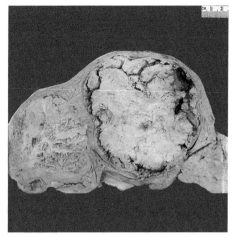

图 12-17 原发性肝癌（巨块型）

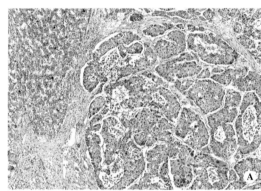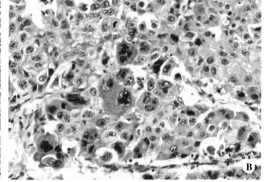

图 12-18 肝细胞癌（HE 染色；A. 10×10；B. 40×10）

三、阅 片 视 频

12-2 消化腺疾病阅片视频二维码

四、思 考 题

请描述病毒性肝炎—肝硬化—肝癌发生发展过程中的病理变化。

（崔雨虹 唐锡萍）

第十三章 呼 吸 系 统

第一节 呼吸系统的组织结构

呼吸系统（respiratory system）包括鼻、咽、喉、气管、主支气管和肺等器官，其主要功能是完成机体与外界的气体交换，吸进氧气，呼出机体产生的二氧化碳。从鼻腔到肺内的终末细支气管，司气体的传导，为导气部，无气体交换功能，但具有保持气道畅通和净化吸入空气的重要作用。从肺内的呼吸性细支气管开始直至终末端的肺泡，是气体交换的部位，为呼吸部。此外，肺还参与机体多种物质的合成和代谢。

肺是最主要的呼吸器官，它位于胸腔内，是进行气体交换的场所。肺表面被覆浆膜，肺组织分为实质和间质两部分。间质包括结缔组织及血管、淋巴管、神经等，实质为肺内支气管的各级分支及其终末的大量肺泡。

一、实 验 要 求

1. 掌握气管的结构特点。
2. 掌握肺的组织结构。

二、实 验 内 容

（一）气管

材料与方法：动物气管切片，HE 染色。

1. **肉眼观察** 切片为气管的横切，凹面为管腔的黏膜面，管壁内呈淡蓝色"C"形结构为透明软骨环，软骨环缺口处为气管后壁。

2. **低倍镜观察** 由内向外逐层区分管壁的黏膜、黏膜下层和外膜（图 13-1A）。注意观察三层结构成分。

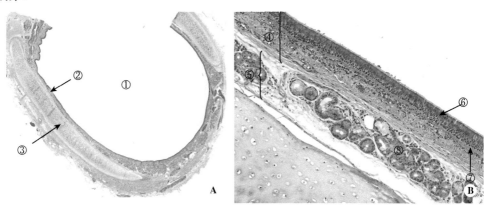

图 13-1 气管（动物气管切片，HE 染色；A. 4×10，B. 40×10）
①气管腔；②黏膜层；③透明软骨；④黏膜层；⑤黏膜下层；⑥假复层纤毛柱状上皮；⑦基膜；⑧混合性腺

3. **高倍镜观察**

（1）黏膜：上皮为假复层纤毛柱状上皮（图 13-1 ⑥），可分辨纤毛细胞和杯状细胞，其他类型细胞不易区分，上皮下方可见明显的基膜（图 13-1 ⑦）。固有层结缔组织中可见腺导管、淋巴组织和小血管等。

（2）黏膜下层：由疏松结缔组织构成，与固有层和外膜无明显分界，内有较多的混合性腺，也称气管腺（图 13-1 ⑧）。

（3）外膜：较厚，由疏松结缔组织和"C"形透明软骨环构成。软骨环缺口处可见较多平滑肌束和腺体。

（二）肺

材料与方法：动物肺切片，HE 染色。

1. 肉眼观察　肺组织呈蜂窝状，一侧表面光滑，为被膜，深面为肺实质。

2. 低倍镜观察　标本一侧可见肺表面被覆一层浆膜（即胸膜脏层）。在肺实质内可见大量呈空泡状的肺泡，其间散在分布有小支气管及其各级分支，可有血管伴行（图 13-2A）。

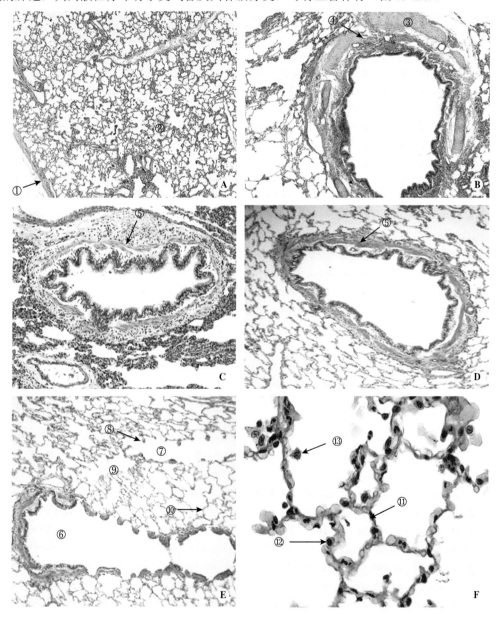

图 13-2　肺（动物肺切片，HE 染色；A. 肺实质；B. 小支气管；C. 细支气管；D. 终末细支气管；
E. 呼吸性细支气管；A ～ E. 10×10, F. 40×10）

①被膜；②肺实质；③软骨碎片；④腺体；⑤平滑肌；⑥呼吸性细支气管；⑦肺泡管；⑧结节状膨大；⑨肺泡囊；
⑩肺泡；⑪Ⅰ型肺泡细胞；⑫Ⅱ型肺泡细胞；⑬巨噬细胞

（1）导气部：为叶支气管至小支气管、细支气管和终末细支气管（图13-2B、C、D）。

（2）呼吸部：为呼吸性细支气管、肺泡管、肺泡囊和肺泡。

观察肺内血管分布，肺动脉血管的分支与各级肺内支气管伴行，肺静脉单独走行于肺间质内。

3. 高倍镜观察　观察导气部和呼吸部的微细结构。

（1）导气部

1）叶支气管至小支气管：管腔较大，管壁较厚，上皮为假复层纤毛柱状上皮，杯状细胞少。固有层内可见淋巴组织，黏膜下层有混合腺，透明软骨成碎片状，平滑肌束增多。

2）细支气管：管腔变小，管壁变薄，黏膜突向管腔形成皱襞，上皮渐变为单层纤毛柱状、杯状细胞、腺体和软骨片变少或消失，平滑肌相对增多形成环层。

3）终末细支气管：管腔小，管壁变薄，上皮为单层柱状，主要为无纤毛的克拉拉细胞（Clara cell）。杯状细胞、腺体、软骨碎片完全消失。上皮外周形成薄层环行平滑肌。

（2）呼吸部（图13-2E、F）

1）呼吸性细支气管：管壁不完整，有肺泡开口，腔面衬有单层立方上皮，上皮外有少量结缔组织及平滑肌。

2）肺泡管：为由许多肺泡围成的通道，其管壁极不完整，相邻肺泡开口之间的部位呈结节状膨大，表面有单层立方上皮或单层扁平上皮，上皮下有一小束横切的平滑肌，是肺泡管残留的管壁断面。

3）肺泡囊：是几个肺泡的共同开口处，相邻肺泡开口处无结节状膨大，据此可与肺泡管相区别。

4）肺泡：镜下所见的许多半球形薄壁小囊泡，都是肺泡。肺泡壁很薄，由单层肺泡上皮组成。区分肺泡上皮的Ⅰ型肺泡细胞和Ⅱ型肺泡细胞。相邻肺泡之间的薄层结缔组织为肺泡隔。隔内有丰富的毛细血管，在肺泡隔和肺泡腔内常见尘细胞，即肺泡巨噬细胞，胞体较大，椭圆形或不规则形，胞质含吞噬的棕黑色尘粒，单个或成群存在。

三、示　教

1. 肺泡隔内的弹性纤维（弹性染色）。

2. 尘细胞。

3. 肺血管灌注切片。

4. 电镜图像：肺泡上皮细胞与肺泡隔。

四、阅片视频

13-1　呼吸系统组织结构阅片视频二维码

五、思　考　题

1. 试述气管壁的结构与功能。

2. 肺的导气部结构有何变化规律？

3. 试从肺泡的结构来说明其功能。

4. 解释名词：肺小叶、Ⅰ型肺泡细胞、Ⅱ型肺泡细胞、肺泡隔、气-血屏障。

第二节　呼吸系统疾病

本节主要介绍呼吸系统常见疾病，包括肺炎、慢性阻塞性肺疾病及呼吸系统常见肿瘤。

1. 肺炎（pneumonia） 肺组织发生的急性渗出性炎症，以细菌性肺炎最常见，包括大叶性肺炎、小叶性肺炎等。前者是由肺炎链球菌引起的以肺泡内弥漫性纤维蛋白渗出为主的急性炎症，分为充血水肿期、红色肝样变期、灰色肝样变期、溶解消散期四期，常见并发症包括肺肉质变、肺脓肿、脓胸及感染性休克等。小叶性肺炎是以细支气管为中心的化脓性炎，常见并发症有呼吸功能不全、心力衰竭、脓毒血症、肺脓肿和脓胸等。

2. 慢性阻塞性肺疾病（chronic obstructive pulmonary disease，COPD） 是肺实质和小气道受损伤，导致慢性气道阻塞、呼气阻力增加以及肺功能不全的一组疾病，包括慢性支气管炎、肺气肿、支气管哮喘和支气管扩张等。慢性支气管炎是一种由多因素引起的支气管黏膜及其周围组织发生非特异性炎症。肺气肿是由于末梢肺组织（呼吸性细支气管、肺泡管、肺泡囊和肺泡）含气量过多，同时伴有肺泡隔破坏以及肺组织弹性减弱，致肺体积增大、功能下降的疾病。支气管哮喘是多种细胞（如嗜酸性粒细胞、肥大细胞、淋巴细胞、中性粒细胞、气道上皮细胞）和细胞组分参与的气道慢性非特异性炎症病变，通常伴气道高反应性和广泛多变的可逆性气流受阻。支气管扩张是以肺内小气道管腔持续性扩张伴有气道壁纤维性增厚为特征，常继发化脓性炎。慢性肺疾病、肺血管病和胸廓运动障碍性疾病引起的肺动脉压升高会导致右心室壁肥厚、心腔扩大甚至右心衰竭，称为慢性肺源性心脏病（chronic cor pulmonale），简称肺心病。

3. 肺癌（lung carcinoma） 根据肿瘤在肺内分布部位不同，大体分为中央型、周围型和弥漫型。组织学类型包括鳞状细胞癌、腺癌、腺鳞癌、神经内分泌癌等基本类型。可通过直接蔓延及淋巴管、血道转移到全身各处。由于肺癌患者的预后不良居多，因此，早发现、早诊断、早治疗对提高肺癌患者的治愈率和生存率相当重要。

4. 鼻咽癌（nasopharyngeal carcinoma，NPC） 是人体鼻咽部上皮组织发生的恶性肿瘤，好发于鼻咽顶部。组织学类型包括鳞状细胞癌和腺癌。鳞状细胞癌包括分化性鳞癌和未分化性鳞癌，前者又分为角化型和非角化型，后者分为泡状核鳞癌和未分化鳞癌。鼻咽癌既可通过直接蔓延向上破坏颅底，又可通过淋巴道和血道转移侵犯其他器官。

一、实 验 要 求

1. 掌握大叶性肺炎与小叶性肺炎的病理变化及其区别。
2. 通过对肺炎病理变化的认识，解释其临床症状。
3. 掌握慢性支气管炎、肺气肿、支气管扩张、慢性肺源性心脏病的病理变化。
4. 熟悉肺癌的大体和组织分型。

二、实 验 内 容

（一）肺炎

1. 大体标本：大叶性肺炎（lobar pneumonia） 大叶性肺炎是由肺炎链球菌引起的以肺泡内弥漫性纤维蛋白渗出为主的炎症。一般发生在单侧肺，下叶多见。典型的大叶性肺炎病变分充血水肿期、红色肝样变期、灰色肝样变期和溶解消散期。充血水肿期，肺叶肿胀，重量增加，呈暗红色。3～4日后，肺叶质地变实，切面灰红，称为红色肝样变期。之后充血消退，进入灰色肝样变期，肺叶肿大灰黄，干燥粗糙。肺膜表面不光滑，可见灰黄色物质披覆（图13-3箭头所示）。

2. 大体标本：小叶性肺炎（lobular pneumonia） 由化脓菌感染引起的以肺小叶为病变单位的急性化脓性炎。病变起始于细支气管，向纵深蔓延，又称支气

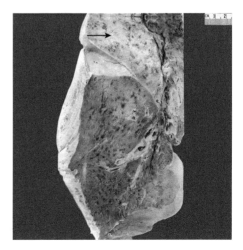

图13-3 大叶性肺炎（灰色肝样变期）

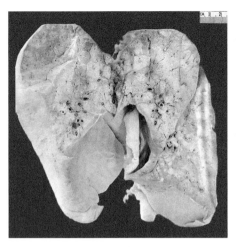

图 13-4 小叶性肺炎

管肺炎。双肺表面和切面散在分布灰黄、质实病灶，大小不等，直径多在 0.5～1.0cm（相当于肺小叶范围），形状不规则。病灶中可见病变细支气管断面，部分病灶融合成片（图 13-4）。

3. 切片：大叶性肺炎（lobar pneumonia）

（1）低倍镜观察：肺泡壁毛细血管受压后扩张充血不明显，肺泡腔内充满大量渗出物（图 13-5A）。

（2）高倍镜观察：肺泡腔内充满中性粒细胞，同时可见纤维蛋白（淡红色纤维网状），红细胞较少。纤维蛋白穿过肺泡间孔与相邻肺泡中的纤维蛋白网相连（图 13-5B）。

4. 切片：小叶性肺炎（lobular pneumonia） 病灶多以细支气管为中心（图 13-6A）。细支气管壁血管扩张充血，部分黏膜上皮坏死脱落，管腔内及其周围肺泡腔内充满中性粒细胞为主的炎性渗出物（图 13-6B），肺泡间隔破坏。病灶周围的肺泡可见轻度肺气肿病变（图 13-6A）。

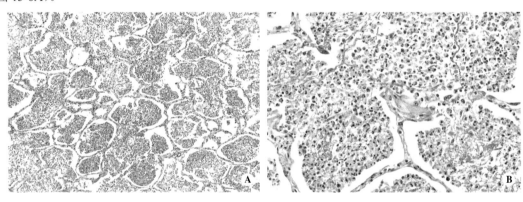

图 13-5 大叶性肺炎（HE 染色；A. 10×10；B. 20×10）

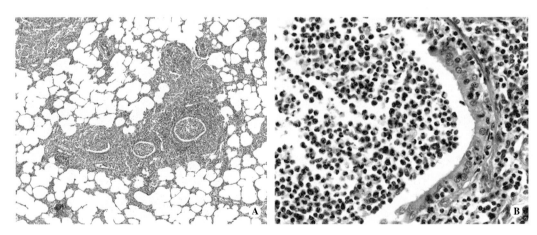

图 13-6 小叶性肺炎（HE 染色；A. 4×10；B. 40×10）

5. 大体标本：肺脓肿（lung abscess） 当病原菌毒力强或机体抵抗力低下，金黄色葡萄球菌和肺炎链球菌混合感染引起的大叶性肺炎，容易并发肺脓肿，肺脓肿也是小叶性肺炎常见的并发症。肺切面可见一形状不规则的脓肿灶，脓液已流走，脓肿边缘可见多量残存的坏死组织（图 13-7）。

（二）慢性阻塞性肺疾病

1. 大体标本：肺气肿（pulmonary emphysema） 肺气肿是指呼吸细支气管、肺泡管、肺泡囊、肺泡因肺组织弹性减弱而过度充气，呈永久性扩张，并伴有肺泡间隔破坏，致使肺容积增大的病理状态，常为慢性支气管炎的并发症。肺体积显著增大，表面浅灰色，小叶间纤维间隔明显，边缘变钝，有透光感，质软（触之捻发感），有指压痕，切面呈海绵状（图13-8）。

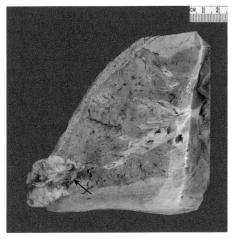
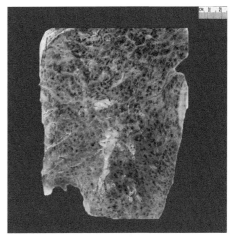

图13-7 肺脓肿　　　　　　　　　　　　图13-8 肺气肿

2. 大体标本：支气管扩张（bronchiectasis） 支气管扩张以肺内支气管的持久性扩张为特点，多由支气管及肺组织感染引起支气管壁支撑组织破坏及管腔堵塞造成。肉眼观，肺切面见末端支气管呈弥漫性圆柱状扩张或局限性囊状扩张，病变伸展至肺膜下。支气管壁明显增厚，灰白色，部分扩张的支气管腔内可见灰黄色脓性渗出物（图13-9）。

3. 大体标本：慢性肺源性心脏病（chronic cor pulmonale） 由慢性肺疾病、肺血管疾病及胸廓运动障碍性疾病引起肺循环阻力增加、肺动脉压力增高、右心室肥厚或扩张为特征的心脏病。肉眼观，右心室高度扩张，乳头肌、肉柱相应变扁。右心室壁厚 0.5～0.8cm（正常厚0.3cm）。三尖瓣瓣膜平滑，无器质性病变（图13-10）。

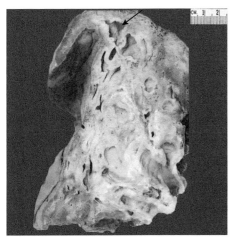
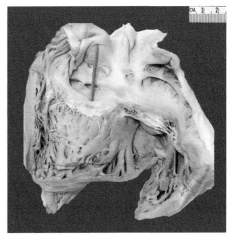

图13-9 支气管扩张　　　　　　　　　图13-10 慢性肺源性心脏病

（三）肺癌

1. 大体标本：中央型肺癌（central lung carcinoma） 肺癌的大体形态分为中央型、周边型和弥漫型。中央型肺癌最常见，发生于主支气管或肺叶支气管，灰白色肿瘤组织向腔内隆起，并破坏管壁向周围组织浸润，形状不规则，与周围肺组织分界不清（图13-11）。

2. 大体标本：**周围型肺癌**（peripheral lung carcinoma） 肿瘤起源于肺段以下支气管或远端支气管，在靠近肺膜的肺周边部形成孤立的球形癌结节，切面灰白，可见坏死，与周围组织的界线较清楚，但无包膜（图13-12）。此型肺癌淋巴道转移较中央型较晚。

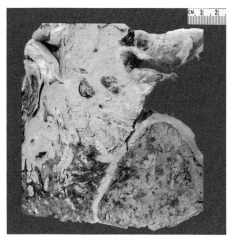
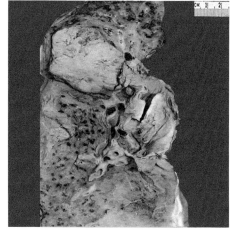

图13-11　中央型肺癌　　　　　　　　图13-12　周围型肺癌

3. 大体标本：**弥漫型肺癌**（diffuse lung carcinoma） 此型较少见。癌组织起源于末梢肺组织，沿肺泡弥漫生长。肉眼观肺表面（图13-13A）及切面（图13-13B）见粟粒大小结节状病灶，灰黄或灰白色，质实，部分已融合。

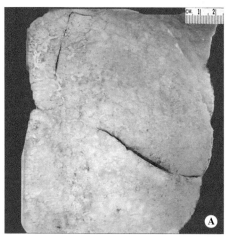
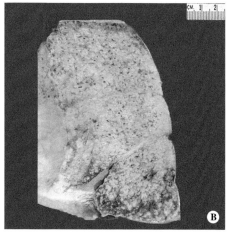

图13-13　弥漫型肺癌（A. 表面；B. 切面）

4. 切片：**肺鳞状细胞癌**（pulmonary squamous cell carcinoma） 肺鳞癌多起源于肺段以上支气管黏膜上皮，在致癌因子的作用下，经鳞状上皮化生、异型增生、原位癌等阶段发展为浸润癌。组织学上分为角化型、非角化型和基底细胞样型。角化型癌巢中有角化珠形成（图13-14），常可见细胞间桥；非角化型无角化珠形成，细胞间桥少见；基底细胞样型癌细胞较小，癌巢周边肿瘤细胞呈栅栏状排列。

5. 切片：**肺腺癌**（pulmonary adenocarcinoma） 肺腺癌通常发生于较小支气管上皮，组织学分为原位腺癌、微浸润性腺癌和浸润性腺癌。浸润性腺癌按分化程度，可分为高、中、低分化三类。高分化腺癌主要表现为癌细胞沿肺泡壁、肺泡管壁、细支气管壁呈鳞屑样生长，形似腺样结构，肺泡间隔未被破坏，肺泡轮廓保留（图 13-15）。

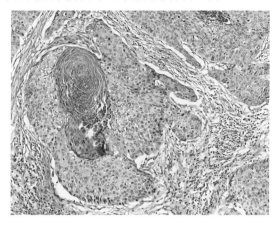 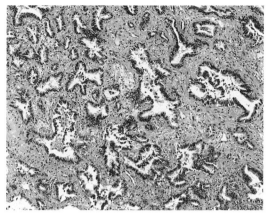

图 13-14 肺鳞状细胞癌（角化型，HE 染色，10×10）　　图 13-15 肺腺癌（高分化，HE 染色，20×10）

6. 切片：肺小细胞癌（pulmonary small cell carcinoma）　肺小细胞癌是一种高度恶性的异源性神经内分泌肿瘤，多发生于肺段以上大支气管，生长快，转移早。肿瘤细胞形态均一，呈淋巴细胞样或燕麦细胞形，体积小，核位于中央，胞质稀少呈嗜酸性，或呈裸核状。癌细胞常弥漫分布，或呈实性片状、条索状排列，有时也可围绕小血管形成假菊形团结构（图 13-16）。

（四）鼻咽癌（nasopharyngeal carcinoma）

切片：泡状核细胞癌（vesicular nucleus cell carcinoma）　鼻咽癌多起源于鼻咽黏膜柱状上皮的储备细胞和鳞状上皮的基底细胞，组织构象复杂，主要分为鳞状细胞癌和腺癌。泡状核细胞癌属未分化性鳞癌，癌细胞呈片状、巢状不规则分布；癌细胞胞质丰富，境界不清；核大，圆形或类圆形，染色质少，大部分呈空泡状，有 1～2 个肥大的核仁；癌细胞之间有淋巴细胞浸润（图 13-17）。

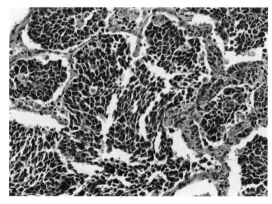 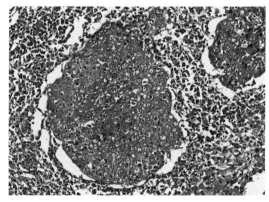

图 13-16 肺小细胞癌（HE 染色，20×10）　　图 13-17 鼻咽癌（泡状核细胞癌，HE 染色，10×10）

三、阅片视频

13-2 呼吸系统疾病阅片视频二维码

四、思 考 题

1. 如何用大叶性肺炎的病理变化来解释其临床症状或体征？
2. 请比较大叶性肺炎与小叶性肺炎病变之异同。
3. 根据图 13-5，考虑本例应属于大叶性肺炎的哪一期？
4. 支气管扩张的大体形态有何特点？
5. 肺癌的肉眼及组织学类型有哪些？

（崔雨虹　方 芳）

第十四章 泌 尿 系 统

第一节 泌尿系统的组织结构

泌尿系统由肾、输尿管、膀胱和尿道组成。肾的功能是滤过血浆、形成尿液，以尿液的形式排泄体内多余的水分和代谢废物，以维持机体内环境稳定，尤其对水、电解质和酸碱平衡起重要作用。尿液形成后，经输尿管输送到膀胱储存。当膀胱内尿液积储到一定量时，再经尿道排出体外。

1. 肾（kidney） 为实质性器官，在腹膜后脊柱的两侧，形似蚕豆，分前后两面，上下两端，内外两缘。外侧缘隆突，内侧缘中部凹陷称为肾门，有肾静脉、肾动脉、肾盂、淋巴管及神经出入。肾脏表面有结缔组织被膜，实质分周边的皮质和中央的髓质，主要功能是产生尿液，此外还能分泌多种生物活性物质。

2. 输尿管（ureter） 为细长的中空性肌性管道，始于肾盂，下连膀胱，可运输尿液。

3. 膀胱（bladder） 为囊状的肌性器官，主要功能是储存尿液。成人膀胱容量为 300～500ml，其形状、大小、位置与储存尿量有关。

4. 尿道（urethra） 属排尿的管道。男、女尿道的形态有明显差异，女性尿道起自膀胱尿道内口，穿过尿生殖膈，止于尿道外口。男性尿道与生殖系统关系密切，将在男性生殖系统叙述。

一、实 验 要 求

1. 掌握肾的结构特点，辨别肾单位各段的结构特征及分布位置。

2. 熟悉膀胱的结构特点以及膀胱壁结构与其功能的关系。

二、实 验 内 容

（一）肾

材料与方法：动物肾切片，HE 染色。

1. 肉眼观察 切片为肾的部分切面。较宽一侧深红色部分是皮质，内含散在分布的圆点状肾小体；深部色浅为髓质（肾锥体），锥体旁染色较深为肾柱。

2. 低倍镜观察

（1）被膜：为薄层致密结缔组织，位于肾的表面（图 14-1 ①）。

（2）皮质：辨认髓放线（图 14-1 ②）和皮质迷路（图 14-1 ③）

1）髓放线（medullary ray）：皮质中呈放射状排列的条纹，可见近直小管和远直小管纵切或斜切面。

2）皮质迷路（cortical labyrinth）：位于髓放线间的皮质部分，有许多散在分布的肾小体、近曲小管及远曲小管。

（3）髓质：由肾小管直部、细段及集合管组成，多数为斜切面或纵切面。在皮质与髓质交界处可见弓形动脉。

3. 高倍镜观察

（1）皮质迷路

1）肾小体（renal corpuscle）：包括血管球（glomerulus）和肾小囊（renal capsule）。血管球为球状的毛细血管，内含红细胞（图 14-1 ④）。肾小囊是包裹在血管球外的双层杯状囊，分为脏层和壁层。肾小囊壁层为肾小体最外层（图 14-1 ⑦），由单层扁平上皮组成。肾小囊脏层附着在血管球上，不易辨认。壁层与紧贴血管球的脏层间有较窄的腔，为肾小囊腔（图 14-1 ⑧）。在肾小体附近，有时可见肾小体血管极（图 14-1 ⑤），有小动脉出入。在肾小体血管极还可见致密斑（macula densa）（图 14-1 ⑥）。

2）肾小管（renal tubule）：在肾小体旁边呈不同形态的小管。

近曲小管（proximal convoluted tubule）：数量较多，管壁厚，染色较深，管腔小而不规则（上皮细胞游离面有刷状缘）。上皮细胞呈锥形，较大，细胞界线不清（图 14-1 ⑨）。细胞核圆形，近基底部，排列疏密不一。胞质嗜酸性较强，呈深红色。

远曲小管（distal convoluted tubule）：数量较少，管壁薄，管腔大而规则（上皮细胞游离面无刷状缘）。上皮细胞较小，为立方形（图 14-1 ⑩）。细胞核圆形，居中，排列较密。胞质嗜酸性较弱，呈浅红色。

（2）髓放线：髓放线内可见近直小管（proximal straight tubule）、远直小管（distal straight tubule）及直集合管。近直小管上皮细胞为立方形，与近曲小管接近，刷状缘稍短。远直小管上皮细胞呈立方形，与远曲小管相似，上皮稍矮。

（3）髓质：可见细段（thin limb）、直集合管（collecting tubule）和乳头管（papillary duct）。细段管径较细，管壁为单层扁平上皮（图 14-3 ③）。直集合管细胞为立方形，细胞界线清楚，核位于中央，胞质清亮，呈淡粉红色（图 14-3 ①）。乳头管在肾锥体乳头处，结构与直集合管相似，上皮细胞为柱状。

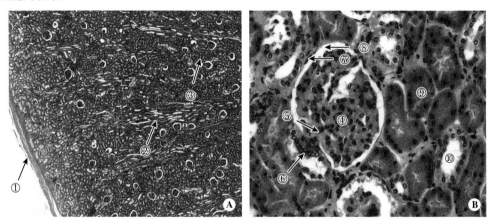

图 14-1　肾脏（动物肾脏切片，HE 染色；A. 10×10，B. 40×10）

①被膜；②髓放线；③皮质迷路；④血管球；⑤血管极；⑥致密斑；⑦肾小囊壁层；⑧肾小囊腔；⑨近曲小管；⑩远曲小管

（二）膀胱

材料与方法：人膀胱切片，HE 染色。

1. 肉眼观察　凹凸不平的一侧为膀胱腔面的黏膜皱襞，表面紫红色为上皮。收缩和充盈状态下膀胱壁厚度差异明显。

2. 低倍镜观察　膀胱壁由内到外分为黏膜（图 14-2 ①）、肌层（图 14-2 ②）和外膜（图 14-2 ③）。

（1）黏膜（mucosa）：由上皮（图 14-2 ⑤）和固有层（图 14-2 ⑥）组成。黏膜上皮为变移上皮，较厚，达 8～10 层。固有层为结缔组织。

（2）肌层（muscularis）：由平滑肌构成，较厚，分为内纵、中环、外纵三层，相互交叉分界不清。

（3）外膜（adventitia）：膀胱顶部为浆膜（即结缔组织外覆间皮），其余为纤维膜。

处于收缩状态的膀胱黏膜较厚且黏膜有皱褶，肌层变厚，三层结构不易分辨。

3. 高倍镜观察　观察变移上皮。表层细胞为盖细胞，其体积大，胞质染色浅，近游离面的胞质浓缩而着色深，形成壳层（图 14-2 ④）。

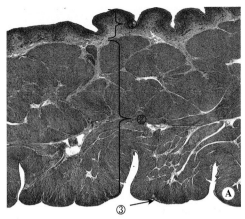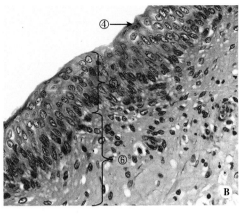

图 14-2　膀胱（人膀胱切片，HE 染色：A. 10×10，B. 40×10）
①黏膜；②肌层；③外膜；④盖细胞（可见深染的壳层）；⑤变移上皮；⑥固有层

三、示　　教

1. 致密斑　为远端小管靠近肾小体侧的上皮细胞形成的椭圆形斑（图 14-1 ⑥），此处上皮细胞呈柱状，排列紧密，细胞核呈椭圆形，近细胞顶部，致密斑为球旁复合体的组成部分。

2. 髓质内的近直小管和细段　近直小管染色较深，管壁厚度及刷状缘均不如近曲小管发达（图 14-3 ②）。注意细段与毛细血管的区别，细段的细胞虽扁平，但比血管内皮细胞要厚，且内皮细胞核大染色浅，并向腔面明显突出（图 14-3 ③）。

3. 充盈状态下的膀胱　与收缩状态的膀胱相比，黏膜变薄，皱襞消失，表面盖细胞扁平（图 14-4 ③）。肌层变薄，不易分辨出三层（图 14-4）。

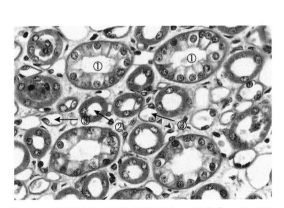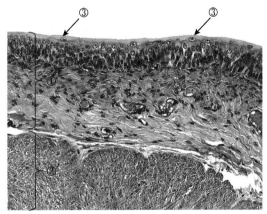

图 14-3　肾脏髓质（动物肾脏切片，HE 染色，40×10）
①集合管；②近直小管；③细段

图 14-4　膀胱（动物膀胱切片，HE 染色，10×10）
①黏膜；②肌层；③盖细胞

4. 电镜图像　肾小体毛细血管、足细胞、滤过屏障、近曲小管及远曲小管。

四、阅　片　视　频

14-1　泌尿系统组织结构阅片视频二维码

五、绘 图 作 业

绘制肾小体和肾小管。

六、思 考 题

1. 试述肾小体的光镜和电镜结构。
2. 比较近曲小管与远曲小管结构的异同。
3. 从终尿的形成过程来说明肾单位的结构和功能。
4. 什么是球旁复合体？其结构和功能如何？
5. 解释名词：肾单位、滤过屏障。

第二节　泌尿系统疾病

泌尿系统疾病分为肾和尿路的病变，包括炎症、肿瘤、尿路梗阻、先天性畸形等。

1. **肾小球肾炎（glomerulonephritis）** 是以肾小球损伤和改变为主的一组疾病，分为原发性肾小球肾炎、继发性肾小球疾病和遗传性肾炎。原发性肾小球肾炎按照发病进程分为急性肾小球肾炎和慢性肾小球肾炎。毛细血管内增生性肾小球肾炎（endocapillary proliferative glomerulonephritis）的病变特点是弥漫性毛细血管内皮细胞和系膜细胞增生，伴中性粒细胞和巨噬细胞浸润。新月体性肾小球肾炎（crescentic glomerulonephritis）以肾小球壁层上皮细胞增生、新月体形成为特征。慢性肾小球肾炎（chronic glomerulonephritis）为不同类型肾小球肾炎的终末阶段，以大量肾小球发生玻璃样变性和硬化为主要病变特点。

2. **肾盂肾炎（pyelonephritis）** 是肾盂、肾间质和肾小管的炎性疾病，分为急性和慢性两类。急性肾盂肾炎多与尿路感染有关，是肾盂、肾间质、肾小管的化脓性炎症，组织学特征为灶状间质性化脓性炎或脓肿形成，肾小管腔内中性粒细胞聚集和肾小管坏死。慢性肾盂肾炎为肾小管和间质的慢性非特异性炎症，病变特点是慢性间质性炎症、纤维化和瘢痕形成，常伴肾盂、肾盏的纤维化和变形。

3. **泌尿系统常见肿瘤** 包括肾细胞癌（renal cell carcinoma）和膀胱癌（carcinoma of the bladder）。肾细胞癌起源于肾小管上皮细胞，可发生于肾实质的任何部位，但以上、下极为多见。膀胱癌多起源于尿路上皮，可发生在膀胱的任何部位，但以三角区和输尿管口附近最多。肿瘤可单发或多发，大小不等，呈乳头状或息肉状。

一、实 验 要 求

1. 掌握急、慢性肾小球肾炎的病理形态特点及临床表现。
2. 掌握急、慢性肾盂肾炎的病理形态特点及临床表现。
3. 了解泌尿系统常见肿瘤如肾细胞癌、膀胱癌等。

二、实 验 内 容

（一）急性肾小球肾炎（acute glomerulonephritis）

1. **大体标本：毛细血管内增生性肾小球肾炎（endocapillary proliferative glomerulonephritis）** 肾脏体积增大，因炎性充血而变红，故有"大红肾"之称。表面光滑，切面见肾皮质增厚，纹理模糊，与髓质分界清楚。有时肾脏表面及切面还可见弥漫分布的小出血点（蚤咬肾）（图14-5）。

2. **大体标本：新月体性肾小球肾炎（crescentic glomerulonephritis）** 肾脏体积稍大，包膜已剥离，表面光滑；整个肾脏由于缺血变得苍白（新月体形成致肾球囊腔狭窄或闭塞，并可压迫血管球）；切面皮质稍增厚，皮髓质分界清楚（图14-6）。

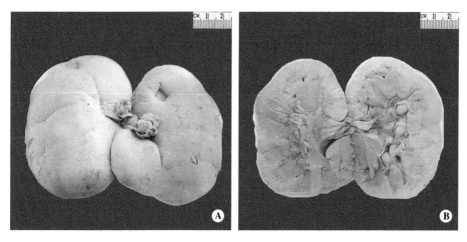

图 14-5　毛细血管内增生性肾小球肾炎（A. 表面；B. 切面）

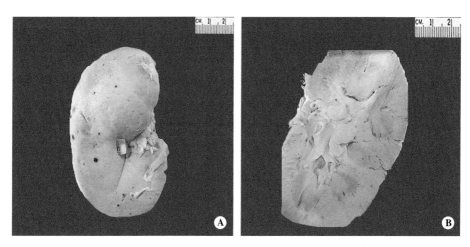

图 14-6　新月体性肾小球肾炎（A. 表面；B. 切面）

　　3. 大体标本：慢性肾小球肾炎（chronic glomerulonephritis）　肾脏体积明显缩小，重量减轻（正常肾长 11 ～ 12cm，宽 5 ～ 7cm，厚 3 ～ 5cm，重 120g），颜色较苍白，包膜已剥离（解剖时包膜与肾脏粘连甚紧，难于剥离）；表面可见许多小颗粒，凹凸不平（图 14-7A）；质地坚实；切面皮质变薄，与髓质分界不清（图 14-7B）。

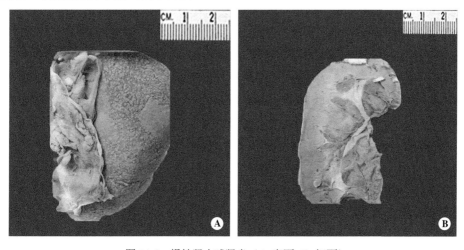

图 14-7　慢性肾小球肾炎（A. 表面；B. 切面）

4. 切片：慢性肾小球肾炎（chronic glomerulonephritis） 镜下见正常肾脏结构已被破坏，大部分肾小球发生纤维化（肾小球体积缩小，血管球内细胞减少，纤维组织增生）和玻璃样变性，病变的肾小球多互相靠拢，少数肾小球代偿性肥大（图 14-8A）；纤维化、玻璃样变性的肾小球（图 14-8B）周围肾小管发生萎缩或消失，腔内可见红染的蛋白质（管型）（图 14-8C）；代偿性肥大的肾小球周围肾小管扩张（图 14-8D）；间质纤维化，伴淋巴细胞、浆细胞、单核细胞浸润。

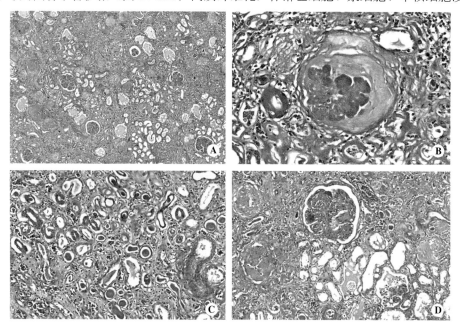

图 14-8　慢性肾小球肾炎（HE 染色）
A. 4×10；B. 纤维化、玻璃样变性的肾小球，40×10；C. 肾小管萎缩及蛋白管型，20×10；
D. 代偿性肥大的肾小球周围肾小管扩张，20×10

（二）肾盂肾炎（pyelonephritis）

1. 大体标本：急性肾盂肾炎（acute pyelonephritis） 急性肾盂肾炎是肾盂、肾间质和肾小管的化脓性炎。肉眼观，肾脏体积增大，包膜已剥离，表面可见许多散在的脓肿病灶。病灶大小不等，隆起于肾脏表面，黄色或黄白色，部分已融合（图 14-9A）。肾盂、肾盏黏膜粗糙（为黏膜坏死与脓性渗出物黏附所致）（图 14-9B）。切面近皮质处也见散在的小化脓性病灶。

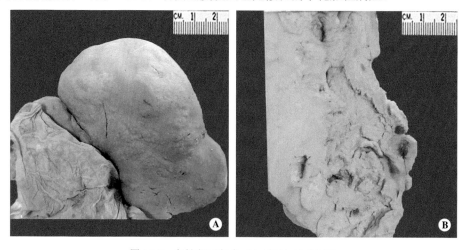

图 14-9　急性肾盂肾炎（A. 表面；B. 切面）

2. 大体标本：慢性肾盂肾炎（chronic pyelonephritis）　肾脏形态不规则，体积缩小，重量减轻，表面大量瘢痕形成，使之凹凸不平，包膜粘连无法完全分离（图14-10A）。切面皮髓质界线不清，肾乳头萎缩，肾盂、肾盏因瘢痕收缩而变形（瘢痕性固缩肾）。合并肾积水时，肾脏体积可增大，肾盂、肾盏扩张（图14-10B）。

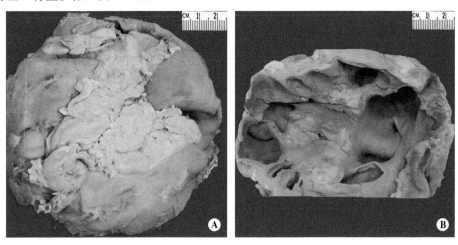

图14-10　慢性肾盂肾炎并肾积水（A. 表面；B. 切面）

3. 切片：慢性肾盂肾炎（chronic pyelonephritis）　病变主要在肾盂处，部分肾盂黏膜上皮（尿路上皮）已脱落坏死，纤维组织增生和大量慢性炎症细胞浸润（淋巴细胞、单核细胞等）（图14-11A）；靠近肾盂处的肾小管也发生萎缩或变性，小部分呈甲状腺滤泡样改变（图14-11B）；部分肾小球球囊处呈同心圆状纤维化（图14-11C），后期部分肾小球可发生玻璃样变性和纤维化。

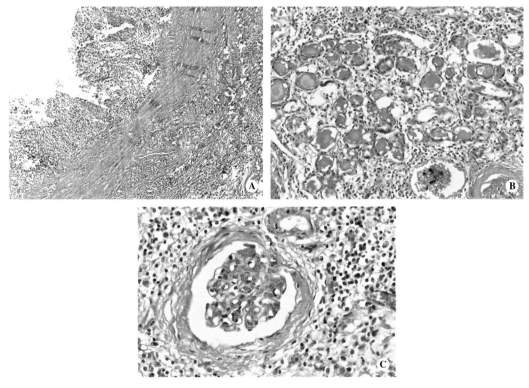

图14-11　慢性肾盂肾炎（HE染色；A. 4×10；B、C. 20×10）

（三）泌尿系统肿瘤

1. 大体标本：肾盂尿路上皮癌（urothelial carcinoma of the renal pelvis） 病变在肾盂处，尿路上皮癌呈多个小乳头状突起，无包膜，向深部组织浸润。破坏肾盂、肾盏，表面坏死明显，局部有出血（图14-12）。

2. 大体标本：膀胱癌（carcinoma of the bladder） 膀胱体积增大，黏膜面见肿瘤组织呈菜花状向膀胱腔内突出；肿瘤底宽无蒂，不同程度地向膀胱壁内浸润；切面呈灰白色，有出血性坏死（图14-13）。

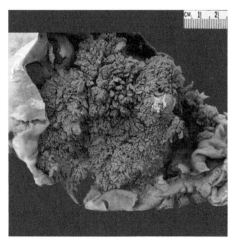
图 14-12　肾盂尿路上皮癌

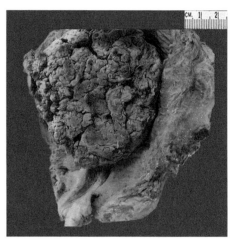
图 14-13　膀胱癌

3. 大体标本：肾细胞癌（renal cell carcinoma） 起源于肾小管上皮细胞的恶性肿瘤。肾脏上极被一肿物所占据，肿瘤呈圆形，有假包膜；切面见肿瘤组织呈暗红、浅黄白色、灰白色相间的多种色彩，并有出血性坏死及钙化区（图14-14）。

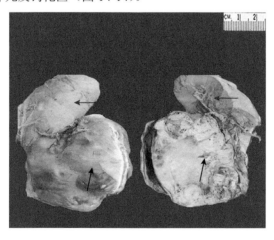
图 14-14　肾细胞癌
黑色箭头示肿瘤；红色箭头示肾脏

4. 切片：膀胱尿路上皮癌（urothelial carcinoma of the bladder） 镜下见各个视野均有许多大小一致的乳头状结构（癌巢），密集排列在一起。乳头被覆的细胞层次较多，缺乏正常时从柱状到扁平逐步分化的规律（图14-15A），乳头中央为血管间质，间质中有淋巴细胞浸润，肿瘤诱导形成的血管壁不完整，易出血（图14-15B）。肿瘤细胞大小不一，胞质丰富、淡染；核较空亮，核仁明显，核分裂象多见；乳头间有少量纤维组织，有些区域可见炎症细胞浸润和灶性坏死（图 14-15B、C），有时可见癌细胞侵入到静脉内（图 14-15D）。

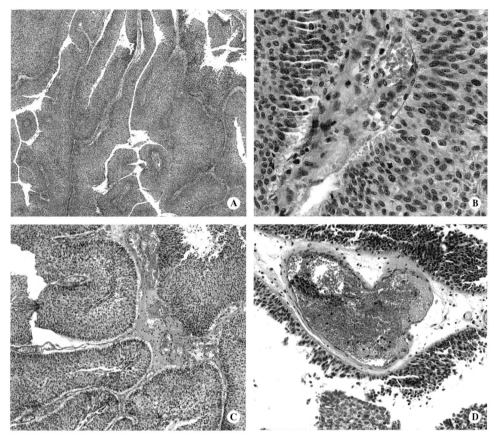

图 14-15　膀胱尿路上皮癌（HE 染色；A. 4×10；B. 40×10；C. 10×10；D. 20×10）

三、阅片视频

14-2　泌尿系统疾病阅片视频二维码

四、思考题

1. 试述毛细血管内增生性肾小球肾炎的病理变化。
2. 新月体性肾小球肾炎的镜下改变有哪些？
3. 如何鉴别慢性肾小球肾炎和慢性肾盂肾炎？

（王翌华　唐锡萍）

第十五章　男性生殖系统

男性生殖系统由生殖腺、生殖管道、附属腺及外生殖器组成。生殖腺（睾丸）可产生精子和分泌雄激素。生殖管道包括附睾、输精管、射精管及尿道，可促进精子成熟，并营养、储存和运输精子。附属腺由精囊腺、前列腺和尿道球腺组成，其分泌物参与精液的组成。外生殖器包括阴茎和阴囊。

1. 睾丸〔testis〕　为实质性器官，位于阴囊内，左右各一，扁椭圆形，睾丸后缘增厚的结缔组织是血管、神经、淋巴管等进出的部位。精子在睾丸生精小管内产生，之后通过输出小管进入附睾。

2. 附睾〔epididymis〕　贴附于睾丸的上端和后缘，由若干紧密排列的弯曲管道构成。附睾有储存、输送精子和分泌功能，其分泌物能营养精子，精子需在附睾停留 2 ~ 3 周才可达到功能上的成熟。

3. 前列腺〔prostate〕　为实质性器官，形似栗子，位于膀胱下方，包绕尿道起始部。前列腺的分泌物直接排入尿道，参与精液的组成。

一、实验要求

1. 掌握生精小管的结构、睾丸间质细胞的结构特点及分布，熟悉精子形成的过程。
2. 了解附睾的结构特点。
3. 掌握前列腺的结构特点。

二、实验内容

（一）睾丸

材料与方法：人睾丸及附睾切片，HE 染色。

1. 肉眼观察　睾丸为实质性器官，其中大的半圆形切面是睾丸。

2. 低倍镜观察

（1）被膜：最外表面是鞘膜脏层，外覆间皮，下方是白膜（tunica albuginea），较厚，为一层深红色的致密结缔组织（图 15-1 ①）。在睾丸的后缘白膜增厚为睾丸纵隔，可向睾丸实质内延伸，将睾丸实质分隔成许多小叶。

（2）实质：睾丸小叶内，可见生精小管的不同断面（图 15-1 ②）。在靠近睾丸纵隔处的生精小管变为精直小管，后穿入睾丸纵隔形成睾丸网。生精小管间有少量疏松结缔组织，为睾丸间质（图 15-1 ③），可见丰富的毛细血管及三五成群的睾丸间质细胞。

3. 高倍镜观察

（1）生精小管（seminiferous tubule）：在高倍镜下选取管腔清楚及细胞层数较多的生精小管横切面来观察。生精小管由生精上皮、肌样上皮及基膜构成。其中生精上皮包括生精细胞和支持细胞。

1）生精细胞（spermatogenic cell）：各级生精细胞在生精上皮中的排列有一定规律性，从生精小管基底侧到近腔侧依次为：精原细胞、初级精母细胞、次级精母细胞、精子细胞和精子；各期生精细胞的形态结构如下：

精原细胞（spermatogonium）：紧贴基膜（图 15-1 ④），细胞呈圆形，体积较小，核圆形，着色深。

初级精母细胞（primary spermatocyte）：位于精原细胞内侧（图 15-1 ⑤），有 2 ~ 3 层，细胞呈圆形，体积较大，核大且圆形，染色质变为粗大的染色体交织排列，常见核分裂象（请思考为什么）。

次级精母细胞（secondary spermatocyte）：位于初级精母细胞的内侧，细胞呈圆形，体积与精原细胞相似，核圆形，染色深。在切片中一般较难看到（请思考为什么？）。

精子细胞（spermatid）：位置靠近腔面，成群分布（图15-1 ⑥）。细胞呈圆形，体积小，核圆形，较小染色深。

精子（spermatozoon）：靠近管腔或嵌插在腔面（图15-1 ⑦）。切片中多数精子尾部不明显，精子头部一般为菱形或椭圆形的紫蓝色颗粒状，着色深。

2）支持细胞（sertoli cell）：位于生精细胞间（图15-1 ⑧），轮廓不清，呈不规则锥形，基部紧贴基膜，顶部深达管腔，侧面镶嵌各类生精细胞；胞核呈椭圆形或三角形，核内染色质少，染色浅，核仁明显。

（2）睾丸间质细胞（leydig cell）：三五成群分布于生精小管之间的疏松结缔组织（即睾丸间质）内。细胞体积较大，胞质嗜酸性，核圆形且多偏于细胞一侧（图15-1 ⑨）。睾丸间质的结缔组织内含平滑肌纤维。

（3）精直小管（straight seminiferous tubule）：位于生精小管和睾丸纵隔交界处，管壁为单层柱状或立方上皮。

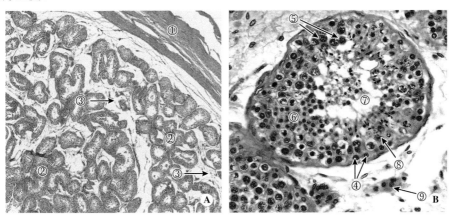

图 15-1　睾丸（人睾丸及附睾切片，HE 染色；A. 10×10；B. 40×10）
①被膜；②生精小管；③睾丸间质；④精原细胞；⑤初级精母细胞；⑥精子细胞；⑦精子；⑧支持细胞；⑨间质细胞

（二）附睾

材料与方法：人睾丸及附睾切片，HE 染色。

1. 肉眼观察　在睾丸一侧，小卵圆形结构即为附睾。

2. 低倍镜观察　附睾表面为结缔组织被膜，实质内可见附睾管及输出小管的不同断面。小管间为结缔组织，内含平滑肌纤维。

3. 高倍镜观察

（1）输出小管（efferent ductule）：其上皮由高柱状纤毛细胞及低柱状非纤毛细胞相间排列构成，故管腔不规则呈波浪状、凹凸不平（图15-2 ①）。

（2）附睾管（epididymal duct）：管壁为假复层柱状上皮（图15-2 ②），由基细胞及柱状细胞组成。基细胞紧靠基膜，体积较小，胞核为圆形。柱状细胞呈高柱状，核椭圆形着色浅，细胞顶端有静纤毛（图15-2 ③）（请思考为何称静纤毛）。附睾管内常见大量精子（图15-2 ④）。

（三）前列腺

材料：人前列腺切片，HE 染色。

1. 肉眼观察　前列腺为实质性器官，隐约可看见大小不规则的腺腔。

2. 低倍镜观察

（1）被膜：较厚，为结缔组织（图15-3 ①），伸入内部，分布在腺泡之间（图15-3 ②），构

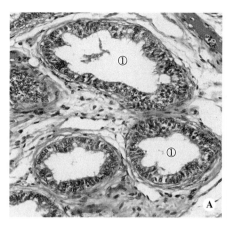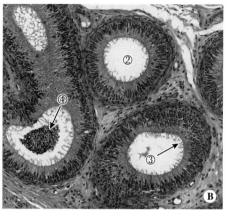

图 15-2 附睾（人睾丸及附睾切片，HE 染色，40×10；A. 输出小管，B. 附睾管）
①输出小管；②附睾管；③上皮的静纤毛；④精子

成前列腺间质（图 15-3 ③），内含丰富的平滑肌纤维。

（2）腺泡：腺泡腔有许多皱褶，有些腺胞腔内可见大小不等呈同心圆状排列的粉红色小体（图 15-3 ④），即前列腺凝固体或结石（钙化后）。

3. 高倍镜观察 腺泡上皮多种多样，高低不一，可为假复层柱状、单层柱状及单层立方（图 15-3 ②）。腺泡之间可见少量平滑肌纤维（图 15-3 ③）。

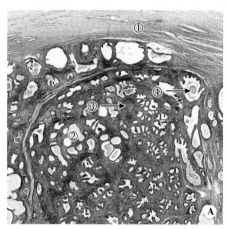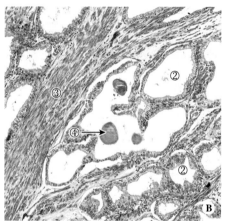

图 15-3 前列腺（人前列腺切片，HE 染色；A. 10×10；B. 40×10）
①被膜；②腺泡；③前列腺间质（内含平滑肌纤维）；④前列腺凝固体

三、示 教

1. 睾丸支持细胞光镜（图 15-1 ⑧）及电镜图像。

2. 睾丸间质细胞电镜图像。

3. 精液涂片 可见精子的全貌，呈蝌蚪状，分为头部（图 15-4 ①）和尾部（图 15-4 ②）。头部呈卵圆形，紫蓝色，着色深，细胞核浓缩，核前方有染色浅的顶体。尾部细长，呈浅红色。

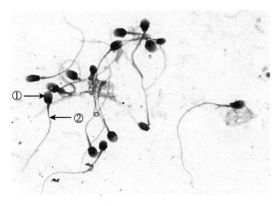

图15-4　精液涂片（人精液，HE 染色，40×10）
①精子头部（可见淡染的顶体）；②精子尾部

四、阅片视频

15-1　男性生殖系统组织结构阅片视频二维码

五、思考题

1. 各级生精细胞形态结构特点如何？哪些生精细胞属单倍体细胞？
2. 简述支持细胞光镜、电镜结构及功能。
3. 简述间质细胞光镜、电镜结构及功能。
4. 描述精子的发生。
5. 描述前列腺的组织结构特点。
6. 解释名词：血-睾屏障。

（梁若斯）

第十六章　女性生殖系统

第一节　女性生殖系统的组织结构

女性生殖系统由生殖腺（卵巢）、生殖管道（输卵管、子宫、阴道）及外生殖器组成。青春期后，生殖器官在脑垂体分泌激素的影响下，呈现明显的年龄性变化。

1. 卵巢（ovary）　位于盆腔侧壁的卵巢窝内，为实质性器官，主要功能为产生卵细胞和分泌雌性激素。从青春期开始，在每个月经周期内均有一批卵泡进入发育，优势卵泡发育成熟并排卵。通常左右卵巢交替排卵，绝经期后卵巢逐渐退化，女性激素分泌减少。

2. 输卵管（oviduct）　为连接卵巢和子宫的中空肌性管道，捕获并输送从卵巢排出的卵细胞。输卵管分漏斗部、壶腹部、峡部和子宫部，其中壶腹部是受精的部位。若卵细胞受精，则受精卵将移至子宫内继续发育；若卵细胞未受精，则在输卵管内退化死亡。

3. 子宫（uterus）　为产生月经及孕育胎儿的肌性器官。在卵巢分泌激素的作用下，子宫内膜出现周期性变化，依次经历增生期、分泌期和月经期。

阴道是排出月经及分娩胎儿的通道。外生殖器包括阴阜、大阴唇、小阴唇、阴蒂、阴道前庭及前庭球腺等。乳腺可产生乳汁，哺育婴儿，其发育和功能活动与女性生殖系统密切相关。

一、实验要求

1. 掌握卵巢的结构及卵泡发育过程中的变化，了解两种黄体细胞的形态结构。

2. 掌握子宫的结构特点，观察增生期与分泌期子宫内膜的构造，加深对子宫内膜周期性变化的理解。

3. 了解乳腺从静止期转变为授乳期的主要形态结构变化特点。

二、实验内容

（一）卵巢

材料与方法：动物卵巢切片，HE 染色。

1. 肉眼观察　切片大部分是卵巢组织，周围小管断面是卷曲的输卵管，其腔面有较多皱襞。卵巢实质可见大小不等的泡状结构，是不同发育阶段的卵泡切面。

2. 低倍镜观察

（1）被膜：覆盖在卵巢的最外面，从外向内可见表面上皮及白膜，表面上皮为单层扁平或立方上皮，白膜为薄层致密结缔组织（图 16-1 ①）。

（2）皮质：占卵巢结构的大部分，由各级发育阶段的卵泡、黄体、间质腺和结缔组织构成。

1）原始卵泡（primordial follicle）：数量较多，位于皮质浅层（图 16-1 ②），由中央圆形的初级卵母细胞和周围单层扁平的卵泡细胞组成。初级卵母细胞核染色淡，核仁和核膜明显；卵泡细胞间界线不清，只可看到其扁圆形细胞核。

2）初级卵泡（primary follicle）：卵泡体积增大，逐渐移向皮质内部（图 16-1 ③）。初级卵母细胞变大，卵泡细胞变为立方或柱状，由单层变成复层。在初级卵母细胞与卵泡细胞之间出现透明带，为一层嗜酸性均质粉染结构。卵泡周围可见由结缔组织分化而来的卵泡膜。

3）次级卵泡（secondary follicle）：卵泡体积继续增大，逐渐移向皮质深层。初级卵母细胞进一步增大，透明带增厚，周围卵泡细胞数量增多，其间出现大、小不等的腔隙（图 16-1 ④），后逐渐汇合形成大的卵泡腔（图 16-1 ⑤），内含粉红色的卵泡液。随着卵泡腔的出现，卵母细胞（图16-1 ⑦）及周围的卵泡细胞被推至一侧，形成卵丘（图16-1 ⑥），其余卵泡细胞围绕卵泡腔构成卵泡壁，即颗粒层（图16-1 ⑨）。卵母细胞与卵泡细胞之间可见均质粉染的透明带（图16-1 ⑧）。若制作切片时未切到卵丘，则卵泡内仅见颗粒层及卵泡膜，中央呈空泡状。卵泡周围的结缔组织形成卵泡膜。

4）成熟卵泡（mature follicle）：体积比次级卵泡大，但结构相似。标本中成熟卵泡不易观察到。

5）闭锁卵泡（atretic follicle）：形态各异，卵母细胞和卵泡细胞退化崩解，卵泡细胞松散并脱落于卵泡腔内。透明带塌陷、弯曲皱缩、变性溶解，易在切片中见到。

6）间质腺（interstitial gland）：由闭锁卵泡的卵泡膜内层细胞形成。间质腺散在于结缔组织内，为大小不等的上皮样细胞团，周围有结缔组织包裹。腺细胞较大，染色浅，核圆、位于中央。

（3）髓质：由疏松结缔组织构成，血管丰富。

3. 高倍镜观察

（1）放射冠（corona radiata）：为紧贴透明带的一层卵泡细胞，细胞高柱状，呈放射状排列。

（2）卵泡膜（folliculiar theca）：由卵泡外围的结缔组织构成（图16-1 ⑩），内层较疏松，富含毛细血管及膜细胞（呈多边形或梭形，细胞核为圆形或卵圆形，染色浅），外层为较致密的结缔组织，纤维多，细胞少，包含少量血管及平滑肌，与周围结缔组织无明显分界。

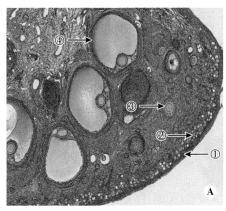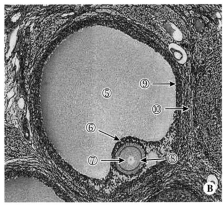

图16-1　卵巢（动物卵巢切片，HE 染色；A. 4×10；B. 40×10）

①白膜；②原始卵泡；③初级卵泡；④次级卵泡；⑤卵泡腔；⑥卵丘；⑦卵母细胞；⑧透明带；⑨卵泡壁的颗粒层；⑩卵泡膜

（二）黄体

材料与方法：动物卵巢切片，HE 染色。

1. 肉眼观察　切片中的实质性器官为卵巢，其内部可见数个大小不等的圆形淡染区域（黄体）。

2. 低倍镜观察　黄体表面有结缔组织包裹，内部细胞被少量结缔组织和血管分隔成团索状（图16-2 ①）。

3. 高倍镜观察　黄体（corpus luteum）内有两类细胞：膜黄体细胞和颗粒黄体细胞。颗粒黄体细胞（granulosa lutein cell）分布于黄体中央，数量多，体积大，呈多边形，核大色浅，胞质染色淡（图16-2 ③）。在黄体周边，可见少量的膜黄体细胞（theca lutein cell），细胞体积小，核小色深，胞质嗜酸性染色（图16-2 ④）。

（三）子宫

材料与方法：动物增生期子宫切片，HE 染色。

1. 肉眼观察　子宫为中空性器官，腔内呈蓝紫色为子宫内膜，其余大部粉红色较厚为肌层和外膜。

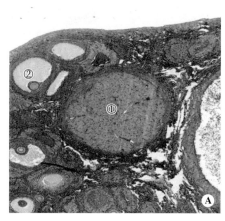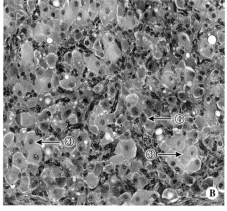

图 16-2　黄体（动物卵巢切片，HE 染色；A. 10×10；B. 40×10）
①黄体；②次级卵泡；③颗粒黄体细胞；④膜黄体细胞

2. 低倍镜观察

（1）内膜（endometrium）：由上皮和固有层组成（图 16-3 ①）。上皮为单层柱状（图 16-3 ③）。固有层由结缔组织、血管和子宫腺构成。子宫腺（uterine gland）（图 16-3 ④）呈管状，数量较少。结缔组织内细胞多、纤维少。功能层占内膜大部分，位于表层，着色较浅。基底层位于深层，接近肌层，着色较深。两层间无明显界线。

（2）肌层（myometrium）：较厚，由排列方向不一的平滑肌束组成，无明显分层（图 16-3 ②）。肌束间含有丰富血管（图 16-3 ⑤）。

（3）外膜（perimetrium）：较薄，为浆膜。

3. 高倍镜观察

（1）上皮：内膜上皮为单层柱状，由纤毛细胞和分泌细胞组成，其中纤毛细胞（游离面有纤毛）数量少，分泌细胞数量多（图 16-3 ③）。

（2）固有层：固有层结缔组织内含丰富的未分化基质细胞（stromal cell）（图 16-3 ⑥），核大，胞质不明显，着色浅。子宫腺数量较少，且腺体直（图 16-3 ④）。腺上皮为单层柱状，与表面上皮相似，腺腔窄、无分泌物。靠近肌层处可见较多成群分布的小动脉断面，即螺旋动脉（spiral artery）。

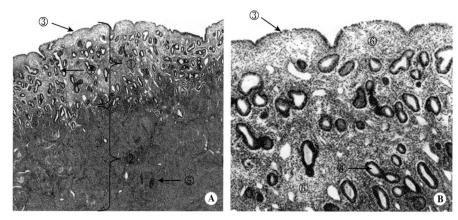

图 16-3　增生期子宫（动物增生期子宫切片，HE 染色；A. 10×10；B. 40×10）
①内膜；②肌层；③子宫上皮；④子宫腺；⑤肌层血管；⑥固有层基质细胞

三、示　教

1. **分泌期子宫内膜**　与增生期相比，分泌期的子宫内膜增厚，固有层中子宫腺数量增加，腺体弯曲，腺腔扩大，腔内有分泌物，呈粉红色（图16-4②）。螺旋动脉成群分布在腺体之间的结缔组织中，数量增多（图16-4③）。

2. **输卵管**　输卵管由内向外分黏膜（图16-5①）、肌层（图16-5②）和外膜（图16-5③）。黏膜向管腔突入形成有分支的皱襞，故管腔不规则。黏膜由上皮和固有层构成，上皮为单层柱状，固有层较薄，为结缔组织。肌层由内环和外纵两层平滑肌组成，外膜为浆膜。

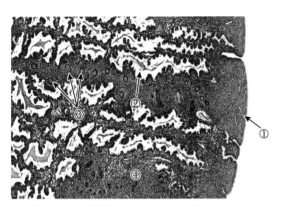

图16-4　分泌期子宫内膜（HE染色，40×10）
①上皮；②子宫腺（腔内有分泌物）；③螺旋动脉；
④固有层基质细胞

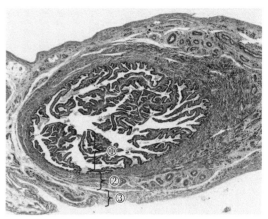

图16-5　输卵管（HE染色，4×10）
①黏膜（可见皱襞）；②肌层；③外膜

3. **乳腺**　乳腺的实质被结缔组织分隔成许多小叶，每个小叶为一个复管泡状腺，由腺泡（图16-6①）和导管（图16-6②）组成。性成熟期未孕的乳腺称为静止期乳腺（图16-6A），妊娠期与哺乳期的乳腺称为活动期乳腺（图16-6B）。静止期乳腺主要由脂肪组织（图16-6③）和结缔组织（图16-6④）构成，腺体不发达，仅有少量腺泡和导管。活动期乳腺腺体大量增生，腺泡增大，腺腔内可见乳汁（图16-6⑤），脂肪组织和结缔组织则显著减少。

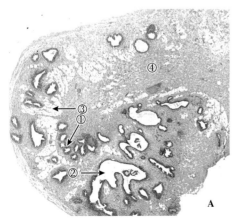
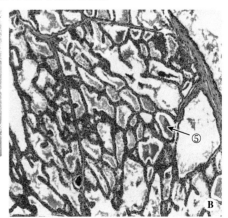

图16-6　乳腺（HE染色，10×10；A.静止期；B.活动期）
①腺泡；②导管；③脂肪组织；④结缔组织；⑤腺泡腔内的乳汁

四、阅 片 视 频

16-1 女性生殖系统组织结构阅片视频二维码

五、绘 图 作 业

绘制次级卵泡。

六、思 考 题

1. 试述卵巢的结构和功能。
2. 卵泡发育分哪几个阶段？生长卵泡指的是什么？
3. 黄体怎样形成？其结构、功能和转归如何？
4. 描述各级卵泡的结构特点。
5. 试述子宫壁的结构特点。
6. 在月经周期中子宫内膜发生什么变化？这些变化和卵巢有什么关系？

第二节　女性生殖系统疾病

女性生殖系统的基本病变包括组织增生或萎缩、炎症、肿瘤等。本节重点学习生殖系统和乳腺的肿瘤。

一、实 验 要 求

掌握子宫颈癌、水泡状胎块、侵蚀性水泡状胎块绒毛膜癌、乳腺癌的病变类型和病变特点。

二、实 验 内 容

（一）子宫疾病

1. **大体标本：子宫颈癌（carcinoma of the cervix）** 子宫颈癌大体标本形态分四型：①外生菜花型，癌组织向子宫颈表面生长或往子宫口凸出，形成乳头状或菜花状突起，切面呈灰白色（图16-7A）；②内生浸润型，癌组织向子宫颈深部浸润性生长，子宫颈前后唇增厚变硬（图16-7B）；③糜烂型，病灶黏膜潮红，呈粗糙的颗粒状，质脆，触之易出血；④溃疡型，癌组织往深部浸润，表面有大片坏死脱落，形成溃疡，似火山口状，易合并感染。

2. **切片：子宫颈鳞状细胞癌（squamous cell carcinoma of the cervix）**
（1）低倍镜观察：切片一角可见残存的子宫颈正常鳞状上皮，癌细胞破坏基膜向固有层间质内浸润，形成条索状、团块状癌巢（图16-8A）。
（2）高倍镜观察：肿瘤细胞排列层次紊乱、极向消失。癌细胞胞质丰富，核大，核仁清楚，可见核分裂象。分化较好的鳞状细胞癌可见癌巢中有层状角化珠形成（图16-8B），细胞间可见细胞间桥。肿瘤间质中可有淋巴细胞浸润。

3. **大体标本：子宫平滑肌瘤（leiomyoma of the uterus）** 子宫平滑肌瘤多发生在子宫肌层，部分可发生在子宫黏膜下或浆膜下（图16-9A），或脱垂于子宫腔或子宫颈口。肿瘤多呈结节状，大小不一，可单发或多发，表面光滑、与周围组织分界清楚，无包膜。切面灰白，质韧，呈旋涡状或编织状（图16-9B）。

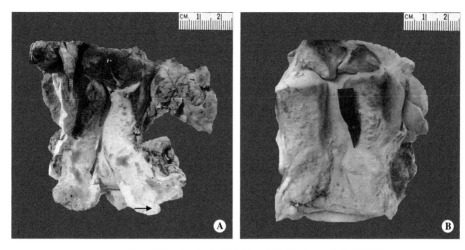

图 16-7　子宫颈癌（A. 外生菜花型，箭头所示；B. 内生浸润型）

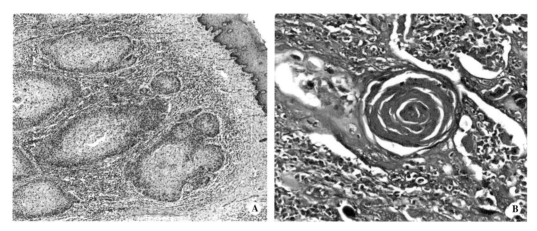

图 16-8　子宫颈鳞状细胞癌（HE 染色，A. 4×10；B. 角化珠，20×10）

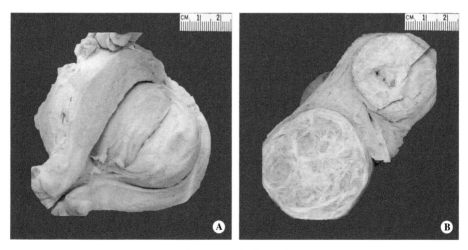

图 16-9　子宫平滑肌瘤

　　4. 大体标本：子宫内膜癌（endometrial carcinoma）　由子宫内膜上皮细胞发生的恶性肿瘤，常呈息肉状、乳头状、菜花状凸向子宫腔，色灰白、质脆，不同程度向子宫壁肌层浸润（图 16-10）。

（二）妊娠滋养细胞疾病（gestational trophoblastic disease，GTD）

1. 大体标本：水泡状胎块（hydatidiform mole）　水泡状胎块又称葡萄胎，是胎盘绒毛的一种良性病变，表现为患者子宫明显增大，与正常孕龄不符。肉眼观，子宫腔内胎盘绒毛高度水肿，形成大量大小不等的乳白色、半透明的薄壁水泡，内含清亮液体，水泡间由结缔组织相连，形似"葡萄"。若所有的绒毛均呈葡萄状，无胎盘及胚胎成分，称之为完全性水泡状胎块（图16-11）；若部分绒毛呈葡萄状，仍保留部分正常绒毛，则称为部分性水泡状胎块。

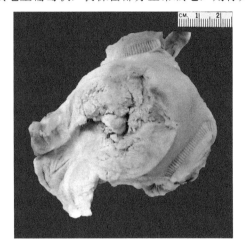

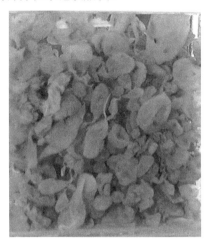

图16-10　子宫内膜癌　　　　　　图16-11　完全性水泡状胎块

2. 切片：水泡状胎块（hydatidiform mole）

（1）低倍镜观察：绒毛间质疏松，高度水肿；绒毛间质内血管消失或仅见少量无功能毛细血管，内无红细胞；滋养层细胞不同程度地增生（图16-12A）。完全性水泡状胎块不见正常绒毛，也没有胚胎及胎儿成分，部分性水泡状胎块则水肿绒毛与正常绒毛并存，或可见胚胎及胎儿成分（如绒毛血管内的胎儿有核红细胞）。

（2）高倍镜观察：细胞滋养层细胞位于正常绒毛的内层，细胞呈立方形或多角形，排列整齐，边界清楚，胞质透明，核圆形居中；合体滋养层细胞位于正常绒毛的外层，细胞体积大，呈片块状，形态不一，边界不清，胞质强嗜酸性、呈深红色，核多个并深染。两种增生细胞均有轻度异型性，并以不同比例混合存在（图16-12B）。

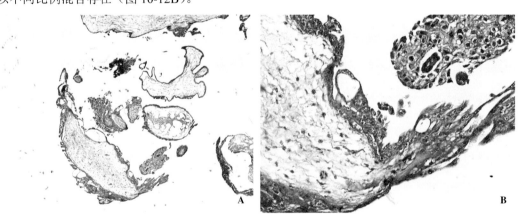

图16-12　水泡状胎块（HE染色，A. 4×10；B. 20×10）

3. 大体标本：侵蚀性水泡状胎块（invasive hydatidiform mole）　侵蚀性水泡状胎块是介于水

泡状胎块和绒毛膜癌之间的交界性肿瘤。肉眼可见子宫腔内的水泡状绒毛向子宫肌层浸润，引起子宫肌层出血、坏死（图 16-13）。部分绒毛可经血管栓塞至阴道或肺、脑等远处器官。

4. 大体标本：子宫绒毛膜癌（choriocarcinoma） 绒毛膜癌简称绒癌，源自妊娠绒毛滋养层细胞上皮的高度侵袭性恶性肿瘤，50% 的绒毛膜癌继发于水泡状胎块。肉眼观，癌组织呈结节状，单个或多个，可位于子宫的不同部位，大者可突入子宫腔。癌组织常侵入深肌层，甚至穿透子宫壁到达浆膜外。癌结节有明显的出血、坏死，质软，呈暗红色或紫蓝色（图 16-14）。

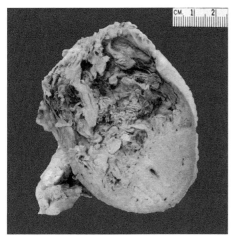

图 16-13　侵蚀性水泡状胎块　　　　　　　图 16-14　子宫绒毛膜癌

5. 切片：子宫绒毛膜癌（choriocarcinoma）

（1）低倍镜观察：肿瘤细胞聚集成巢状、条索状或网状，无绒毛状结构（图 16-15A）。癌组织常有出血、坏死。癌组织无间质，无血管，依靠侵袭宿主血管获取营养。

（2）高倍镜观察：肿瘤组织由分化不良的细胞滋养层细胞和合体滋养层细胞以不同比例混合组成，细胞异型性明显，核分裂象易见。异型的细胞滋养层细胞边界清楚，大小和形状不一，胞质丰富、淡染，细胞核异型性明显。异型的合体滋养层细胞边界不清，胞体大而形状不规则，胞质丰富、红染，胞核较深染，结构不清，可有双核（图 16-15B）。

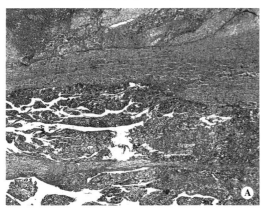
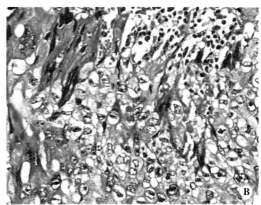

图 16-15　子宫绒毛膜癌（HE 染色，A. 4×10；B. 40×10）

（三）卵巢肿瘤

1. 大体标本：卵巢浆液性囊腺瘤（ovarian serous cystadenoma） 卵巢上皮性肿瘤大多来自卵巢表面的腹膜间皮细胞，由胚胎时期覆盖在生殖嵴表面的体腔上皮转化而来，可分为浆液性、黏液性和子宫内膜样。浆液性囊腺瘤是卵巢最常见的肿瘤，由单个或多个纤维分隔的囊腔组成，囊壁光滑，一般无囊壁的上皮性增厚和乳头状突起，囊内含有清亮液体（图16-16）；交界性浆液性囊腺瘤可见较多乳头，大量实性组织和乳头在肿瘤中出现应疑为浆液性囊腺癌。

2.大体标本：卵巢黏液性囊腺瘤（ovarian mucinous cystadenoma） 卵巢黏液性肿瘤较浆液性肿瘤少见，80%是良性，交界性和恶性各占10%。黏液性囊腺瘤多呈圆形或卵圆形，表面光滑，切面为多房性囊腔，囊壁光滑，囊内充满富于糖蛋白的黏稠液体，较少形成乳头（图16-17）。如查见较多乳头和实性区域，或伴有出血、坏死及包膜浸润，则可能为黏液性囊腺癌。

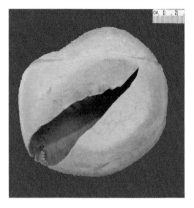 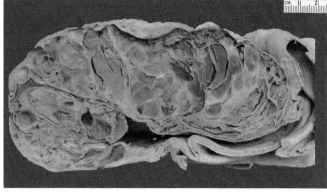

图16-16 卵巢浆液性囊腺瘤　　　　图16-17 卵巢黏液性囊腺瘤

3.大体标本：卵巢纤维瘤（fibroma of the ovary） 卵巢纤维瘤为常见的卵巢性索间质肿瘤，起源于原始性腺中的间质组织。肿瘤通常体积较大，具有完整包膜，表面凹凸不平（图16-18A），实性，质韧；切面呈灰白色，可见纵横交错的条纹（图16-18B），部分病例可出现囊性变和钙化。

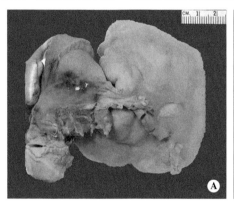 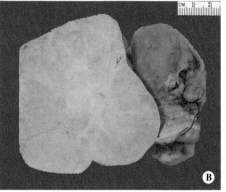

图16-18 卵巢纤维瘤（A.表面；B.切面）

4.大体标本：畸胎瘤（teratoma） 畸胎瘤是来源于生殖细胞的肿瘤，具有向体细胞分化的潜能，大多数肿瘤含有两个或三个胚层组织成分。畸胎瘤分为成熟性畸胎瘤和未成熟性畸胎瘤。成熟性畸胎瘤表面光滑，有完整包膜；切面呈囊状，内壁光滑，充满皮脂样物，囊壁上可见头节，表面附有毛发，可见牙齿（图16-19A）；镜下，肿瘤由三个胚层的各种成熟组织构成。未成熟性畸胎瘤多呈实性、分叶状，可含有许多小囊腔，实体区域常查见未成熟骨或软骨组织；镜下可查见未成熟神经组织、骨及软骨组织（图16-19B）。

（四）乳腺疾病

1.大体标本：乳腺癌（breast carcinoma） 乳腺癌多见于40～60岁妇女，好发于乳腺外上象限。肉眼观察，肿瘤形状不规则，癌组织阻塞真皮内淋巴管，可导致皮肤水肿，而毛囊汗腺处皮肤相对下陷，呈橘皮样外观（图16-20A）。切面见瘤组织灰白色，质硬，有沙粒感，无包膜，与周围组织分界不清，中央可有坏死（图16-20B）。

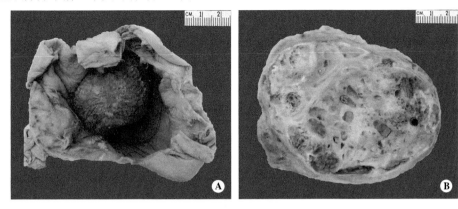

图16-19　畸胎瘤（A.成熟性畸胎瘤；B.未成熟性畸胎瘤）

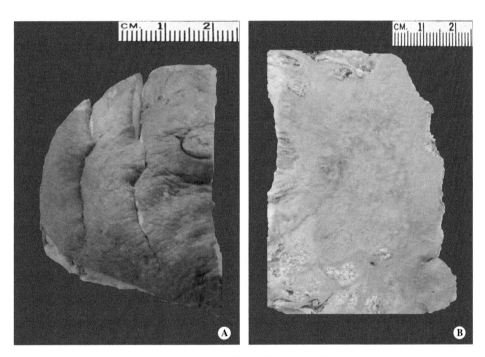

图16-20　乳腺癌（A.表面；B.切面）

2.切片：乳腺癌（粉刺癌→浸润性导管癌）　乳腺癌是来自乳腺终末导管小叶单位的上皮恶性肿瘤，根据癌细胞侵袭范围可分为非浸润性癌和浸润性癌。其中浸润性导管癌约占乳腺癌70%，由导管原位癌发展而来，为最常见的乳腺癌类型。

（1）低倍镜观察：乳腺导管显著扩张，正常结构消失，肿瘤细胞占据整个或部分管腔。肿瘤细胞排列成实性、乳头状或筛状，若导管基膜完整，属于导管原位癌，管腔中含有坏死物时称为粉刺癌（图16-21A）。部分受累导管中的癌细胞突破基膜，浸润间质，此时属于浸润性导管癌，间质中的癌细胞呈巢状、条索状或伴有少量腺体样结构（图16-21B）。间质纤维组织可有增生，炎症细胞浸润。

（2）高倍镜观察：癌细胞大小及形态各异，胞质丰富、嗜酸性，核大呈空泡状，核仁明显，可见病理性核分裂及瘤巨细胞（图16-21C）。

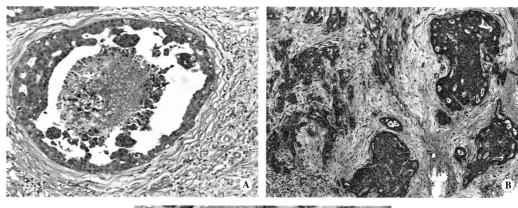

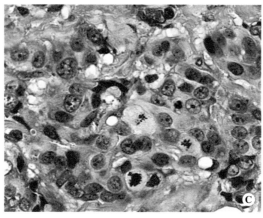

图 16-21　乳腺癌（HE 染色）

A. 粉刺癌，10×10；B. 浸润性导管癌，4×10；C. 浸润性导管癌，40×10

三、阅 片 视 频

16-2　女性生殖系统疾病阅片视频二维码

四、思 考 题

1. 宫颈上皮内瘤变与子宫颈癌有何关系？
2. 比较水泡状胎块、侵蚀性水泡状胎块、绒毛膜癌病变的异同。
3. 简述乳腺癌的分类及其病理特点。

（梁若斯　张绘宇）

第三部分 临床病例讨论

第十七章 临床病例讨论

第一节 病理尸体解剖的方法与步骤

病理尸体解剖是医学研究的重要方法，也是病理学的主要操作技术，在研究疾病的发生发展以及检验临床诊断治疗的正确性等方面起着重要作用。解剖过程要求严肃认真，严格按照规范操作。

一、临床病例的研究与死亡的判断

解剖前，应详细研究死者的临床病历、临床经过以及临床诊断，明确解剖过程中需要重点查看的脏器；确定尸体的各种生命体征如呼吸、心跳和神经系统功能是否完全停止。

二、体表检查

1. 测量体重、身长（由头顶至足跟）、发育和营养状态，检查尸斑、尸僵。尸斑是死后血液沉积于身体最下方而显出于皮肤的暗紫色斑，最初血液沉积于小血管内成斑纹，指压即能消失；经时较久，血液渗出并进入组织内，呈较大的暗紫色斑，指压不消退。尸僵指尸体各部肌肉僵硬，关节不能伸屈，尸僵在死后 1h 从头部开始，向下遍及全身，最后到下肢，常持续 24h 以上，之后自上而下渐行消失。

2. 查看皮肤色泽，浅表淋巴结有无肿大，全身有无畸形、肿物、水肿、损伤等。

3. 局部检查

（1）口腔、鼻腔、外耳道：黏膜状态，牙齿性状、数目，有无分泌物。

（2）瞳孔：大小、形状。

（3）外生殖器有无瘢痕、有无疝。

三、胸腹腔的切开及检查

系统解剖时，尸体取仰卧位。术者位于尸体右侧操作。根据不同要求，可选择不同的尸体解剖术式。①直线切法：切线从下颌下缘正中线开始，沿颈、胸腹正中线绕脐左侧至耻骨联合上缘切开皮肤及皮下组织。待皮肤切开后，方可谨慎地切开腹膜。腹膜切开后，切断走行于胸壁下缘的肌肉，扩大腹腔，将胸壁的皮肤连皮下组织和胸大肌一起自胸部中线起剥离以充分暴露肋骨。开胸廓时，用软骨刀切开肋骨与肋软骨交界处至胸锁关节处，可先以手术刀切断其关节囊，而后以肋骨剪剪断第 1 肋骨。②字弧形切法：从左肩峰经胸骨上切迹至右肩峰作弧形横切口，在其中点向下作直形纵切口，绕脐左侧至耻骨联合上缘。③"Y"形切开法：切线分别从左、右乳突向下至肩部，再向前内侧切开至胸骨切迹处会合，胸腹部切口同上，剥离颌下及胸前皮肤。将皮瓣上翻盖于颜面部，暴露颈前器官。

各处剪开后，即可剥离和下部肋骨相连的膈肌，将胸前三角形的胸骨、肋骨移开，露出心脏、前纵隔及其他部分的胸腔。

（一）腹腔

打开腹腔后注意检查腹膜表面性状、色泽，有无渗出物附着、粘连等。腹腔内有无积液及气体，大网膜的位置与脏器是否粘连；各脏器的位置是否正常；肝、脾有无肿大。检查肠系膜时，注意

淋巴结是否肿大。测定膈肌的高度，以锁骨中线为准（开胸前测量），右手伸入膈肌下面，以示指和中指触其最高点，左手在胸壁沿肋软骨连接线测其相应的位置。正常右侧最高点达第4肋间，左侧最高点达第5肋骨。

（二）胸腔

将胸部皮肤、皮下脂肪和胸大肌紧贴肋骨面向两侧剥离，检查软组织有无出血、水肿，胸骨及肋骨有无骨折，骨折的部位及形态。用镊子提起胸膜并切一小口，左手示指、中指插入小切口中，用刀在两指间切开胸膜，沿肋弓切断连于胸壁下缘的肌肉，扩大胸腔。用解剖刀自第2肋软骨开始，沿肋骨与肋软骨交界内侧约1cm处逐一切断肋软骨及肋间肌，用手探查两侧胸腔内有无积液和积血，并估计其容量。用解剖刀"S"形切断胸锁关节和第1肋骨，提起肋弓，紧靠胸骨及肋软骨后壁将胸骨和纵隔结缔组织分离，揭去胸骨、暴露胸腔。应注意心、肺的位置、大小，彼此间的关系，以及纵隔内淋巴结的大小、硬度，并检查：

1. **胸膜** 注意胸膜的色泽，有无炎性渗出物附着及粘连，胸腔有无积液及气体。

2. **心包** 自心底开始，在心包壁层作"人"字形剪开，测量腔内的液体量，正常时不超过30ml，观察有无炎性渗出物附着及粘连等。

3. **上纵隔** 将胸腺取出，记录其大小及重量。

四、脏器的取出与检查

检查完胸腹腔后，顺次取出下列各脏器，逐一检查，测量大小并称重，做好记录。

1. **舌、咽和食管** 检查舌有无咬破，有无舌苔和溃疡，腭扁桃体有无肿大，表面有无炎性渗出物及假膜。观察食管黏膜有无颜色改变、充血、出血、腐蚀、溃疡及静脉曲张。

2. **喉、气管和支气管** 检查喉头有无水肿及炎性渗出物，声门裂和前庭裂有无狭窄。沿气管膜部剪开气管及支气管，观察腔内有无异物或炎性渗出物，黏膜有无充血、出血、假膜及肿块。

3. **颈部及胸腔脏器** 检查有无损伤和出血。注意检查甲状软骨板及上角、舌骨大角、环状软骨等有无骨折。观察颈总动脉内膜有无横裂。检查甲状腺有无肿大，有无结节状肿块，切面滤泡有无扩大。颈部淋巴结有无肿大。用长刀刺入下颌骨下缘正中，沿下颌骨内缘切断下颌骨与口腔底的联系，拉出舌头，将软腭与硬腭交界处切开。用力下拉舌头，用刀将咽、食管后壁与颈椎分离，继之与胸椎分离直至膈肌上方。用剪刀从主动脉裂孔剪断膈肌，分离腹主动脉至左右髂总动脉分支处剪断，将舌、咽、喉以及颈、胸部器官连同腹主动脉一并取出。

4. **心** 左手持心尖并向上提起，用刀自下向上顺次切断下腔静脉、肺静脉、上腔静脉及肺动脉。剪开心脏可按血流顺序进行：首先以下腔静脉口向上切至上腔静脉口，然后转至右心耳。剖开右心室的第一刀是由三尖瓣起，循心室缘切开，直至右心室距心尖不远处割右心室的第二刀口，可继续第一刀口的末端向上剪至肺动脉。第二刀口亦可以第一刀口的中点切向肺动脉而与第一刀口之中点相垂直。左心房解剖与右心房相似，首先切开肺静脉的四个入口，并割至左心耳，切开左心室亦有两刀，第一刀循心左缘切过二尖瓣直至心尖，第二刀口连续着第一刀口的心尖端向上，与冠状动脉前降支平行，距此动脉约1cm远。在肺动脉半月瓣和左心耳之间切开主动脉。各房室内腔均已切开后，须去除其中血液及凝血块，详细检查二尖瓣及三尖瓣，并测量瓣口周径及左右心室壁厚度。

5. **肺** 肺门处切断支气管及血管，取出肺，称重并检查表面，是否有渗出物附着，是否有包块、出血等。沿肺长轴自反侧凸缘向肺门处切去。用左手将肺之内侧面置于切板上按住一刀切断，然后剪开各支气管并剥离剖视肺门各个淋巴结，检查肺切面是否有肿物、脓肿、出血等；气管腔内是否有渗出物、异物、肿块等。

6. **脾** 剪刀分离大网膜，暴露小网膜囊，检查胰体、尾部的脾动脉及脾静脉，左手提出脾脏割断脾门部血管，取出整个脾，先测定重量及体积，以脾的最凸处向脾门作一切面，然后依次作多个平行切面。

7. 胃、十二指肠及胰　用肠剪邻十二指肠剪开，之后压迫胆囊，观察是否有胆汁从十二指肠大乳头流出，以确认胆道是否通畅。切断十二指肠韧带，胃在膈肌下方与食管分离，将胃、十二指肠和食管一同取出。观察食管静脉、胰包膜下有无出血，周围脂肪组织有无坏死。将胰周围组织分离，取出胰。从胰头至胰尾作一长切面，找到胰管并插入探针，沿探针剪开，检查导管的大小、内容和管壁的情况。将胰作多个横切面，观察胰小叶的结构是否清楚，有无出血性坏死灶。

8. 空肠、回肠和结肠　将小肠和肠系膜推向左下方，在空肠的起始部结扎，从结扎线下将其切断。沿肠系膜与小肠相连处逐步将肠系膜切断，使小肠与肠系膜分离，至回盲部时将盲肠提起，用解剖刀将升结肠与腹后壁腹膜分离。切断横结肠系膜，将降结肠与腹后壁软组织分离，于乙状结肠与直肠交界线以上 4 ~ 5cm 处，切断乙状结肠，取出小肠及结肠。沿小肠的肠系膜附着线剪开空、回肠，并沿前结肠带剪开结肠。阑尾可作纵切面打开。检查肠道，注意肠内容物的性状、色泽、气味及有无寄生虫，肠壁黏膜有无充血、出血、溃疡或假膜。注意肠壁的厚度和硬度。

9. 肝、胆总管和胆囊　剪开大小胆管，检查内容物的性状，注意有无胆石或寄生虫，胆管有无瘢痕狭窄。剪开门静脉至肠系膜上静脉和脾静脉处，检查有无血栓。取肝时可先提取肝右叶，切断其周围之关联，直至脊柱，注意勿伤及右侧肾上腺，然后切断下腔静脉，并提取左叶而取出。肝可沿长轴切开，观察其切面。

10. 肾和肾上腺　沿肾外缘作一弓形切口割开腹后壁腹膜，将肾与肾上腺一同向上剥离，在肾门处割断肾血管而取出。当肾上腺自肾取下后，沿肾外侧缘切开肾直达肾盂，然后剥离被膜露出肾表面并判定被膜与肾实质是否有粘连，而肾上腺只切一横刀以观察其切面即可。

11. 盆腔脏器

（1）男性：逐步分离耻骨后腹膜外软组织，剪开膀胱周围腹膜，将膀胱、前列腺和尿道后部一同分开，分离直肠后软组织，于肛门直肠连合线上方约 2cm 处切断，将直肠、膀胱、前列腺和精囊一同取出。沿正中线剪开直肠后壁，检查黏膜有无溃疡、肿瘤、炎症和痔瘘等。剪开膀胱前壁至尿道内口上端，检查黏膜有无充血、出血，有无血尿、脓尿或结石。检查前列腺和精囊。扩大腹股沟管内口。一手向上推挤睾丸，另一手向上拉输精管，待睾丸拉出后切断与阴囊联系的睾丸引带，取出睾丸。剪开鞘膜腔，注意其中有无液体，鞘膜有无增厚。检查睾丸和附睾的大小和软硬度，剖开后用镊子试提精细小管组织，注意是否易取。

（2）女性：子宫与附件应与膀胱和直肠一同取出：剪断两侧子宫阔韧带和圆韧带的下缘，分离子宫颈周围疏松结缔组织，左手握住子宫及子宫颈上提，右手用刀在子宫颈下切断阴道，将子宫、输卵管和卵巢一并取出。检查子宫、卵巢的大小。观察子宫颈的形状，注意有无损伤出血、糜烂或肿块。用剪刀从子宫颈插入子宫腔，至子宫底剪开子宫前壁，再向两侧剪至子宫角，形成"Y"形切口。检查子宫内膜有无增厚、出血或坏死。测量子宫壁厚度，检查有无肌瘤。子宫腔内如有胎儿，应根据胎儿的身长、体重及坐高推断胎儿的月份。检查输卵管有无扩张，管壁有无破裂出血，打开输卵管观察管腔内有无炎性渗出物及闭塞。检查卵巢表面是否光滑，有无囊肿。纵切卵巢观察切面有无异常。结合尸表外生殖器的检查，进一步观察阴道内有无异物、粉末，黏膜有无损伤、腐蚀或颜色改变。

12. 脑　先检查头皮有无外伤。后自一侧乳突经颅顶向另一侧乳突作一切线。皮肤切开后，可用力将头皮分别向前后翻转，同时剥离皮下的软组织及骨膜，待骨上仅留颞肌及其肌膜，而其他组织均已清除干净后，可用小刀在颅前后作圆周切线，作为将来锯颅时的准绳。颞肌切开后，用钝器将切线上下的颞肌及肌膜稍向上下剥离，然后用细齿锯沿该线锯断颅骨板的全部及内板的大部（但不要完全锯断，以免锯入脑内），再用凿子、锤，轻轻击破内板的相连部分，用丁字凿掀起颅顶骨，将硬脑膜与骨分开。剪开上矢状窦检查其内有无血栓，再沿颅顶锯缘，将硬脑膜的四周剪断。于大脑纵裂深处，将大脑镰前端附着处割开，并拉大脑镰向后，即可露出两侧大脑半球的全部表面，之后用左手托住脑的顶部，右手指伸入脑额叶前端下方，将之扶起，露出脑神经、垂体柄及小脑幕,逐一切断。最后将刀深入脊管内,割断颈髓及椎动脉,即可取出脑髓。然后用小刀将垂体周围组织分离,取出垂体。

五、标本的处理

检查各脏器的同时,切取病变典型部位的小块组织固定于 10% 福尔马林溶液中,组织块的厚度不宜超过 0.5cm,以备制作切片。

各脏器作适当切割后,即放于 10% 福尔马林溶液中固定,固定当时必须周密考虑如何放置,以免固定后脏器变形,如将脑取出后,在基底动脉下穿过细绳,将其两端压在缸盖边缘上,使脑悬吊在 10% 福尔马林溶液的标本缸内,24h 后更换固定液,固定一周左右切检。

六、尸体的处理

解剖检查完之后,将胸腹腔内液体取净,将检查后残留的脏器组织放入体腔内,同时再用衣物、锯末等填满体腔,然后从颈向下细密缝合皮肤,再将头皮缝合好。最后清洁体表污迹,穿好衣服。

附 正常成人器官的重量及大小

(器官的重量以 g 计算,大小以 cm 计算)

脑

重量:男(包括蛛网膜及软脑膜)1300 ~ 1500g;女(包括蛛网膜及软脑膜)1100 ~ 1300g

大小:大脑矢状径(额枕前后距),男 16 ~ 17cm;女 15 ~ 16cm;大脑垂直径(顶底上下距),12 ~ 13cm

脊髓

重量 25 ~ 27g;长度 40 ~ 50cm

左右径:颈髓(膨大部)1.3 ~ 1.4cm;胸髓 1cm;腰髓(膨大部)1.2cm

前后径:颈髓(膨大部)0.9cm;胸髓 0.8cm;腰髓(膨大部)0.9cm

垂体

重量:10 ~ 20 岁 0.56g;20 ~ 70 岁 0.61g;妊娠时可增至 0.84 ~ 1.06g

大小:2.1cm×1.4cm×0.5cm

心脏

重量:男 250 ~ 270g;女 240 ~ 260g

厚度:左右心房壁 0.1 ~ 0.2cm;左心室壁 0.8 ~ 1.0cm;右心室壁 0.2 ~ 0.3cm

周径:三尖瓣 11cm;肺动脉瓣 8.5cm;二尖瓣 10cm;主动脉瓣 7.5cm

肺动脉

周径:(心脏上部)8cm

主动脉

周径:升主动脉(心脏上部)7.4cm;降主动脉 4.5 ~ 6cm;腹主动脉 3.5 ~ 4.5cm

肺

重量:左 325 ~ 480g;右 360 ~ 570g;双侧 685 ~ 1050g

甲状腺

重量:30 ~ 70g

大小:(5 ~ 7)cm×(3 ~ 4)cm×(1.5 ~ 2.5)cm

(注:甲状腺重量及大小因地区不同而异,但正常重量不能超过 40g)

肝

重量:1200 ~ 1500g

大小：（25～30）cm×（15～16）cm×（6～9）cm；左叶（8～10）cm×（5～9）cm；右叶（18～20）cm×（15～16）cm

脾

重量：140～180g

大小：（11～12）cm×（6～8）cm×（3～4）cm

胰腺

重量：90～120g

大小：（10～20）cm×（3～5）cm×2.5cm

肾

重量：（一侧）120～140g

大小：（11～12）cm×（5～7）cm×（3～5）cm；皮质厚度 0.5cm

肾上腺

重量：（一侧）5～6g

大小：（4～5）cm×（2.5～3.5）cm×0.5cm

胃肠

长度：食管（环状软骨至贲门）25cm；胃（胃底至大弯下端）25～30cm；十二指肠 30cm；小肠 550～650cm；结肠 150～170cm

厚度：食管 0.3～0.4cm；胃黏膜 0.1cm

睾丸

重量：（连同附睾）20～27g

大小：（睾丸）（4～5）cm×（2.0～2.7）cm×（2.5～3.5）cm

精囊腺

大小：（1.6～1.8）cm×0.9cm～（4.1～4.5）cm

前列腺

重量：20～30岁 15g；51～60岁 20g；70～80岁 30～40g

大小：（1.4～2.3）cm×（2.3～3.4）cm×（3.2～4.7）cm，一般 2.7cm×3.6cm×1.9cm

子宫

重量：未孕妇女 33～41g；经产妇 102～117g

大小：未孕妇女 长（子宫底至子宫外口）7.8～8.1cm；宽（子宫底处）3.4～4.5cm，厚（子宫底之下）1.8～2.7cm；经产妇（8.7～9.4）cm×（5.4～6.1）cm×（3.2～3.6）cm

子宫颈大小：未孕妇女（2.9～3.4）cm×2.5cm×（1.6～2.0）cm

卵巢

重量：（每侧）5～7g

大小：未孕妇女（4.1～5.2）cm×（2.0～2.7）cm×（1.0～1.1）cm

（刘奕生）

第二节　炎症病例讨论

一、病例资料

患者：女性，14岁，学生。

主诉：反复水肿十余年，伴发热、咳嗽、少尿1周。

现病史：患者于2011年7月27日受凉感冒，10多天后出现面部水肿，逐渐波及双下肢和全身，当时诊断为"肾病综合征"，住院治疗一年多，水肿好转后出院。以后每感冒一次即出现面部及四肢水肿，且病情逐渐加重。1周前因再次受凉感冒而发热、咳嗽，3日前开始出现面部及双下肢水肿、尿少。

既往史：2011年因"黄疸型病毒性肝炎"住院治疗，治愈出院。

体格检查：体温36.8℃，脉搏120次/分，呼吸24次/分，血压140/95mmHg。一般情况差，慢性重病容，神清，查体合作。全身水肿，皮肤、黏膜苍白干燥，前胸皮肤见数个出血点。心界扩大，心律齐，心尖区可闻及Ⅲ级吹风样收缩期杂音。呼吸困难，两肺呼吸音粗，可闻及明显的中细湿啰音。腹软，腹围67cm，肝肋下未扪及。骨骼及神经系统未见异常。

实验室检查：①尿常规示蛋白（+++），WBC 2～3个/高倍，RBC 0～2个/高倍；②血常规示RBC 1.7×10^{12}/L，Hb 50g/L，WBC 11.6×10^9/L；③红细胞沉降率为90mm/h；④抗"O"＞500U；⑤肝功能示血清白蛋白（A）27g/L，血清球蛋白（G）25g/L，A/G=1.08∶1；⑥心肌酶谱：肌酸激酶（CK）420U/L，乳酸脱氢酶（LDH）358U/L，谷草转氨酶（GOT）30U/L；⑦24h尿蛋白定量为2.05g/24h。

心电图：窦性心动过速，左心室高电压。

胸片：双肺纹理增粗，心脏增大。

放射性同位素肾图：双侧肾功能严重受损。

死亡经过：入院后给低盐饮食、抗感染、利尿、纠正水及酸碱平衡等治疗，病情无好转，血尿素氮持续在27mmol/L以上，二氧化碳结合力（CO_2CP）在15mmol/L左右，出现低血钾。12月15日患者出现鼻出现、头昏、眼花、手脚麻木发冷，抽搐约2min。12月22日出现心包摩擦音，给予激素、强心药等治疗无效，终因病情逐渐恶化于12月25日23点20分死亡。

尸检摘要：尸检于死后30h进行。

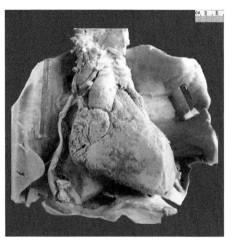

图17-1　心脏和肺

（1）一般检查：尸长131cm，发育正常，营养中等。尸冷、尸僵存在，尸斑明显。双眼角膜轻微混浊。腹部膨隆，双下肢踝部凹陷性水肿。

（2）体腔检查：双侧胸腔有草黄色澄清积液，左侧240ml，右侧210ml，胸膜无粘连。心包腔内有草黄色积液150ml。双侧膈高至第5肋间。腹腔各脏器位置正常，未见积液，胃肠高度胀气。

（3）内脏检查

1）心脏：重370g，心脏表面及心包膜壁层可见灰白色纤维蛋白性渗出物，呈绒毛状（图17-1）。左心室壁厚2.3cm，右心室壁厚1.0cm。左心房及左心室轻度扩张，左右心室内含有血凝块。各瓣膜未见明显异常。镜检：心外膜明显增厚，其表面附近有片状或条索状均质红染的纤维蛋白性渗出物，其间可见较多的单核细胞、淋巴细胞及中性粒细胞浸润（图17-2）。心肌纤维粗细不等，多数肌纤维明显增粗肥大，结构尚清晰。心肌间质血管明显扩张、充血，间质结构疏松水肿，散在单核细胞、中性粒细胞浸润。

2）肺：左肺重330g，右肺重490g。胸膜光滑。表面及切面呈暗红色（图17-1）。镜检：肺泡壁血管著显扩张、充血，可见片状出血区，大部分肺泡腔内充满红色细颗粒状和红染丝网状物质，并见有散在的单核细胞、中性粒细胞及淋巴细胞浸润（图17-3）。上述改变以两肺下叶明显。

3）肾：左右肾各重105g。肾体积稍缩小，肾表面呈弥漫性细颗粒状，颜色变浅，未见出血点（图17-4）。切面见双肾皮髓质界线不清。镜检：肾皮质内大部分肾小球萎缩，纤维化及玻璃样变性。少数肾小球体积增大，球囊腔扩张，部分肾小球囊腔壁层上皮细胞增生形成新月体。肾小管大部分萎缩、消失，残留的肾小管内见蛋白管型，部分肾小管扩张。间质纤维组织增生及单核细胞、淋巴细胞浸润。肾小动脉壁内膜增厚，内弹力膜分离，入球小动脉管壁玻璃样变性（图 17-5）。

其余各脏器未见明显病变。

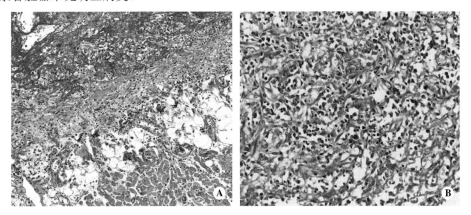

图 17-2 心外膜（HE 染色，A. 10×10；B. 20×10）

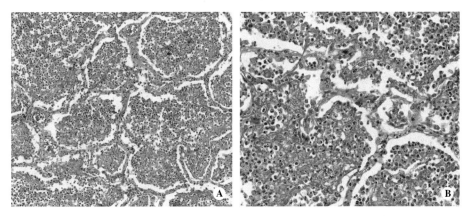

图 17-3 肺（HE 染色，A. 10×10；B. 20×10）

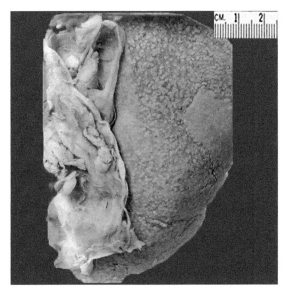

图 17-4 肾

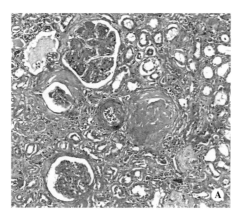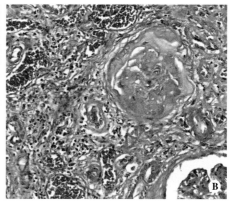

图 17-5 肾（HE 染色，A. 10×10；B. 20×10）

二、讨　论

1. 本例各脏器的病理诊断和诊断依据是什么？
2. 本例涉及的炎症有哪几种类型？分别描述其好发部位和病理改变。

（王红艳）

第三节　肿瘤病例讨论

一、病例资料

患者：女性，63 岁。

主诉：上腹痛、腹胀 5 个月，反复黑便、呕血 3 个月。

现病史：患者于 5 个月前开始出现上腹隐痛、不适，服复方氢氧化铝、索米痛片等稍见缓解。3 个月前自觉腹痛较前加重，餐后尤甚，伴呕吐、黑便和呕血。起病以来，患者精神萎靡，食欲不振，体重较前减轻约 15kg。

既往史：否认伤寒、结核、痢疾等病史，无药物及食物过敏史，无外伤及手术史。

个人史：出生并生活在广州市，无疫区接触史，无烟酒嗜好，否认性病和冶游史。

体格检查：体温 38.3℃，脉搏 86 次/分，呼吸 20 次/分，血压 120/70mmHg。体重 30kg，神清，慢性病容，营养不良，对答切题，检查合作。左锁骨上多个淋巴结肿大，质硬。腹膨隆，腹围 75cm，肝右肋下 2cm，肝区叩击痛，脾未扪及，移动性浊音（+）。

实验室检查：①血常规示 RBC $2.50×10^{12}$/L，血红蛋白 Hb 80g/L，WBC $10.6×10^9$/L；②肝功能：谷丙转氨酶（ALT）400U/L；血清总蛋白 50g/L，血清白蛋白（A）20g/L，血清球蛋白（G）20g/L，A/G=1∶1；③血清癌胚抗原（CEA）：120ng/ml。

X 线钡餐检查：胃小弯侧近幽门处有充盈缺损和腔内壁龛。

B 超：肝有多个大小不等强回声团。

胸片：肺部多发、散在、界线清楚的圆形病灶，多靠近胸膜，之间可见散在模糊片状阴影。

死亡经过：入院后给予化疗和营养支持疗法。患者进行性消瘦、贫血，腹胀及腹水，并出现咯血、咳脓痰及呼吸困难等症状，经抗感染治疗无效，2 个月后死亡。

尸解摘要：身体极度消瘦，体重 30kg。左锁骨上淋巴结肿大。腹水 2500ml，橙红、半透明状。

胃：胃小弯近幽门局部隆起，黏膜皱襞消失，中央见一 4.0cm×3.0cm 溃疡，边缘不规则隆起，切面灰白色、质硬，底部凹凸不平，有出血性坏死（图 17-6）。镜下见大量腺样细胞巢侵入黏膜下层、肌层及浆膜层，细胞异型性明显，核分裂象多见（图 17-7）。

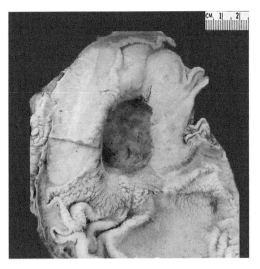

图 17-6　胃

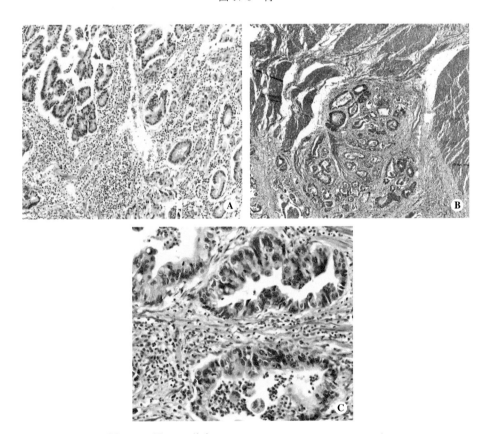

图 17-7　胃（HE 染色，A. 10×10；B. 10×10；C. 20×10）

　　肝：体积增大，表面及切面可见大小不一的灰白色结节，境界清楚（图 17-8）。镜下结节内为不规则腺样细胞巢，与胃内病灶相同，细胞异型性明显，可见核分裂象。

　　肺：表面及切面可见多发散在的灰白色结节，境界清楚（图 17-9），镜下病变与胃内病变相同。双肺下叶还可见散在黄白色 1cm 左右实变病灶，镜下见病灶处细支气管腔内大量中性粒细胞、渗出物及坏死物，上皮细胞坏死脱落，细支气管周围肺泡腔可见中性粒细胞及液体渗出。

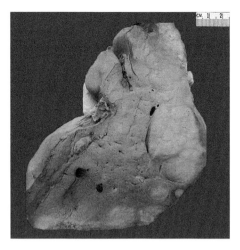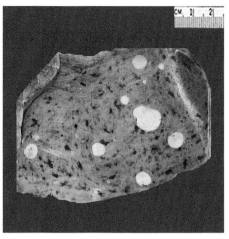

图 17-8　肝　　　　　　　　　　　　　　图 17-9　肺

　　淋巴结：胃周边、肠系膜、大网膜、纵隔、肝门、肺门等处淋巴结肿大变硬，切面灰白，镜下见正常淋巴结结构破坏，有腺样细胞巢（图 17-10）。

　　卵巢：双侧均有多个灰白色大小不等结节。镜下与肝内病变相同。

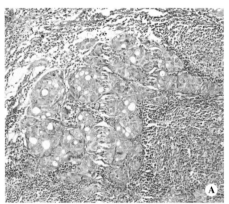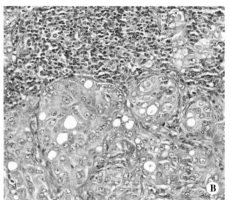

图 17-10　淋巴结（HE 染色，A. 10×10；B. 20×10）

二、讨　　论

1. 本例各脏器的病理诊断和诊断依据是什么？
2. 通过此例如何判断肿瘤的良恶性？
3. 肿瘤的转移方式有哪些？此例表现如何？

（王红艳）

第四节　心血管系统病例讨论

一、病例资料

　　患者：男性，26 岁。

　　主诉：反复心悸、气促 4 年，伴发热、咳嗽 10 天。

　　现病史：患者近 4 年来劳累后偶觉心悸、气促，休息后好转。一个多月前因龋齿到诊所拔牙，术后当晚自觉不适，并有发热。服药（退热药和四环素）之后退热。近 10 天来心悸、气促加重，伴发热、咳嗽，有时觉左上腹疼痛，下肢皮肤可见小出血点，到当地卫生院治疗 2 天，服药后未见好转，于今日转入本院治疗。

既往史：年幼时经常咽痛、发热，曾有关节痛史。

体格检查：体温 38℃，脉搏 140 次/分，呼吸 28 次/分，血压 100/60mmHg。神志清楚，烦躁，四肢冷，唇、指发绀，不能平卧。心界向左、右侧明显扩大，心律齐，主动脉瓣区可闻及收缩期及舒张期杂音。双侧肺底部听诊可闻及湿啰音。肝于右肋下二横指处触及，脾于左肋下刚触及，脾区有触痛。

实验室检查：①血常规示 RBC 2.5×10^{12}/L，WBC 13×10^9/L，中性粒细胞分叶核 76%，杆状核 6%，淋巴细胞 18%；②血细菌培养：革兰氏染色阳性球菌（+）；③尿常规示蛋白（+），红细胞（+）。

死亡经过：入院后经采用青霉素等药物抗感染治疗，但未见好转，于死亡前咳粉红色泡沫痰，呼吸困难，明显发绀，经抢救无效，心跳、呼吸停止而死亡。

尸解所见：死者发育中等，营养一般，口唇及指/趾端明显发绀，下肢皮肤可见散在小出血点。其他各脏器淤血（胃肠道、肾上腺、脑等）。

主要脏器病变见大体标本（3 个，图 17-11～图 17-13）和切片标本（5 个，图 17-14～图 17-18）。

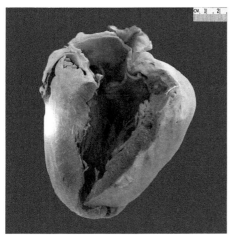

图 17-11　大体标本 1

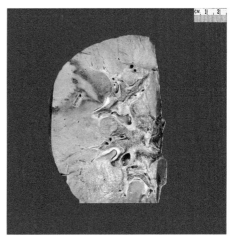

图 17-12　大体标本 2

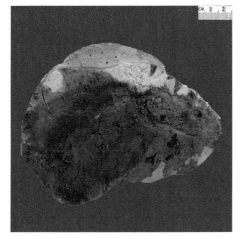

图 17-13　大体标本 3

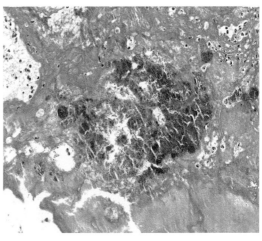

图 17-14　切片 1（HE 染色，20×10）

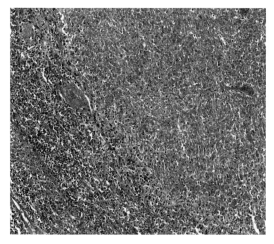

图 17-15　切片 2（HE 染色，20×10）

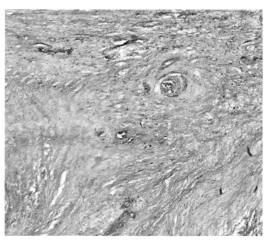

图 17-16　切片 3（HE 染色，20×10）

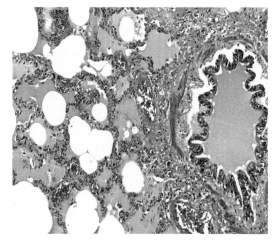

图 17-17　切片 4（HE 染色，20×10）

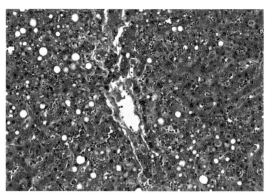

图 17-18　切片 5（HE 染色，20×10）

二、讨　　论

1. 请对本例的大体标本及切片做出病理诊断并描述病变。

2. 本例病变的发生发展过程及主要病变间的相互关系如何？

（陶黎阳）

第五节　消化系统病例讨论

一、病例资料

患者：男性，47 岁，农民。

主诉：反复腹胀 3 个月，加重半个月。

现病史：患者 3 个月前开始出现腹胀，可忍受，伴乏力、行走后气急，尿量较前减少，至当地医院就诊，肝功能检查示谷丙转氨酶 370U/L，乙肝实验室检查示：HBsAg（+）、HBeAb（+）、HBcAb（+），经护肝对症支持治疗后好转出院。近半个月患者自觉腹胀较前加重，饮食后尤为明显，为进一步诊治入住本院。起病以来，患者精神萎靡，排黄色稀便 3～5 次/日，食欲不振，睡眠较差，体重较前减轻约 10kg。

既往史：既往有肝炎病史 20 余年，间断服药治疗。3 年前行右侧腹股沟斜疝修补术，术中无输血。否认药物过敏、出血史、外伤史。

个人史：无疫区接触史。患者居住地为非传染病和地方流行病地区。不嗜烟酒。否认性病史和冶游史。

婚姻史：生育 1 男 1 女，家人体健。

家族史：家中无类似病史。否认家族中有精神病、遗传病等患者。

体格检查：体温 37.3℃，脉搏 84 次/分，呼吸 20 次/分，血压 120/78mmHg。神清、自主体位，发育正常，营养不良，呼吸平顺，对答切题，检查合作。皮肤轻度黄染，面部可见数个蜘蛛痣，肝掌（+），未见水肿、皮下出血点和淤斑。腹膨隆，腹壁静脉曲张，右腹股沟区可见长约 5cm 手术瘢痕，腹围 93cm；全腹无压痛和反跳痛，肝肋下未扪及，脾左肋下 1.5cm；肝区无叩击痛，移动性浊音（+）。四肢活动自如，双下肢轻度凹陷性水肿，未见下肢静脉曲张。

实验室检查：①血常规示 RBC 3.27×10^{12}/L，血红蛋白 Hb 70g/L；②乙肝实验室检查示 HBsAg（+）、HBeAb（+）、HBcAb（+）；③肝功能检查示谷丙转氨酶 402U/L；血清总蛋白 52g/L，血清白蛋白（A）24g/L，血清球蛋白（G）28g/L，A/G=0.85；④血清甲胎蛋白（AFP）550μg/L。

死亡经过：入院后进行性进食减少、消瘦，4 个月后出现呕血、柏油样大便、昏迷，经抢救无效而死亡。

尸检所见：死者发育正常，营养不良；巩膜、皮肤黄染，口腔、鼻腔有血性液体，腹部膨隆（腹围 85cm），腹壁静脉曲张，下肢及阴囊水肿。腹腔内有淡黄色半透明液体约 2500ml。食管下段黏膜表面可见静脉增粗隆起，呈蚯蚓状。胃内容物呈咖啡色残渣样，肠壁水肿，肠腔内容物呈黑褐色。其他脏器改变见所提供的解剖标本（大体标本 2 个，图 17-19、图 17-20；切片 2 张，图 17-21、图 17-22）。

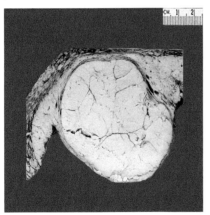
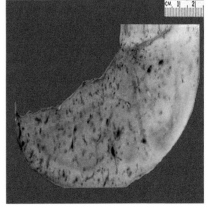

图 17-19　大体标本 1　　　　　　　　图 17-20　大体标本 2

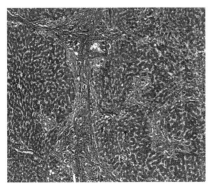
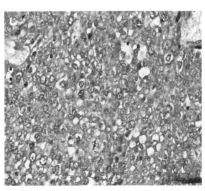

图 17-21　切片 1（HE 染色，10×10）　　　图 17-22　切片 2（HE 染色，40×10）

二、讨　论

1. 请对本例的大体标本及切片做出病理诊断并描述病变。
2. 试述本例的发病经过。

（陶黎阳）

第六节　呼吸系统病例讨论

一、病例资料

患者： 男性，1 岁 8 个月。

主诉： 发热 20 天，咳嗽 3 天。

现病史： 患儿 20 天前开始发热，以晚上为重，体温 39 ～ 40℃，白天可退至 37.5℃左右，高热时伴抽搐、昏迷。曾在当地医疗单位治疗（具体药物不详），症状无好转。近 3 天，有阵发性咳嗽、痰鸣、呻吟、嗜睡、食欲缺乏，大便 2 ～ 3 日一次，性质干结，小便正常，出汗多，因久热不退来儿童医院治疗。

个人史： 第二胎顺产，母乳喂养 16 个月，曾接种卡介苗、牛痘、百日咳、白喉、破伤风、麻疹等疫苗。发热前头部及腹部曾患疖肿，头部疖已愈，腰部仍有几个。

家族史： 父母务农，兄一人，均健康。

体格检查： 神志清楚，精神倦怠，营养不良 I ～ II 度，发育中等，病情严重。扁桃体肥大充血，咽部红，心律齐，心率 130 次/分。双肺闻中、小水泡音及少许喘鸣音。肝右肋下 2cm，剑突下 4cm，脾未扪及。外生殖器鞘膜积液。

实验室检查： ①血常规示 WBC 18.4×10⁹/L；中性粒细胞杆状核 4%，分叶核 81%；淋巴细胞 15%，RBC 3.1×10¹²/L，血红蛋白 Hb 78g/L。②血培养：金黄色葡萄球菌（+），凝固酶（+）。

胸片： 两肺纹理增粗，可见少许斑点状模糊阴影，性质致密。心脏未见增大，心搏尚好。

意见： 支气管肺炎。

心电图检查： ①窦性心动过速；②轻度心肌损伤。

死亡经过： 入院后用庆大霉素、卡那霉素、红霉素等抗感染治疗，输血 50ml，并给予维生素 C、B 族维生素及补液，病情一直无好转，持续发热，临终前一日出现呼吸衰竭，面部、四肢出现抽搐，死前出现潮式呼吸、口唇发绀，呼吸、心跳均减慢，经抢救无效死亡。

尸解所见： 镜下见肝细胞肿胀，脾急性炎症反应，淋巴结急性炎症反应，胰及肾上腺未见病变。主要脏器病变见大体及切片标本（大体标本 1 个，图 17-23；切片 3 张，图 17-24 ～图 17-26）。

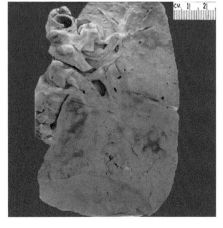

图 17-23　大体标本 1

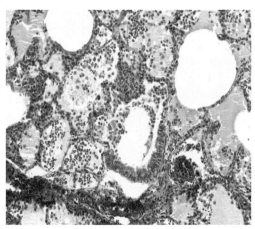

图 17-24　切片 1（HE 染色，20×10）

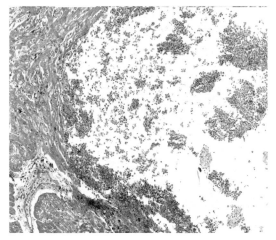
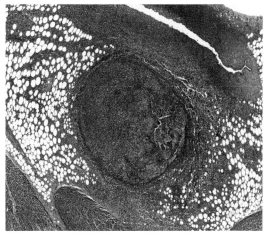

图 17-25 切片 2（HE 染色，10×10） 图 17-26 切片 3（HE 染色，4×10）

二、讨　　论

1. 请对本例的大体标本及切片做出病理诊断并描述病变。

2. 本例病变的发生发展过程及主要病变间的相互关系如何？

（陶黎阳）

第七节　泌尿系统病例讨论

一、病例资料

患者：男性，26 岁。

主诉：反复水肿、少尿 3 年，进行性少尿 10 天。

现病史：3 年前，患者因水肿、尿少住院治疗 50 余天。住院期间血压偏高，未愈即出院，出院时诊断为"肾炎"。出院后反复水肿、少尿，经治疗症状能缓解。10 天前患者出现进行性尿量减少（每天 1～2 次，每次 50～100ml），全身疲乏无力，精神萎靡不振，并有轻度畏寒、发热，有时伴牙龈出血、食欲减退、恶心、呕吐。

体格检查：体温 36.5℃，心率 115 次/分，呼吸 18 次/分，血压 150/90mmHg。一般情况差，慢性病容，神志清楚，检查合作。面色暗黄，面部轻度水肿，皮肤有霜样结晶。口唇苍白，右颊部及舌底部黏膜有溃疡及出血点，牙龈有红肿和出血，呼出气体有氨味。心界扩大，心律齐，可闻及心包摩擦音。双肺呼吸音粗，可闻及细湿啰音。腹软，肝脾肋下未扪及。

实验室检查：①血常规示 Hb 40g/L（正常值 120～160g/L），RBC $2.0×10^{12}$/L（正常值 $4×10^{12}$～$5.5×10^{12}$/L），WBC $1.89×10^9$/L（正常值 $4×10^9$～$10×10^9$/L），中性粒细胞 80%，嗜酸性粒细胞 9%，淋巴细胞 10%，单核细胞 1%。②尿常规：蛋白（+++），RBC 0～1/HP，WBC 0～1/HP，上皮细胞少量。③肝功能：白蛋白 21.5g/L（正常值 40～55g/L），球蛋白 22g/L（正常值 20～30g/L）。④肾功能：非蛋白氮 137.1mmol/L（正常值 14.3～28.6mmol/L），CO_2 CP16.7mmol/L（正常值 24.7～33.7mmol/L），酚红排泄试验：2h 排泄量为 0（正常值为 2h 后总排泄量为 70%）。⑤尿浓缩稀释试验：比重 1.012～1.015（尿比重差在 0.009 以上为正常，且有一次尿最高比重在 1.018 以上）。

胸部透视：心脏明显增大，搏动较弱，两侧胸腔少量积液。

住院经过：入院后，经积极治疗，口腔黏膜溃疡消失。第 4 个月时病情出现恶化，患者心悸、气喘、烦躁，全身水肿，并感心前区疼痛，随呼吸加剧。尿量甚少，尿蛋白（++++），红细胞

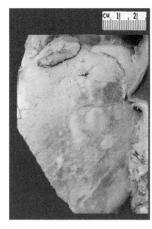

图 17-27 心脏

1 ～ 5/HP，白细胞 3 ～ 7/HP。患者呼吸困难加重，时深时浅，时而停止，心律不齐、脉搏细弱，经抢救无效死亡。

尸检摘要：尸长 170cm，全身水肿。皮肤附尿霜，无黄疸。胸膜腔内均有多量草黄色有异味的清亮液体，左侧 200ml，右侧 240ml。

心脏：体积明显增大，重 600g。心外膜有大量无光泽、粗糙、淡灰及暗红色纤维蛋白性渗出物覆盖，部分已机化，与心包壁层紧密粘连（图 17-27）。左心室壁厚 2cm，心腔扩张。左心房、右心房、右心室及心脏各瓣膜未见明显异常。镜下观：左心室心肌纤维肥大。心外膜充血、水肿，有较多中性粒细胞、单核细胞及淋巴细胞浸润，表面覆盖有交织成网的纤维蛋白性渗出物，基部可见肉芽组织。

肾：双侧肾体积缩小，重约 60g。色苍白，包膜难剥离。肾表面呈颗粒状，切面皮质薄，皮、髓质分界不清（图 17-28）。镜下观：大部分肾小球呈现纤维化、玻璃样变性，少数肾小球代偿性肥大。肾小管多数萎缩，少数呈代偿性扩张，部分肾小管腔内可见透明管型。间质纤维组织增生，较多淋巴细胞浸润。另可见肾小动脉壁玻璃样变性及小动脉内膜纤维性增厚（图 17-29）。

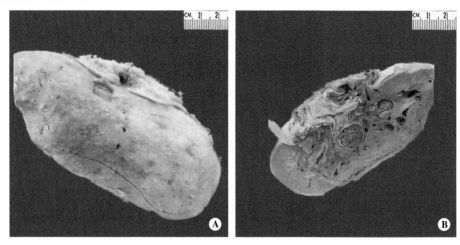

图 17-28　肾脏（A. 表面；B. 切面）

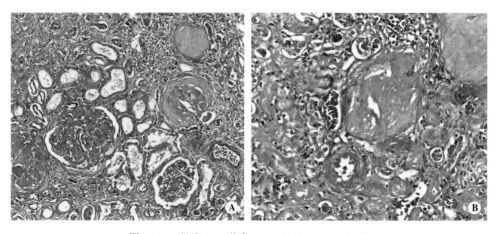

图 17-29　肾脏（HE 染色，A. 10×10；B. 20×10）

肺、肝、脾均示慢性淤血，结肠黏膜有较多出血点。

二、讨　　论

1. 本例各脏器的病理诊断和诊断依据是什么？
2. 请用本例的病理改变，解释其临床表现。

（王红艳）

第四部分　形态学技术及探索性实验

第十八章　形态学常用实验技术

第一节　石蜡切片与 HE 染色技术

一、组织取材

取材是指从人体或实验动物体内取下所需观察标本的过程。标本主要来源于临床活体检查、手术切除、病理解剖及实验动物等方面。取材需遵循动作快、部位准、固定及时等原则，以避免组织细胞自溶、保证组织结构的完整性。不同器官组织的取材部位和方法有差别，一般先取腹腔内器官（首先取肝、胆囊，其次取肾、肾上腺，再次取胰腺、脾、胃、十二指肠、空肠、回肠、结肠等），然后取胸腔及盆腔内的器官组织，最后取神经系统。

（一）不同标本的取材原则

1. 实质性器官　如肝、脾、肾、脑等。取材时应注意标本的完整性和切片的方向性，以便于观察。常规取材以不超过 1.0cm×1.0cm×0.5cm 为宜，其截面切忌三角形或圆形。

2. 管道性器官　取一段管道性器官的标本，将其平铺在卡片纸上，或将标本展平于软木板上，用标本固定针将组织四周钉住，连同卡片纸或软木板一同投入固定液内。

3. 其他组织器官　如胰腺、腮腺、皮肤、淋巴结、松果体、脑垂体、神经节等组织器官，如果对组织结构没有特殊要求，可将取材的标本直接投入固定液内固定。

（二）实验动物处死方法

要严格遵循动物伦理学规定，尊重动物的价值和权利。取材中要依据动物的种类和大小以及实验者取材的手段，选择相应的动物处死方法。

1. 麻醉法　是实验动物处死方法中最常用的方法，分为：

（1）吸入麻醉：适用于较小的动物如小鼠、大鼠、豚鼠等。麻醉药物为乙醚（ether）、三氯甲烷（chloroform，简称氯仿）。

（2）注射麻醉：适用于各种类型的动物。常用麻醉药物有 4% 戊巴比妥（pentobarbital）、20% 氨基甲酸乙酯（ethyl carbonate）、1% 水合氯醛等。药量的给予依据动物体重计算。给药途径包括肌内、静脉和腹腔注射，静脉注射时间最快，肌内注射相对缓慢。

2. 空气栓塞法　适用于较大的动物，如兔、犬、猴等。不同的动物，其空气注射部位不同，如兔选择耳背外侧的耳缘静脉，犬或猴则选择大腿内侧的静脉。空气剂量视动物的大小而不同，兔为 20～60ml，犬则需要 80～150ml。

3. 颈部断髓（脱臼）　此方法较为便捷，适用于小鼠。操作时动作力度要适中，以免造成内脏器官损伤。

4. 动脉放血　主要是针对较大的动物如犬、猴，在注射麻醉药后，行股动脉放血。

（三）取材注意事项

1. 严禁机械损伤　取材时切忌用手拉扯组织、用镊子随意夹取组织或用刀片来回切割组织。取材时应先用镊子轻轻夹住目标组织周围的薄层结缔组织，用锋利的手术剪或手术刀片剪切该组织。

2. 保证脏器结构的完整性 取材须注意中空性器官要保存各层结构，实质性器官保留被膜。对于病理标本除切取病变部位外，还要切取病变和正常组织交界部分的区域，以利于进行正常组织与病理组织的对比观察分析。

3. 所取的组织块须做好标识。

4. 注明取材时间、组织名称、固定液名称、组织块数量等，以备查。

二、组织固定

用化学药品使新鲜组织细胞内的成分凝固和沉淀，尽量保持其生活状态时的形态结构的过程称为固定，具有这种功能的化学药品则称为固定液（fixative）。

（一）目的

1. 抑制自溶和腐烂 组织的固定能保持细胞与生活时的形态相似，因为当机体生命活动停止或局部器官、组织割离机体之后，组织细胞的代谢功能自行丧失，新鲜组织如果不经固定、任意放置，由于细菌的滋生等各种因素的作用，易致组织腐烂；细胞内的蛋白酶将蛋白质分解为氨基酸后脱离细胞易引起组织自溶。

2. 渗透和固定 使组织和细胞内渗透压不再发生改变，最大范围内保持组织和细胞原有的形态结构。

3. 保存 组织细胞经过固定液固定，不但可以防止自溶和细菌性腐烂，而且能沉淀或凝固组织内的各种成分及病理代谢产物，如蛋白质、脂及脂蛋白、脂肪、色素、碳水化合物、无机成分、微生物等都可以通过固定而保存下来，在制片过程中不会因其他试剂溶解而被破坏。

4. 固化 组织经固定液固定后能使细胞正常的半液体状（溶胶）黏度变为不能逆转的固体状（凝胶）黏度，这种固化作用使柔软的组织（如脑）质地变硬而易于操作。

5. 肉眼鉴别 固定液固定可不同程度地改变各细胞组分的折光率，增强组织的折光指数，使染色后各成分较未固定前更易辨认。

6. 对染色的影响 某些固定液尚具有一定的媒染作用而增进染色（如苦味酸对于染色的媒染作用）可使细胞各种部位易于着色，所以组织固定后有利于制片染色和在显微镜下的观察。此外，固定液有时也会影响染色效果，导致着色效果不理想（如福尔马林对水溶猩红 S 染色的影响）。

（二）固定方法

1. 浸泡固定法 把取好的材料直接投入固定液中，固定的时间一般在 12 ～ 24h。

2. 蒸汽固定法 比较小而薄的标本可用锇酸或甲醛蒸汽固定。主要用于血液、细胞涂片以及某些薄膜组织的固定。

3. 灌注固定法 这种方法主要用于动物实验标本的固定。把固定液灌入血管，经血管分支注入整个组织或全身，达到充分固定作用。

（1）局部灌注固定：通过管道或血管将固定液输送到器官内部的各个角落，以便较好地保存其组织结构。如肺组织可将固定液从气管或支气管灌入，肝、肾组织的固定可以从肝、肾动脉注入固定液，同时切断静脉，让血液流出，直到血液排净为止。眼球组织可以从眼后房用注射器注入固定液固定。

（2）全身灌注固定：通过心脏插管或股动脉插管将固定液灌注到所要固定的器官内，及时将生活状态的细胞原位固定再进行标本取材。

4. 微波固定法 经微波固定的组织具有收缩小、核膜清晰、染色质均匀、分辨清晰等特点，一般认为，65℃左右的温度可适合于各种组织的固定，小块材料固定时间在 3 ～ 4min。

（三）固定的注意事项

1. 组织一经离体及时固定。

2. 固定的组织厚度适当。

3. 不同类型的组织应适当合理地选择固定液。

4. 组织固定时间长短适宜。

5. 固定液量与组织的比应是 20∶1 甚至 30∶1，避免组织中水分渗出影响固定液的浓度，从而影响固定效果。

6. 特殊病例或特殊物质应选择特殊的固定液。如要显示狂犬病毒的包涵体时，应采用丙酮来固定；显示糖原，可选择无水乙醇或丙酮来固定组织。

7. 组织固定后必须彻底冲洗，除去固定液，以免影响下一步的脱水甚至染色。

（四）常用固定液

1. 甲醛　易挥发，有强烈的刺激性气味，呈酸性，其水溶液的饱和度为 36% ～ 40%，一般在使用时将其饱和度视为 100%，用水稀释成 10% 的甲醛溶液，称为福尔马林。

2. 乙醇　无色透明，浓度不低于 50% 的乙醇溶液，一般只用于糖原的固定。

3. 冰乙酸　多与其他固定液混合使用。

4. 升汞　即氯化汞，可以使组织内的蛋白质沉淀凝固、迅速硬化、它的渗透力弱，对组织收缩较大。

5. 重铬酸钾　对细胞质固定良好，对脂类也有固定作用。

6. 苦味酸　水溶液的饱和度为 0.9% ～ 1.2%。苦味酸渗透力较弱，组织收缩大，能沉淀一切蛋白质，具有软化皮肤和肌腱的作用。

7. 锇酸　是制备电镜标本常用的固定液，一般配成 1% ～ 2% 水溶液。

（五）常用混合固定液

1. **Bouin 液**

苦味酸饱和水溶液　　　75 份

甲醛　　　　　　　　　25 份

冰乙酸　　　　　　　　5 份

此液为实验室常用的固定液，用前将几种液体混合即可。其渗透力强，对组织固定均匀，组织收缩较小，使组织有适当的硬度，能保持细胞的微细结构，组织易染色，其中冰乙酸能固定染色质，苦味酸保持组织硬度，甲醛对冰乙酸的膨胀起调节作用，此液必须现配现用，一般组织固定 12 ～ 24h。

2. **Zenker 液**

升汞　　　　　　　　　5g

重铬酸钾　　　　　　　2.5g

冰乙酸　　　　　　　　5ml

蒸馏水　　　　　　　　100ml

配制时将升汞和重铬酸钾用蒸馏水分别加温溶解，混合后冷却过滤，用前加入冰乙酸即可，但加入冰乙酸后必须立即使用，否则失效。经此液固定的组织，细胞核和细胞质着色较好且稳定。一般组织固定 12 ～ 24h，固定后须经流水冲洗 12h 洗去重铬酸钾，并用碘酒脱汞。其中升汞和冰乙酸可改善对细胞核的固定，冰乙酸能缓解升汞对组织的过度硬化，也可减小重铬酸钾对组织引起的收缩。此液为实验室常用的固定液。

3. Helly 液

升汞	5g
重铬酸钾	2.5g
甲醛	5ml
蒸馏水	100ml

此液是 Zenker 液的改良，用甲醛代替 Zenker 液中的冰乙酸，故不产生铬盐成分，因重铬酸钾未酸化，对染色质固定良好，尤其对显示胞质内特殊颗粒时效果尤为突出。配制液与 Zenker 液的不同在于甲醛有少许媒染细胞质的作用，增加组织对酸性染料的亲和力，升汞可减少重铬酸钾对染色质的破坏。多用于骨髓、脾、淋巴结、肝以及线粒体的固定，固定后处理同 Zenker 液。

4. Susa 液

升汞	5g
氯化钠	0.5g
三氯乙酸	2g
蒸馏水	80ml
冰乙酸	4ml
甲醛	20ml

配制时先将升汞、氯化钠、三氯乙酸分别溶解在蒸馏水中作为 Susa 液的储备液，使用时加入冰乙酸和甲醛混匀即可。此液渗透力强，组织收缩小，可用于各种组织的固定，尤其适用于难以渗透的组织。组织一般固定 12 ～ 24h，小块组织固定 4 ～ 12h 即可。固定后不需水洗，可直接进入 80% 乙醇溶液中脱水，为避免汞盐沉积，染色过程中用碘酒脱汞处理。

5. Carnoy 液

冰乙酸	10ml
氯仿	30ml
无水乙醇	60ml

这种固定液渗透力强，小块组织固定数小时即可。此液中乙醇可固定糖原、胞质，冰乙酸固定染色质，并能缓解乙醇对组织的过度收缩和硬化，是组织化学常用的固定液，尤其适用于糖原与核酸的固定。组织一般固定 12 ～ 18h，固定后直接进入无水乙醇中脱水。

6. 乙醇-福尔马林液

甲醛	1 份
无水乙醇	9 份

此液主要用于肠系膜及皮下组织铺片的固定，显示肥大细胞效果良好，对弹性纤维和胶原纤维的染色效果也不错。固定数小时即可，固定后直接进入无水乙醇中脱水。

7. 中性甲醛固定液（pH 7.0 左右）

甲醛	100ml
蒸馏水	900ml
磷酸二氢钠	3.5g
磷酸氢二钠	6.5g

此液可以降低组织的酸化，有利于细胞核染色，多用于一些特殊染色和组织化学染色的固定。

8. 改良的多聚甲醛缓冲固定液

多聚甲醛	4g
无水磷酸二氢钠	3.5g
磷酸氢二钠	6.5g
蒸馏水	100ml

此液渗透力较强，组织收缩小，对保存组织细胞的抗原物质较为有利，特别对脂肪及各种酶的固定效果尤为突出。固定时间不宜太久，以不超过 24h 为宜。此液为常规组织化学和免疫组化常用的固定液。

三、脱 水

石蜡切片最终是用石蜡替换组织内的水分，以石蜡作支架，使组织内外均被石蜡填充，达到组织与石蜡浑然一体，利于将组织切成薄片。而石蜡与水不能相溶，若想实现上述目的必须脱去组织内的水分，这就需要脱水剂。脱水剂有乙醇溶液、丙酮、正丁醇、叔丁醇等，乙醇溶液因为具有能与水以任意浓度配比混合，又能与透明剂相溶的特点，因此成为最经济实用的理想脱水剂。

脱水从低浓度的乙醇溶液开始，脱水步骤是经 70%、80%、90%、95% 乙醇溶液及无水乙醇逐级脱水，组织在除无水乙醇溶液外的每级乙醇溶液中脱水数小时至 24h，在无水乙醇中脱水数小时，这需要根据组织种类和组织块的大小，根据自己的操作经验灵活掌握，要求必须将组织内的水分脱去，溶去脂肪，同时不能让组织变脆。

四、透 明

脱水后组织内的乙醇溶液需完全被透明剂置换，并使组织产生一定的折光率，使光线能够通过组织，这个过程就是透明。透明剂有二甲苯、苯、氯仿、香柏油、冬青油等，二甲苯因其透明力强、透明时间短和操作方便的特点，是现在最常用的透明剂。一般透明时间可以参照组织在无水乙醇中的脱水时间。如果透明时间不够，组织内的乙醇溶液没有被完全置换出来，则组织透明度不够，影响包埋；透明时间过长，则组织的脆性增加，切片时组织易碎，切片不完整。

五、浸蜡与包埋

（一）浸蜡

浸蜡必须在恒温箱中进行。将透明的组织放进溶化的石蜡中，以石蜡替换组织内的透明剂，形成硬度均匀的组织块，为包埋做好准备。作为浸蜡用的蜡缸液可分为浸蜡 1 和浸蜡 2。浸蜡时间可以参照透明时间，浸蜡时蜡温不能过高，时间也不能过长，否则增加组织脆性，切片时易碎成粉末。也有一种做法是浸蜡时先将组织放进软蜡中，然后再放进硬蜡，可以降低组织的脆性。

（二）包埋

组织浸蜡完成后就可以进行包埋操作，先准备好包埋器，把成熟的蜡倒进包埋器中，迅速用镊子夹取浸透蜡的组织块放入包埋器中。包埋过程中尽量保持组织块与包埋蜡的温度一致，这样组织块与蜡就会成为一个整体，组织包埋完成后等待石蜡凝固，从包埋器中取出蜡块，贴上标签，蜡块即可切片，如暂时不切，可置于室温或冰箱内长期保存。

六、切片与展片

（一）切片

蜡块切片前先将切面进行修整，将蜡块固定在切片机的蜡台上，调整切片刀的角度，让刀与蜡块间成 5°～7° 夹角，将蜡台推进器转到要切片的厚度开始切片，通常教学切片多为 5～7μm。

（二）展片

把切好的石蜡切片平铺在载玻片上的过程称为展片。展片前要把载玻片擦洗干净，载玻片可以过酸后流水冲洗，蒸馏水洗后用绸布擦干净，也可以直接放进 95% 的乙醇溶液浸泡 12h 后，用绸布擦干净，涂上蛋白甘油或其他黏片剂，放进 4℃冰箱内备用。

常用的展片手法有水浴展片、温台展片：

1. 水浴展片　利用水浴展片仪（或恒温水浴箱）中水池内特定的水温（40～45℃）进行石蜡切片展片的过程。

2. 温台展片　恒温台展片仪是内部为电加热丝，通过温控装置来调控其表面金属面板温度的一个仪器。调整温台为适宜的稳定温度（40～45℃）进行展片，注意随时滴加蒸馏水以防水分蒸发。

（三）烤片

烤片的目的是利用烤箱内温度将石蜡切片上的少量水分蒸发掉，同时粘片剂发生的改变将石蜡切片黏附于载玻片上。将石蜡切片裱于一张载玻片上，插入切片屉中置烤箱内（45～50℃）烤片 2～6h。

（四）石蜡切片的注意事项

1. 切片时切片机的轮盘转动要匀速，尤其是在刀刃经过蜡块切面时，不可忽快忽慢，切忌有停顿的现象。

2. 毛笔移动伸拉蜡带的力量不可过大，否则蜡带容易断裂。接取蜡带时切忌毛笔的笔毛在切片刀的刀刃上横扫而损坏刀刃。

3. 存放在纸上的蜡带切忌沾水，切忌被呼吸气息或外界气流吹散，尤其是连续切片。原则上，要用多少张切片，就切多少张切片。

4. 展片温度要控制好，过低或过高都会降低展片质量，如皱褶、切片不平整、标本结构松散等，会影响标本光镜下的观察。

5. 烤片后应及时收藏，防止灰尘等外源性物质落于切片上，或受到硬物磨损。

七、苏木精-伊红染色（HE 染色）

组织标本的染色一般分为普通染色和特殊染色，普通染色泛指苏木精-伊红（hematoxylin and eosin，HE）染色或称常规染色，细胞核被苏木精染成深蓝色或深紫色，细胞质被伊红染成红色。

（一）染色原理

一般认为染色是组织和细胞的某些成分与染料的化学结合或物理吸附作用而显色的。染料是一种有机化合物，它们含有不饱和的基团，如亚硝基、偶氮基等称为发色团。各种染料由于其发色团不同，显示颜色就不同。此外，染料还含有一些碱性基团（如氨基）、酸性基团（如羧基）或磺基，称为助色团。助色团是染料和某些物质基团结合形成的盐类，因此决定染料的性质。含有氨基的染料是碱性染料，它和组织内的酸性物质有亲和力。含有羧基或磺基的染料是酸性染料，其在溶液内带负电荷，为阴离子染料，与组织内的碱性物质有亲和力。

组织内的蛋白质和构成蛋白质的氨基酸的种类很多，他们有不同的等电点。在普通染色方法中，染液的酸碱度 pH 为 6 左右，细胞内的酸性物质如细胞核的染色质、腺细胞和神经细胞内的粗面内质网及透明软骨基质等均被碱性染料染色，这些物质称为嗜碱性。而细胞质中碱性物质如红细胞中的血红蛋白、嗜酸性粒细胞的颗粒及胶原纤维和肌原纤维等被酸性染料染色，这些物质称为嗜酸性。常用的苏木精-伊红染色，苏木精是带正电荷的染料，细胞核和细胞质内的嗜碱性物质被染成蓝紫色。伊红是带负电荷的染料，细胞质和胶原纤维等被染成粉红色。

（二）主要试剂的配制

1. Harris 苏木精染液

苏木精　　　　　　　　4.5g

无水乙醇	50ml
硫酸铝钾（或铵）	100g
蒸馏水	1000ml
一氧化汞	$2.5 \sim 5g$

配制方法：

（1）将苏木精溶于无水乙醇。

（2）将硫酸铝钾（或铵）溶于蒸馏水。将两液混合后加热煮沸去火，迅速加入一氧化汞，用玻璃棒搅至溶液呈深紫色，立即移入预先准备好的冷水中，静置过夜，过滤密封保存，使用前加入 5% 的冰乙酸。

2. 伊红染液

伊红 Y（或曙红 Y）	$0.3 \sim 1.0g$
蒸馏水	100ml

将伊红 Y（或曙红 Y）溶于蒸馏水，加入冰乙酸 $1 \sim 2$ 滴，再加入麝香草酚少许（防腐）。

3. 1% 盐酸乙醇溶液

盐酸	1ml
70% 乙醇溶液	99ml

（三）染色步骤

1. 切片置于二甲苯（Ⅰ）	5min
2. 切片置于二甲苯（Ⅱ）	5min
3. 切片置于二甲苯（Ⅲ）	5min
4. 切片置于无水乙醇（Ⅰ）	$3 \sim 5min$
5. 切片置于无水乙醇（Ⅱ）	$3 \sim 5min$
6. 切片置于无水乙醇（Ⅲ）	$3 \sim 5min$
7. 切片置于 95% 乙醇	$3 \sim 5min$
8. 切片置于 90% 乙醇	$3 \sim 5min$
9. 切片置于 80% 乙醇	$3 \sim 5min$
10. 切片置于 70% 乙醇	$3 \sim 5min$
11. 切片置于蒸馏水	$1 \sim 3min$
12. 切片置于苏木精染液	$3 \sim 5min$，自来水洗。
13. 1% 盐酸乙醇溶液分色	数秒至数十秒，自来水洗。
14. 切片置于蒸馏水	1min
15. 切片置于 0.5% 氨水（或饱和碳酸锂）蓝化	数十秒至 1min，镜检核分色程度。
16. 切片置于蒸馏水	1min
17. 切片置于 70% 乙醇	1min
18. 切片置于伊红染液	$3 \sim 5min$
19. 切片置于 95% 乙醇（Ⅰ）	浸洗数秒
20. 切片置于 95% 乙醇（Ⅱ）	1min
21. 切片置于无水乙醇（Ⅰ）	$3 \sim 5min$
22. 切片置于无水乙醇（Ⅱ）	$3 \sim 5min$
23. 切片置于二甲苯（Ⅰ）	$3 \sim 5min$
24. 切片置于二甲苯（Ⅱ）	$3 \sim 5min$
25. 切片置于二甲苯（Ⅲ）	$3 \sim 5min$

26.切片封固 用中性树胶少量滴入切片,用盖玻片封固切片。

(四)染色结果

苏木精-伊红染色,细胞核呈紫蓝色。细胞质、肌肉、结缔组织、红细胞、软骨组织嗜伊红颗粒呈不同深浅的红色:结缔组织呈鲜红色,肌纤维呈深红色,红细胞呈橙红至褐红色,软骨组织呈深蓝色。甲醛结晶、各种微生物呈蓝色或紫蓝色。

(五)注意事项

1.染色步骤中,苏木精染液配方不同,细胞核染色后的处理方法不同,如使用 Mayer 苏木精染液和改良的 Mayer 苏木精染液染细胞核,不需要对组织切片进行分化处理。Hansen 甲矾苏木精染液染色后,则不需要将组织切片蓝化。

2.染色过程中所用的时间仅供参考,还要根据染色时室内温度、染液的新鲜程度、实验室的实际情况等灵活掌握。在室温高、切片薄、染液又是新配制的情况下,染色时间就短,反之时间就长。

3.在脱水透明过程中,如果所使用的伊红染液为乙醇溶性的话,应使用与溶解伊红等浓度的乙醇溶液开始脱水。

第二节 冷冻切片技术

冷冻切片是指将组织在冷冻状态下直接用切片机切片。由于此法不需要经过各级乙醇的脱水、二甲苯的透明和浸蜡等步骤,因而较适合于脂肪、神经组织和一些组织化学的制片,并作为快速切片的方法应用在临床诊断。冷冻切片是酶组织化学和免疫组织化学染色中最常用的一种切片方法,其最突出的优点是能够较完好地保存细胞膜表面和细胞内多种酶活性以及抗原的免疫活性,尤其是细胞表面抗原更应采用冷冻切片。其主要操作技术和方法与石蜡切片过程相类似。

一、冷冻切片的目的

1.用于某些水解酶(如 ATP 酶、琥珀酸脱氢酶等)定位的组织化学以及免疫组织化学和免疫荧光等方面的研究。

2.用于证明脂肪及类脂和神经组织髓鞘的染色时的切片。

3.用于临床手术过程中的快速病理诊断等。

二、冷冻切片的优缺点

(一)优点

1.简便,快速,用时短。切片前无须固定、脱水、透明、包埋等手续即可进行切片,减少了一些中间环节。

2.能很好地保存脂肪、类脂等成分。

3.能够比较完好地保存各种抗原活性及酶类,特别是那些对有机溶剂或热的温度耐受能力较差的细胞膜表面抗原和水解酶保存较好。

(二)缺点

1.不容易做连续切片和较薄的切片。

2.组织块在冻结过程中容易产生水的结晶而影响细胞的形态结构及抗原物质的定位,并且组织结构也不如石蜡切片清晰。

三、标本速冻

组织在切片前需要冷冻，而冷冻过程容易使组织中的水分形成冰晶，从而影响抗原定位。一般认为，冰晶体积大而量少时，影响较小；冰晶体积小而量多时，对组织结构损害较大。含水量较多的组织中较易出现冰晶。为防止组织中冰晶形成可采用以下方法：

（一）速冻

为了较好地保存细胞内的酶活性或尽快制成切片标本的需要，一般在取材后就要立刻对组织块进行速冻，使组织温度骤降，缩短降温的时间，减少冰晶的形成。

1. 液氮法　将组织块平放于软塑瓶盖或特制锡纸小盒（直径约2cm），可适量加OCT包埋剂浸没组织，然后将特制小盒缓缓平放入盛有液氮的小杯内，当盒底部接触液氮时即开始汽化沸腾，此时小盒保持原位，切勿浸入液氮中，10～20s后组织即迅速冰结成块。在制成冻块后，即可取出冷冻的组织块立即置入恒冷箱切片机冷冻切片。若需要保存，应快速以铝箔或塑料薄膜封包，立即置入-80℃冰箱储存备用。液氮速冻切片法是实验室最常用的速冻切片方法。

2. 干冰丙酮（乙醇）法　将150～200ml丙酮（无水乙醇）装入小保温杯内，逐渐加入干冰，直至饱和呈黏稠状，再加干冰不再冒泡时，温度可达-70℃，用一小烧杯内装异戊烷约50ml，将此烧杯缓慢置入干冰丙酮（或无水乙醇）饱和液内，至异戊烷温度-70℃时即可使用。将组织（大小为1.0cm×0.8cm×0.5cm以内）投入异戊烷内速冻30～60s后取出，置恒冷箱内以备切片，或置-80℃低温冰箱内储存。

3. OCT包埋直接冷冻法　新鲜标本置于恒冷箱的冷冻标本托上，加OCT包埋剂，放入恒冷箱内的冷冻台（-20℃）数分钟，直至标本及包埋剂发白变硬后即可切片。

（二）应用蔗糖溶液

对已固定过的组织，将组织置于20%～30%蔗糖溶液1～3天，利用高渗吸收组织中水分，减少组织含水量，可防止或减少冰晶的形成。

四、冷冻切片的制作方法与步骤

1. 准备　切片前将恒冷箱切片机的温度设定为-18℃左右，将切片刀放置在刀架上进行固定并调整好角度后锁定刀架，以备切片。同时要备一支毛刷和一块纱布放在制冷箱内作清洁用。

2. 取材　未固定的组织取材，切片组织的大小一般为2.0cm×2.0cm×0.5cm以内即可，如果是作病理切片组织可减小一半，固定后的组织可以稍大些。新鲜组织的取材，要尽可能地快，防止组织发生坏死后变化。

3. 冷冻组织　打开观察窗，取出组织支承托（组织固着器），先在其上滴一些包埋剂或PBS形成2～3mm厚冰块，再将组织放平摆好，周边滴上包埋剂，速放于机箱内冷冻台上冷冻，关闭观察窗。每种组织有其合适的切片温度（见下列第5条），固定组织的温度一般比切片时低3～5℃。

4. 修整组织切面　组织冷冻10min左右，到接近冷室温度时，打开观察窗，将冷冻好的组织块夹紧于切片机持承器上，将切片厚度调至适当位置（修平组织切面时，厚度可设在20～30μm），关闭观察窗。先用快速进退键，使组织持承器向刀口移动，快到刀口时改用慢速进退键，调整组织的切面与刀刃平行并贴近刀刃。转动切片机把手，将组织切面修平。

5. 切片厚度和温度　切片的厚度根据不同的组织而定，原则上是细胞密集的薄切，纤维多、细胞稀的可稍为厚切，一般为5～10μm。切片时冷冻箱中温度的高低，主要根据不同的组织而定。如：要切未经固定的脑组织、肝组织和淋巴结时，冷冻箱中的温度不能调太低，在-15～

−10℃；切甲状腺、脾、肾、肌肉等组织时，可调在−20 ～ −15℃；切带脂肪的组织时，应调至−25℃左右；切含大量的脂肪时，应调至−30℃。

6. 切片　用毛刷清除组织周围的碎屑。放下防卷板，调校至适当的位置。防卷板的位置及角度要适当，防卷板的前缘与刀面须有足够的距离，防卷板略高于刀面的最高点，使切片平滑通过。切片时，切出的切片能在第一时间顺利地通过刀与防卷板间的通道，平整地躺在刀面上。一般切片时温度以−18 ～ −15℃为宜，温度过低组织易破碎。

7. 粘片　掀起防卷板，用带有黏附剂的载玻片将切片贴附后，放置在染色架上。如果切片的量很大，需做组织化学染色的，可将切片放在底部有纱网带分格的容器盒里，待做完组织化学染色后，将切片裱在带有粘片剂的载玻片上，晾干后再做后续染色。

8. 固定　未经固定的新鲜组织在冷冻切片后应使用相应的固定液固定 10min。

9. 染色　切好的冷冻切片，室温下自然晾干 1 ～ 2h，待干燥后便可根据需要进行不同染料染色。如果从冰箱内取出切片，置于室温下干燥 10min，再经冷丙酮固定 5 ～ 10min（未固定者），PBS 液漂洗 3 次后，即可进入染色程序（HE 染色可用甲醛、冰乙酸和 95% 乙醇快速固定1 ～ 2min）。

10. 切片保存　冷冻切片后如不立即染色，必须用电风扇吹干，储存于−70℃低温冰箱内或进行短暂预固定后低温冰箱保存。已固定过的切片如不能及时染色，可在干燥后装入密封的标本盒内，外包塑料袋，储存于低温冰箱。

11. 切片机的清洁和除霜　每次切片结束后要将切剩的组织块和切片中产生的残渣清除掉。恒冷箱视使用情况每周或每月清洁一次冰霜，并将恒冷箱每次的除霜时间设在夜间。

第三节　免疫组织化学技术

免疫组织化学（immunohistochemistry）是由免疫学和传统的组织化学相互结合而来的一类实验技术，利用抗原与抗体特异性结合的原理，通过化学反应使标记抗体的显色剂（荧光素、酶、金属离子、同位素）显色来确定组织细胞内抗原（多肽和蛋白质），对其进行定位、定性及定量的研究，称为免疫组织化学（简称免疫组化）。免疫组化实验中常用的抗体为单克隆抗体和多克隆抗体。

一、免疫组化技术的基本原理

免疫组化基本原理是抗原与抗体特异性结合的原理。免疫组化技术的基础是抗原与抗体之间的结合具有高度特异性，因此可以使用已知抗体或者抗原检测特异性的抗原或者抗体，但一般多用已知抗体检测特异性抗原。抗原抗体反应后形成抗原-抗体复合物，但是抗原-抗体复合物是不可见的，为了使得反应的结果可见，必须将抗体加以标记并利用标记物与其他物质的反应将阳性的结果放大，继而转换成可见的有色沉淀或通过标记物发出荧光，最后用普通显微镜、电子显微镜或荧光显微镜对反应产物或荧光进行观察。从理论上讲，标记物应具有以下特点：①能与抗体形成比较牢固的共价键结合；②不影响抗体与抗原的结合；③放大效率高；④发光或显色反应要在抗原-抗体结合的原位，并且鲜明，有良好的对比。目前较理想的标记物有：荧光素（如异硫氰酸荧光素、四甲基异硫氰酸罗丹明、德克萨斯红等）、酶（如辣根过氧化物酶、碱性磷酸酶）、亲和物质（如生物素、葡萄球菌蛋白 A、凝集素等）、金属颗粒（如胶体金、纳米金）、放射性核素等。

1. 对抗原和抗体的要求　凡是在机体内引起体液免疫和（或）细胞免疫反应的物质，称为抗原。根据抗原是否显示免疫原性分为：完全抗原（蛋白质、多糖等）和半抗原（某些短肽、多糖、类脂和药物等）。机体受到抗原刺激后，由浆细胞合成并分泌出一类具有与抗原发生特异性结合的球蛋白，被称为抗体。

免疫组化要求抗体纯度高、比活性强；高度特异性抗体的获得，取决于抗原的纯度。而对抗原的要求是纯度高，免疫原性强，稳定无变化。

2. 免疫组化实验中常用的抗体 单克隆抗体和多克隆抗体。单克隆抗体是一个 B 淋巴细胞克隆分泌的抗体，是应用细胞融合杂交瘤技术制备而成，抗体产量高、特异性强。多克隆抗体是将纯化后的抗原直接免疫动物产生的免疫血清，是多个 B 淋巴细胞克隆所产生的抗体混合物，其特异性低，会产生抗体的交叉反应。

抗原与抗体的结合，要求量保持一定比例，当抗原或抗体过量时均不能聚合成大颗粒。

二、免疫组化技术在临床和科研中的意义

近年来，随着免疫组化技术的发展和各种特异性抗体的出现，使许多疑难肿瘤得到了明确诊断。在常规肿瘤病理诊断中，5% ～ 10% 的病例单靠 HE 染色难以做出明确的形态学诊断。尤其是免疫组化在肿瘤诊断和鉴别诊断中的实用价值受到了普遍的认可，其在低分化或未分化肿瘤的鉴别诊断时，准确率可达 50% ～ 75%。

免疫组化的临床应用主要包括以下几方面：

1. 恶性肿瘤的诊断与鉴别诊断。

2. 确定转移性恶性肿瘤的原发部位。

3. 对某类肿瘤进行进一步病理分型。

4. 软组织肿瘤的治疗一般需根据正确的组织学分类。因其种类多、组织形态相像，有时难以区分其组织来源，应用多种标记进行免疫组化鉴定对软组织肿瘤的诊断有重要意义。

5. 发现微小转移灶，有助于临床治疗方案的确定，包括手术范围的确定。

6. 为临床治疗方案的选择提供支持。

由于免疫组化定性、定位及半定量蛋白表达水平，常广泛应用于科研工作中，成为科研工作中不可或缺的基本技术。

三、免疫组化常用的染色方法

根据标记物的不同分为免疫荧光法、免疫酶标法、亲和组织化学法。

（一）免疫荧光法

用于免疫荧光的标记物是小分子的荧光素，可标记抗体或抗原；荧光素经某种特定波长的光照射激发后，能发射出一种比激发光波长更长而且能量较低的荧光，借此可作定位观察或示踪，借助于荧光显微镜进行观察。

（二）免疫酶标法

免疫酶标法的基本原理是将酶连接在抗体上，制成酶标抗体，再借助酶对底物的特异催化作用，生成有色的不溶性产物或具有一定电子密度的颗粒，于光镜或电镜下显示细胞表面或细胞内部各种抗原成分的定位。酶降解底物的量与色泽浓度成正比，可反映被测定的抗原或抗体的量。常用的标记酶及其显色底物有以下几种：

1. 辣根过氧化物酶（HRP）及底物 HRP 是一种稳定性好的标记酶，其底物是过氧化氢（H_2O_2）。过氧化物酶能与 H_2O_2 反应形成初级复合物，本身被还原，同时产生游离氧原子，后者使无色还原性染料（供氢体）转化为有色的氧化性染料沉积于抗原所在部位，使被检抗原得以标识。最常用的供氢体是二氨基联苯胺（3′,3-diaminobenzidine，DAB）。

2. 碱性磷酸酶（AKP）及底物 AKP 是磷酸酯的水解酶，在碱性环境下，可通过靛蓝四唑反

应显色。靛蓝四唑反应底物为 5-溴-4-氯-3-吲哚-磷酸盐（BCIP），经酶水解并氧化形成靛蓝，而氮蓝四唑（nitroblue tetrazolium，NBT）在氧化过程中被还原成不溶性紫蓝色沉淀。AKP 标记的抗体还可与 HRP 标记的抗体同时使用，进行双重染色。

（三）亲和组织化学法

亲和组织化学法是以一种物质对某种组织成分具有高度亲和力为基础。这种方法敏感性更高，有利于微量抗原（抗体）在细胞或亚细胞水平的定位。抗生物素蛋白-生物素染色法是常用的亲和组织化学法。

1. 标记抗生物素蛋白-生物素法（labelled avidin-biotin method）　分为直接法和间接法。

（1）直接法：用生物素标记第一抗体，与抗原结合；酶标记抗生物素蛋白，与生物素结合，然后进行酶呈色反应。

（2）间接法：用生物素标记第二抗体，酶标记抗生物素蛋白，先用第一抗体与组织抗原结合，再将第二抗体与第一抗体相连接，最后进行呈色反应。

2. 桥连抗生物素蛋白-生物素法（bridge avidin-biotin method）　此法是用生物素分别标记抗体和酶，以抗生物素蛋白为桥，把二者连接起来，进行呈色反应。

3. 抗生物素蛋白-生物素-过氧化物酶复合物法（ABC 法）　将抗生物素蛋白和偶联了过氧化物酶的生物素按一定的比例混合形成抗生物素蛋白-生物素-过氧化物酶复合物（avidin-biotin-peroxidase complex，ABC），使每个抗生物素蛋白分子的 3 个结合位点分别与一个生物素结合，另一个结合位点保留，用于与生物素化的第二抗体结合。染色时，特异性抗体先与标本中的抗原结合，再与生物素化的第二抗体结合；加入 ABC 后，复合物中的抗生物素蛋白上保留的结合位点便与第二抗体上的生物素结合，最后通过过氧化物酶的组织化学显色反应显示组织或细胞中的抗原。在 ABC 反应中，抗生物素蛋白作为桥连接于生物素偶联的过氧化物酶和生物素化的第二抗体之间，而生物素偶联的过氧化物酶又可作为桥连接于抗生物素蛋白之间，于是形成了一个含有 3 个以上过氧化物酶分子（大于过氧化物酶-抗过氧化物酶复合物）的网格状复合物，故 ABC 法敏感性比过氧化物酶-抗过氧化物酶（PAP）法高 20～30 倍。由于其敏感性高，特异性抗体和生物素化抗体都可高度稀释，可明显减少非特异性染色，故 ABC 法背景淡，特异性强。

四、免疫组化标本的选择和制备

标本制备恰当，是免疫组化成功的首要条件。实验所用主要为组织标本和细胞标本两大类，前者包括石蜡切片（病理常规片和组织芯片）和冷冻切片，后者包括组织印片、细胞爬片和细胞涂片。免疫组化对组织和细胞标本的要求是要保持所检标本原有的结构、形态；在原位最大程度地保持待测抗原（或抗体）的免疫活性，既不猝灭、流失或弥散，也不被隐蔽。免疫组化的组织和细胞标本，制作流程与常规处理方法基本相同，但对组织、细胞的处理又有其特殊要求及注意事项。各种抗原由于其含量及特性的差异对标本处理方式常有不同要求，因此要选择适用于本实验的最佳方法。

（一）石蜡切片

1. 取材　免疫组化技术的取材要求大小为 1.0cm×1.0cm×0.2cm 内，既可以节约试剂，又能使组织充分固定和脱水浸蜡，防止脱片。

注意事项：

（1）要保证标本新鲜。一般在 2h 以内进行固定，超过 2h，组织将有不同程度的自溶，其抗原或变性消失，或严重弥散。

（2）选择合适取材部位至关重要。除取病灶或含待检抗原部位外，还应取病灶与正常交界处，即所取组织切片中同时应有抗原阳性和阴性区，以形成自身对照。另外，细胞坏死后，不仅抗原弥散或消失，而且常引起非特异着色，干扰观察，因此取材时应尽可能避开坏死区。

（3）取材过程中要避免挤压。取材时组织受挤压可使边缘部细胞形态改变并加深非特异着色，因而取材时应使用锋利的刀刃；镊取组织动作要轻；经内镜直接钳取的组织往往有过度挤压，观察结果时应有所考虑。

2. 组织固定及免疫组化常用固定液 充分固定的目的是防止组织自溶和抗原弥散，保持组织细胞的完整性和所要检测物质的抗原性，因此它是免疫组化染色成功的关键一步。首选固定液是10%的中性福尔马林，但需注意的是离体组织必须马上固定，一般不要超过15min，否则易出现非特异性染色背景。固定时间以在常温下8～24h为宜，过度固定可造成组织抗原损失，影响制片质量。

（1）10%甲醛（福尔马林）固定液：应用最广。优点是形态结构保存好，且穿透性强，组织收缩少。缺点是甲醛放置过久可氧化为甲酸，使溶液pH降低，影响染色，醛基与抗原蛋白的氨基交联形成羧甲基，使抗原决定基的三维构象出现空间障碍，以及分子间交联形成的网格结构可能部分或完全掩盖某些抗原决定基，使之不能充分暴露，可造成假阴性的染色结果。

注意事项：①组织块不宜过厚，要对所固定大块组织做多个切面，以达到充分固定效果。②缩短固定时间，降低固定温度，尽量在7天之内处理所固定标本。③可用中性缓冲福尔马林，以pH 7.2～7.4的0.01mol/L磷酸盐缓冲液配制成10%甲醛固定液，减少固定液pH的变化。④固定后充分水洗以减少分子间交联，以及切片在作免疫组化染色前，先经预处理使抗原再现（抗原修复）等方法可以很大程度克服甲醛固定标本不足。

（2）多聚甲醛（常用4%）：可用于免疫电镜，也可用于免疫荧光染色。主要检测组织内一些性能较弱的抗原特别是细胞表面抗原，如各类淋巴细胞分化决定簇（CD）、主要组织相容性抗原等。

（3）乙醇：其固定作用可使细胞内蛋白质、糖类发生沉淀。优点是穿透性强、抗原性保存好。缺点是脱水性强，易引起组织收缩、变硬，影响切片质量，因而乙醇固定时间不宜过长（2h内）。乙醇使蛋白变性的作用轻，固定后可再溶解；染色过程中，温育时间长，抗原可流失而减弱反应强度。

（4）丙酮：对抗原性的保存好，但脱水性更强，较少用于组织标本，但细胞爬片常用丙酮固定。

3. 切片与烘片 免疫组化制片中，脱片是令所有免疫组化工作人员头痛的事，除了载玻片需要经防脱片处理外，脱片与脱水固定是否彻底及切片的厚度、烘片的时间均有关系，切片越厚，脱片概率越高，且由于细胞层次多，阳性强度也将增强，因此，切片厚度以3～4μm为宜。切片需晾干后烘片，时间不宜过短，以免造成脱片，高温烘片对抗原有破坏。实际工作中，采用在58～60℃的恒温箱中烘片30min，后续染色效果较好。

（二）冷冻切片

冷冻切片是指将组织在冷冻状态下直接切片。在切片前组织不经过任何化学药品处理或加热过程。缩短了制片时间，抗原性不受损失，对稳定性差的抗原如淋巴细胞表面抗原尤其适合。

组织冻结过程中，细胞内、外的水分会形成冰晶，冻结的速度越慢，冰晶颗粒越大，可严重影响组织、细胞的形态结构。因此制备冻块时要求低温、速冻。

1. 冷冻组织块的常用方法

（1）冷冻切片机冷冻制片：新鲜取材组织取材后，直接置入冷冻切片机，切片，染色。注意：用于冷冻切片的组织不可以加固定液。

（2）液氮中冷冻：主要用于科研。组织投入液氮中（-196℃），若在干冰丙酮中置一盛有异戊烷的容器，组织投入该容器内冻结则更好；干冰中加入丙酮（或异戊烷），液体立即汽化起泡，温度降至-70℃，上述组织在速冻时应浸埋于 OCT 包埋剂或甲基纤维素糊状液内，以保护组织。制成冻块后若需保存，应以铝箔或塑料薄膜封包，储存于-70℃中。

2. 切片 供免疫组化用的冷冻切片同样要求附贴平整，并有连续性。载玻片也应清洁无油污，切片厚度一般为 4～8μm。

3. 切片后处理 丙酮固定 10min，待干燥后作免疫组化染色或封存于-20℃中。

4. 注意事项 冷冻切片由于切片技术要求较高，不易得到连续性很好的切片，其形态结构亦不如石蜡片，且冻块和切片不便于长期储存，因此冷冻切片的应用受限。

（三）组织印片

将洁净载玻片轻压于已暴露病灶的新鲜组织切面，细胞即黏附于玻片上，晾干后浸入冷丙酮或乙酸乙醇中固定 10min，自然干燥后染片或置于-20℃中保存。

（四）细胞培养片（细胞爬片）

贴壁细胞培养固定（10～20min），再进行免疫染色。

盖玻片置于培养瓶中，使细胞在盖玻片上生长，达适当密度后取出固定（丙酮），盖玻片的处理方法同载玻片的处理，但泡酸时间 2h 即可。为了防止细胞脱片，可用多聚赖氨酸处理。

（五）细胞涂片

大多数细胞涂片由细胞悬液制成，包括血液、尿液、脑脊液；体腔积液；组织穿刺吸取液，如骨髓、淋巴结或其他实质性组织；悬浮培养的细胞或贴壁细胞经消化后形成的悬液。下面介绍常用的细胞涂片方法。

1. 手涂法 将细胞浓度调节到 10^6/ml 左右，可直接涂于载玻片上，但要均匀、不重叠。建议涂片直径应小于 1cm，以节约试剂。

2. 涂片机涂片法 将细胞样品制成 $2×10^5～2×10^6$/ml 细胞悬液，吸取 50～100μl［（1～2）× 10^4～（1～2）× 10^5/ml］加入涂片机内，1000r/min 离心 2min 后细胞就均匀分布于玻片上。

五、石蜡切片抗原修复法

抗原修复是影响染色结果的最关键因素。石蜡切片标本多用甲醛固定，使得细胞内抗原形成醛键、羧甲键而被封闭了部分抗原决定基，同时蛋白质之间发生交联而使抗原决定基隐蔽。所以要求在进行免疫组化染色时，需要先进行抗原修复或暴露，即将固定时分子之间所形成的交联破坏，而恢复抗原的原有空间形态。常用的抗原修复方法有高温高压、微波、酶消化、煮沸抗原修复法等，常用的修复液是 pH 6.0 的 0.01mol/L 柠檬酸盐缓冲液。

（一）柠檬酸盐缓冲液高温高压抗原修复法

1. 适用范围 适用于大量中性福尔马林固定、石蜡包埋组织切片的抗原修复，其效果优于微波抗原修复法和直接煮沸抗原修复法。

2. 操作方法 取一定量 pH 6.0 的 0.01mol/L 柠檬酸盐缓冲液于压力锅中，加热直至沸腾；将脱蜡水化后的组织切片置于不锈钢或耐高温塑料切片架上，放入已沸腾的缓冲液中，盖上锅盖，扣上压力阀，继续加热至喷气，开始计时 1～2min 后，压力锅离开热源，冷却至室温，取出切片，先用蒸馏水冲洗后用 PBS（pH 7.2～7.4）冲洗 2 遍，每遍 3min，再进行免疫组化的下一步。

3. 注意事项

（1）加热时间长短的控制很重要，从组织切片放入缓冲液到高压锅离开火源总时间控制在 5～8min 为宜，时间长可能会使染色背景加深。

（2）须使用不锈钢或耐高温塑料切片架，避免使用铜架，以防缓冲液 pH 增高导致组织脱片。

（3）高压锅离开火源后须等缓冲液冷却后，取出切片。

（4）为防止组织脱片，玻片须经清洁处理后，包被 0.01% 多聚赖氨酸或 3-氨丙基三乙氧基硅烷［（3-aminopropyl）triethoxysilane，APES］防脱剂。

（5）缓冲液的量须保证所有切片都能浸泡到，避免切片干涸（抗原可能完全丢失）。用过的柠檬酸盐缓冲液不能反复使用。

（二）柠檬酸盐缓冲液微波抗原修复法

1. 适用范围　适用于大量中性福尔马林固定、石蜡包埋组织切片的抗原修复。

2. 操作方法　取一定量 pH 6.0 的 0.01mol/L 柠檬酸盐缓冲液（＞ 500ml）于微波盒中，微波炉加热直至沸腾；将脱蜡水化后的组织切片置于耐高温塑料切片架上，放入已沸腾的缓冲液中，中高档或中档继续微波处理 15 ～ 20min，取出微波盒冷却至室温，取出切片，蒸馏水冲洗后用 PBS（pH 7.2 ～ 7.4）冲洗 2 遍，每遍 3min，再进行免疫组化的下一步。

3. 注意事项

（1）微波加热时间长短的控制很重要，从组织切片放入缓冲液到微波结束总时间控制在 15 ～ 20min 为宜，时间长可能会使染色背景加深。

（2）必须使用耐高温塑料切片架，避免使用铜架或不锈钢架。

（3）微波过程中，如果缓冲液蒸发而量减少无法浸泡到组织片，应适当添加蒸馏水，以保证组织片都能浸泡在缓冲液中，继续微波处理。

（4）微波结束后，须等缓冲液冷却后，取出切片。

（5）为防止组织脱片，玻片须经清洁处理后，包被 0.01% 多聚赖氨酸或 APES 防脱剂。

（6）缓冲液的量须保证所有切片都能浸泡到，避免切片干涸（抗原可能完全丢失）。用过的柠檬酸盐缓冲液不能反复使用。

（三）柠檬酸盐缓冲液煮沸抗原修复法

1. 适用范围　适用于大量中性福尔马林固定、石蜡包埋组织切片的抗原修复。

2. 操作方法　取一定量 pH 6.0 的 0.01mol/L 柠檬酸盐缓冲液于烧杯中，放在电炉上加热至沸腾；将脱蜡水化后的组织切片置于耐高温塑料切片架上，放入已沸腾的缓冲液中，继续煮沸 20min，烧杯离开电炉后冷却至室温，取出切片，先用蒸馏水冲洗后用 PBS（pH 7.2 ～ 7.4）冲洗 2 遍，每遍 3min，再进行免疫组化的下一步。

（四）EDTA 抗原热修复法——水浴法

1. 适用范围　适用于大量中性福尔马林固定、石蜡包埋组织切片的抗原修复，其效果优于微波抗原修复法和直接煮沸抗原修复法。

2. 操作方法　取一定量 pH 8.0 的 1mmol/L EDTA 抗原修复液于烧杯中，放入铝锅或铁锅，盖上锅盖进行热煮（注意防止 EDTA 液从烧杯中倒出）直至锅中水沸腾（此时烧杯内的 EDTA 液不会沸腾）；将脱蜡水化后的组织切片置于耐高温塑料切片架上，放入烧杯中继续煮沸 20min，取出烧杯冷却至室温，取出切片，先用蒸馏水冲洗后用 PBS（pH 7.2 ～ 7.4）冲洗 2 遍，每遍 3min，再进行免疫组化的下一步。

（五）酶消化抗原修复法（常用胰蛋白酶和胃蛋白酶）

1. 适用范围　适用于大量中性福尔马林固定、石蜡包埋组织切片的抗原修复。

2. 操作方法　用 PBS（pH 7.2 ～ 7.4）洗片。用吸水纸吸干组织周围的水分，滴加酶消化，37℃下 15 ～ 20min，PBS 冲洗 3min×3 遍，再进行免疫组化的下一步。

六、组织内源性干扰物的封闭方法

在免疫组化过程中常出现非特异染色，很大程度上与组织内源性的干扰物有关，可尝试下列方式予以清除。

（一）内源性过氧化物酶的消除

1. 切片置于 0.3% ～ 0.5% 的 H_2O_2 甲醇溶液中 10 ～ 20min。
2. 置于新鲜配制的苯肼溶液内，37℃下 1h（常用于冷冻切片）。
3. 使用 0.075% 盐酸甲醇溶液固定组织 15 ～ 20min。
4. 在 DAB-H_2O_2 溶液中加 0.1% 叠氮钠（NaN_3）显色（冷冻切片效果尤佳）。

（二）内源性碱性磷酸酶消除

最常用的方法是将左旋咪唑（24mg/ml）加入底物中，并保持 pH 在 7.6 ～ 8.2，即可除去大部分内源性碱性磷酸酶。

（三）内源性生物素的消除

染色前将切片浸于 24μg/ml 抗生物素蛋白溶液中处理 15min，PBS 清洗 15min 后即可进行下一步。

（四）非特异性抗原的消除

用 PBS 稀释第二抗体动物的非免疫血清，配成 3% ～ 10% 溶液孵育切片，以封闭非特异性吸附位点。也可用其他无关蛋白如 BSA、正常血清等进行封闭或 5% 脱脂奶粉代替血清进行非特异性抗原封闭。

七、石蜡切片脱蜡和水化过程

1. 脱蜡前，应将组织切片在室温中放置 60min 或 60℃恒温箱中烘烤 20min。
2. 组织切片置于二甲苯中浸泡 10min，更换二甲苯后再浸泡 10min。
3. 无水乙醇中浸泡 5min；95% 乙醇中浸泡 5min。
4. 70% 乙醇中浸泡 5min。

八、免疫组化对照的设计

为保证实验结果准确，预实验时设立相应的对照实验是必需的。常用的对照如下，可根据实验设计需要进行选择：

1. **阳性对照**　用已知含有靶抗原的组织切片与待检标本同样处理，做免疫组化，结果应为阳性。
2. **阴性对照**　用确知不含有靶抗原的组织切片与待检标本同样处理，做免疫组化，结果应为阴性。
3. **空白对照**　实验中省去第一抗体或用 PBS 等代替第一抗体，染色结果应为阴性，说明染色方法可靠。若出现假阳性，应考虑第二抗体、内源酶等。
4. **替代对照**　用第一抗体来源的同种动物的非免疫血清代替第一抗体，染色结果应为阴性，可证明待检组织切片的阳性结果不是抗体以外混杂血清成分所致，而是抗体的特异性反应。

九、防脱片处理

组织脱落是免疫组化过程中常见问题之一，多聚赖氨酸溶液是广泛应用的组织切片与玻片黏合剂，适用于组织学、免疫组织化学，冷冻切片、细胞涂片所需玻片的防脱处理，可防止实验操作过程中组织掉片。

操作步骤（可直接在玻片上涂布）：

1. 灭菌的去离子 H_2O 1∶10 稀释多聚赖氨酸溶液（10%）。

2. 用之前将稀释的多聚赖氨酸溶液放在室内，使其温度达室温 18～26℃。

3. 将玻片浸在稀释的多聚赖氨酸溶液中 5min（注意：增加时间不会提高包被效果）。

4. 在 60℃烘箱中干燥 1h，或室温 18～26℃过夜干燥待用。

十、免疫组化操作流程

（一）仪器设备

1. 18cm 不锈钢高压锅或电炉或医用微波炉。

2. 水浴锅。

（二）试剂

1. **PBS 缓冲液（pH 7.2～7.4）** NaCl 137mmol/L，KCl 2.7mmol/L，Na_2HPO_4 4.3mmol/L，KH_2PO_4 1.4mmol/L。

2. **0.01mol/L 柠檬酸盐缓冲液（CB，pH 6.0，1000ml）** 柠檬酸三钠 3g，柠檬酸 0.4g。

3. **0.5mol/L EDTA 缓冲液（pH 8.0）** 700ml 水中溶解 186.1g EDTA·$2H_2O$，用 10mmol/L NaOH 调至 pH 8.0，加水至 1000ml。

4. **1mol/L 的 TBS 缓冲液（pH 8.0）** 在 800ml 水中溶解 121g Tris 碱，用 1mol/L 的 HCl 调至 pH 8.0，加水至 1000ml。

5. **酶消化液**

（1）0.1% 胰蛋白酶液：用 0.1% $CaCl_2$（pH 7.8）配制。

（2）0.4% 胃蛋白酶液：用 0.1mol/L 的 HCl 配制。

6. **3% 甲醇-H_2O_2 溶液** 用 30% H_2O_2 和 80% 甲醇溶液配制。

7. **封裱剂**

（1）甘油和 0.5mmol/L 碳酸盐缓冲液（pH 9.0～9.5）等量混合。

（2）甘油和 TBS（或 PBS）配制。

8. **TBS/PBS** pH 9.0～9.5 适用于荧光显微镜标本；pH 7.0～7.4 适用于光学显微镜标本。

（三）操作流程

免疫组化染色按照说明书进行即可，以美国 ZYMED 公司 SP 试剂盒为例介绍如下：

操作步骤：

1. 石蜡切片脱蜡至水。

2. 3% H_2O_2 室温孵育 10～30min，以消除内源性过氧化物酶的活性。

3. 蒸馏水冲洗，PBS 浸泡 5min（如需采用抗原修复，可在此步骤后进行）。

4. 5%～10% 正常山羊血清（PBS 稀释）封闭，室温孵育 10～30min。倾去血清，勿洗，滴加适当比例稀释的第一抗体或第一抗体工作液，37℃孵育 1～2h 或 4℃冰箱孵育过夜。

5. PBS 冲洗，5min×3 遍。

注意事项：操作过程中若冲洗不充分，或加试剂后切片干燥将会出现非特异性背景染色，冲力集中时不仅容易造成脱片而且易使周边背景显色，因此我们建议可采用浸洗法，5min×3 遍，取得的染色效果较好。

6. 滴加适当比例稀释的生物素标记第二抗体（1%BSA-PBS 稀释），37℃孵育 10～30min；或滴加第二代生物素标记第二抗体工作液，37℃或室温孵育 30～60min。

7. PBS 冲洗，5min×3 遍。

8. 滴加适当比例稀释的辣根过氧化物酶标记抗生物素蛋白（PBS 稀释），37℃孵育10 ～ 30min；或第二代辣根过氧化物酶标记抗生物素蛋白工作液，37℃或室温孵育 10 ～ 30min。

9. PBS 冲洗，5min×3 遍。

10. 显色剂显色（DAB 或 AEC）。

11. 自来水充分冲洗，复染，封片。

冷冻切片免疫组化染色步骤：若是冷冻切片则切片厚度一般为 4 ～ 8μm，室温放置 30min 后，放入 4℃中丙酮固定 10min，PBS 冲洗，5min×3 遍，用过氧化氢孵育 5 ～ 10min，消除内源性过氧化物酶的活性。其余步骤同上。

（李锦新　马宁芳）

第十九章 形态学实验设计

第一节 医学形态学研究基本步骤

形态学研究的基本步骤包括实验立题、实验设计、实验及结果观察、实验结果的处理及分析、研究结论。

<h3 style="text-align:center">一、实 验 立 题</h3>

实验立题就是明确将要研究的内容，是每一项实验研究的前提，决定着实验研究的目标和主要研究内容，是科学实验研究过程中极其重要的一个环节。立题的过程也是创新性思维形成的过程，其主要内容包括选题和确立科学假说。

（一）选题

在确定选题前应大量阅读文献，并进行适当的预实验，充分了解相关领域的研究进展及待解决的科学问题。根据文献及必要的预实验结果，凝练出关键问题，提出科学假说并确定研究内容。好的选题应该遵从以下原则：

1. 目标性　有明确的研究目标及应用价值，并能解决具体科学问题。选题应明确而集中，切忌包罗万象。

2. 创新性　可以是理论原始创新或实验方法创新，也可以聚焦前沿问题，在需求牵引下突破瓶颈，从新角度新视野阐释科学问题。

3. 科学性与合理性　实验研究选题不可凭空想象，应符合已有的科学理论或实践规律，且具有充分的理论或实践依据来支撑。

4. 可操作性　选题时应充分考虑主、客观条件，根据实验者的技术操作能力和理论水平、实验室能提供的仪器设备等条件，选择主客观条件能保证实施的课题，切忌只追求新颖而脱离实际。

（二）建立假说

研究者通过查阅文献资料获得相关理论知识背景，经逻辑推理及总结给出科学假设，并提出预期的实验结果。建立科学假设需采用对立统一的方法进行比较、归纳和分析，研究者需要具备综合分析及逻辑思维能力。

<h3 style="text-align:center">二、实 验 设 计</h3>

实验设计是依据研究目标、综合专业和统计要求，对研究内容、方法及研究总体计划进行合理规划和安排，确定实验步骤及技术路线。实验方案的设计是开展实验的依据、是实验数据分析的基础，也是保证研究质量的基础。实验方案的设计需要满足基本设计原则。

<h3 style="text-align:center">三、实 验 及 结 果 观 察</h3>

（一）实验准备及预实验

1. 实验准备　前期理论知识准备与实验实施准备。理论知识准备主要包括实验研究的理论依据、科学假说的依据、实验技术与方法的收集与准备；实验实施准备指实验仪器的配套选择、实验试剂准备与配制，实验用药剂量确定、实验方法的建立、实验指标的确立及实验研究对象的准备。

2. 预实验　是指所选课题进行正式实验前的探索性初步实验，是保证研究顺利开展的基础。预实验在保证操作人员掌握实验操作技术的同时，确定正式开展实验所要用到的动物种类与数量、操作方法、观察指标、摸索药物剂量等，为正式实验提供依据及适宜条件。

（二）实验及结果观察

1. 实验过程与基本要求

（1）根据实验目标及预实验结果制订确定所需的实验手段和方法，熟练掌握形态学实验技术如动物模型构建、取材、石蜡包埋及切片技术、常规染色等，规范实验操作。

（2）实验过程中如发现存在错误或不合常理的结果，应分析可能存在的原因，修正实验条件进行重复实验。

（3）仔细观察并详细记录实验结果，针对结果思考：出现了哪些结构变化；该变化是否具有特定生理或病理意义；可能的机制是什么；同时须观察实验结果是否会出现"反常"现象，排除干扰因素及错误结果后，多次重复实验是否有新发现；能否得出新结论或新理论。

2. 实验结果观察及记录　观察及记录实验结果时一定要确保数据的真实性，严禁涂改实验记录，不得用整理后实验记录代替最初的记录。要保证原始记录的完整、及时、准确及整洁，必须预先设定好记录内容和记录分项。记录时可采用数字、文字、表格、图形、录像及影片等多种形式，记录本不得有缺页（页码编号需连续）。

实验记录的项目和内容如下：

（1）实验名称、实验日期、实验者。

（2）实验动物：编号、品系、雌雄、重量、清洁等级、合格证号等。

（3）主要实验试剂：名称、生产厂家、批号、规格、用药浓度与剂量、给药方法等。

（4）仪器设备：名称、型号、生产厂家等。

（5）实验条件：时间、饲养环境等。

（6）观察指标：单位、名称、数值及时间变化等。

（7）实验步骤与方法：实验（动物）分组、实验干预、手术及麻醉方法、取材、灌注固定等。

（8）数据处理：实验数据的整理、统计方法选择与结果分析等。

四、实验结果的处理及分析

1. 基本步骤

（1）收集并整理原始数据，算出各组数据的均值、标准差等，列表进行统计分析。

（2）统计学方法的选择要准确，采用正确的统计方法对得到的实验数据进行分析。

2. 注意事项

（1）客观分析原始数据。

（2）以实事求是为原则，根据所得数据分析来验证科学假说是否成立，得出相应的结论。

五、研究结论

研究结论是审慎地对实验结果进行深入、由表及里分析后归纳总结得出的结论，结论须准确、精炼。

第二节　实验设计

实验设计包括专业设计和统计设计。实验设计时须明确研究目的、抓住基本要素、明确基本原则。

一、实验设计的基本要素

（一）处理因素

实验研究的主要特点是研究者根据自己的实验需求设置特定的处理因素，包括生物因素、物理因素及化学因素等方面，设置处理因素时应注意：

1. 确定实验主要因素 依据科学假说和研究目标而定，可为单因素或多因素。实验处理因素不宜过多，应尽可能避免实验分组过多、实验动物数量过多导致的实验操作失控。但处理因素太少又影响实验的深度及广度。因此，若实验确实需要设计多种处理因素，可用多个小实验组成一个完整的实验系列，进行综合分析。

2. 处理因素的强度确定 指药物剂量大小、外加刺激因素强弱等。相同处理因素下可以设置不同强度刺激，如给药剂量可以设置低、中、高浓度，作用时间可设置1日、1周、2周不等，按实际需要选定。应注意设置的强度或浓度水平应在组织细胞或动物可耐受范围。

3. 处理因素标准化 即处理因素在实验整个过程中保持一致，以避免由于处理因素前后不一致而影响实验结果的评判，如实验中电刺激强度、药物浓度和剂量应始终保持一致。

4. 其他非实验因素 特指非处理因素即干扰因素，可能影响实验结果评判，应适当控制，如临床研究中患者的病种、病程、病情、性别、年龄等。

（二）受试对象

受试对象（subject）包括动物或人。实验研究中往往选择动物作为实验对象，用以制备人类疾病模型进行相关研究。临床试验以人作为受试对象，包括健康或受试患者，应选择依从性好、能如实表达主观感受、中途退出实验概率小的受试者作为受试对象，诊断明确的患者应作为首选。

（三）实验效应

实验反应（response）或效应是指作用于受试对象的处理因素引起的反应或效应。实验效应是通过实验指标检测来体现，因此，应选定合适的实验方法和适宜的检测指标。

1. 实验方法 按实验性质可分为细胞生物学方法、形态学实验方法、分子生物学实验方法等；按学科可分为生理学方法、生物物理学方法、生物化学方法、免疫学方法等；按实验范围可分为整体综合方法（清醒动物、麻醉动物、病理模型动物的方法）及局部分析法；按宏观层面可分为整体、器官、细胞、亚细胞、分子、量子水平等。

2. 实验检测指标 实验检测指标是体现实验对象的生理或病理现象的标志，即受试者产生的某些可被研究者感知或捕获的特征或现象标志，如细胞数量的增减、胞体内某种物质或化学成分的改变、形态结构的改变等。

（1）实验指标：可分为主观和客观指标、功能学指标和形态学指标、直接和间接指标、相对指标和绝对指标，专一性指标和综合性指标等。根据实验资料的性质则可以分为以下三类：

1）计量资料：实验效应发生连续量变（graded response）即量反应，如体重、血压、尿量等。计量资料要求的实验例数可较少，实验效率较高，主要采用平均数、标准差来进行统计学描述，通常采用t检验、F检验等统计学方法进行统计。

2）计数资料：实验效应出现与否（all-or-none response）即质反应，如阴性或阳性、死亡或存活、有效或无效等。该类资料要求较多的实验例数，实验效率较低，统计学上通常采用率来描述，主要采用χ^2检验进行统计学分析。

3）等级资料：分等级的资料，如药物的疗效通常分为-（无效）、+（显效）、++（近控）、+++（治愈），再如病理改变程度分为-、+、++、+++、++++（"-"为正常，"++++"为病变最严重）等，等级资料通常可归为计数资料。

（2）选择实验观察指标的基本条件

1）特异性：能体现特定的现象，使之易与其他现象相区别，如检测不同类型的细胞可采用细胞内特定的标志物作为指标，如检测淋巴细胞以 CD4、CD8 作为分子标记物。特异性不好的指标容易出现假阳性。

2）客观性：选用客观性较强的指标，可用图表或具体数字表达的指标，如不同染色标本镜下观察的图像，细胞数量变化的图像分析数据等。一般来说这些指标受主观因素的干扰较小。而主观性较强的指标如：患者自我感觉的症状（疼痛、饥饿、疲倦、全身不适、咳嗽等）的感觉性指标，则因个体差异致准确性和客观性差。

3）灵敏度：指标的灵敏度极其重要，灵敏度高的指标能将微小的变化显示出来；相反，灵敏度低的指标无法反映出微小的变化，常常导致结果出现假阴性。指标的灵敏度与实验的技术方法和仪器本身的灵敏度有关。

4）精确度：是指精密度与准确度。精密度是指反复观察时得到的值与其均值的接近程度，它的差值属随机误差。准确度则指观察到的数值与真实结果接近的程度，该值受系统误差的影响。实验指标要求既准确又精密。

5）重复性：指多次实验结果之间偏差小、误差小，能真实地反映实际情况。重现性的好坏与仪器的稳定性、操作者本身的误差、受试者的状态和实验环境等相关。

6）可操作性：指实验操作人员所掌握的技术与理论水平以及实验室拥有的设备能够完成选定实验指标的检测。实验测定方法及检测指标不能凭空想象，必须有文献依据。

二、实验设计的基本原则

（一）对照原则

实验结论来源于科学实验的比较，设定实验对照（control）是基本要求，没有设定对照组就不能验证处理因素与实验效应之间的关系。原则上要求处理组和对照组之间除处理因素以外，其他可能影响实验的因素均需一致（即齐同比较）。对照的设定有以下几种：

1. 空白对照　即对研究对象不做任何处理。由于空白对照与处理组缺乏齐同性，如处理因素为给药时，除药物本身对实验组的影响外，给药流程或配药溶剂对实验组同样可能产生影响，因此该对照方案一般少用。

2. 假处理对照　除处理因素（如特定的药物、手术）外，其余处理方法与实验组相同，此对照方案可比性好。

3. 安慰剂对照　安慰剂在颜色、性状及气味上与药物相同，但不含该药物成分。安慰剂可通过"用药"使患者产生"药效"感觉，对某些疾病如头痛、心绞痛、神经症等可产生一定的作用。安慰剂也可能产生某些不良反应，如嗜睡、乏力、头痛、头晕等。研究人员必要时采用适当措施，以保证受试者的安全。

4. 历史对照　采用既往研究成果或文献资料作为对照，可在癌症、狂犬病等难治性疾病的治疗效果研究中使用。如某种肿瘤文献报道治愈率为 0，使用某种新药有 2 例治愈，可认为该药物有效。但基于不同时代的医疗水平、病情轻重不一，干扰因素较难控制。

5. 自身对照　对照处理与实验处理在同一受试对象身上进行。如以受试者用药前的血压值作为对照，比较服药后血压的变化，记录给予强心药物前后动物心率，比较给药后心率的改变等。这种对照操作简单，但随机性差，易受干扰因素的影响，故在实验中仍需再设立对照组。

6. 阳性对照　用已报道的阳性结果作为对照，比较实验中采用的不同处理方法对实验对象的影响。有些实验必须设立标准（阳性）对照。

7. 相互对照　指各实验组间互为对照，如多种药物同时治疗某一种疾病，可观察到多种药物的疗效差异，并对各给药组进行对照比较。

在实验设计中每项研究并不需要设置上述所有对照，应视研究的具体情况选择最佳对照。

（二）随机原则

随机原则包括随机取样和随机分组。随机取样的目的是提高检测对象的代表性，而随机分组可以提高各组间的均衡性。

（三）重复原则

重复的概念是实验研究的重现性与重复数，在同等条件下能够被重复出来的实验才是可信的，同时要求实验对象要有足够的例数（重复数，即样本含量）。重复数（样本含量）应适当，例数过少难以排除偶然性因素的影响，易出现假阴性；实验例数过多则会增加实验难度和经济负担。重现性的好坏可用统计学中显著性检验 P 值来检测：

1. 统计学上 $P \leqslant 0.05$ 视为差异有显著意义，不可重复的概率小于或等于 5%，重现性好。
2. 统计学上 $P \leqslant 0.01$ 视为差异有非常显著意义，不可重复的概率小于或等于 1%，重现性极好。

三、常用的实验设计方案

实验设计方案的选择主要根据研究目的、处理因素、处理因素间有无相互作用等确定。

（一）完全随机设计

完全随机设计（completely randomized design）又称单因素设计，通常仅涉及一个处理因素，把合适的受试对象随机分配到各个实验组和对照组中，各组实验对象的数量可以不等，但各组例数相等时效率较高。本设计的优势是简单易行，便于实施；缺点是处理因素较多时因分组太多，需要较大样本含量，实验检验效率低，只能做单因素分析。

（二）配对设计

配对设计（paired design）是指先把受试对象两两配对，然后把每个对受试者随机分配到实验组和对照组中。配对并非按处理因素进行，而是按实验对象的属性进行分类，如以动物种属、品系、雌雄、体重等参数作为参照进行配对，目的是使实验组和对照组间具有良好的均衡性和实验效率。

（三）随机区组设计

随机区组设计（randomized block design）也称配伍组设计，是配对设计的延伸，先将受试对象分成若干配伍组，每个配伍组的例数等于所要分的组数。配伍条件与配对设计，依据非处理因素进行配伍分组。本设计涉及 2 个处理因素，又称为双因素设计。

（四）析因设计

当实验研究涉及两个或多个处理因素，且相互之间可能存在交互作用时，以上三种设计均难以进行。析因设计（factorial design）是将两个或多个处理因素的各个水平进行排列组合，交叉分组进行比较分析，即可分析各处理因素的单独作用，又可分析各处理因素间的交互作用，并可找出各因素间不同水平的最佳组合。

（五）正交设计

正交设计（orthogonal design）是一种高效快速的多因素实验设计方法，尤其适用于多因素实验。设计时采用一套规格化的正交表，将多处理因素与各水平之间组合均匀搭配、统筹安排。具体使用时可参考有关统计书籍。

（六）其他设计

其他尚有拉丁方设计、序贯试验设计等。序贯试验设计具有节约样本、可迅速得出结论等优点，尤其适用于临床上罕见病的研究。

第三节　探索性实验

一、探索性实验的内容和步骤

经过基本技能训练、验证性实验和综合性实验三个阶段后，同学们基本具备了自行设计实验（或探索实验）的能力。探索性实验设计包括以下步骤：①了解实验设计的基本理论知识和基本程序。②选题、查阅资料，形成设计方案草案。③选择设计方案，通过教师讲评和同学间讨论后，确定科学性和可行性较好的方案。④实验方案的实施。⑤论文撰写。⑥论文答辩和点评。

（一）选题

1. 选题原则　探索性实验设计的选题应明确提出问题并集中进行解决，按照创新性原则设计具有新意的课题。设计实验时应充分考虑自身和所在实验室的主客观条件，在时间和空间有保障的前提下开展实验。

2. 选题方法

（1）提出设想。

（2）查阅文献，了解研究背景。

（3）确定实验方法和手段：围绕"设想"的内容，通过查阅文献确定正确的实验方法和手段，包括实验对象、实验方法及步骤、观察指标及检测方法，所需的器材、试剂和药品等。

（4）论证：可采取分组讨论、师生交流等多种方式，以确定实验立题。

（二）撰写实验设计

1. 选题　选题是实验设计的出发点和依据，也是实验目标和内容的集中体现。确立题目时应做到以下几点。①确切：即准确、贴切，选题必须真实确切地反映实验和论文的性质、范围与深度，用词要准确、具体，避免模棱两可、含糊不清以及过于笼统、泛指性很强的词语；②简洁：题目要简明扼要，突出主题，不用副题；③醒目：题目要鲜明、确切、简练，引人重视。

2. 实验目的　简单说明为什么进行这个实验，设计本实验的理论根据，本实验拟解决哪些问题，达到什么目的，以及进行本实验的意义，还存在什么问题需要解决等。

3. 器材及试剂　具体写出本实验所需的器材、试剂、药品的品种及数量，以便于准备室教师进行实验准备。

4. 实验动物　根据实验目的和要求确定实验动物，而且对选择动物的生理、解剖和病理特点应该有全面了解。设计中写明所需动物的品系、年龄、体重、健康程度以及所需数量，以免动物的状态影响实验结果。

5. 方法和步骤　详细阐述实验的每一步骤，包括动物处理、手术操作、刺激及记录方法、给药途径及用量等，并预测实验中可能会出现的问题，解决这些问题的方法等。实验方法和步骤写得越详细越好，便于操作。

6. 观察指标　根据实验目的和内容及实验室的具体条件选择最适观察指标。应注意所选指标的客观性、重现性、合理性和灵敏性。写明选择这些观察指标的依据。

7. 预测结果及分析　对设计实验的结果做出正确的判断，避免在实验过程中因出现异常而措手不及。

8. 统计处理　详见《医学统计学》。

9. 实验设计中的问题和难点 根据以上的实验设计，提出还存在可能遇到的问题和难点。

二、实验研究论文的书写

学生自行设计实验研究论文的撰写要求按照科研论文的写作格式，具体格式和要求如下：

1. 题目 是论文内容的高度概括，要求具体、简明、确切，不超过 20 个字。题目的构成应包含实验设计的三要素，如论文"联苯二胺致小鼠肝损害实验"中的"联苯二胺"是该研究的处理因素，"小鼠"为受试对象，"肝损害"为实验效应。

2. 作者及作者单位署名 应根据实际情况而定，由个人独立设计完成的实验论文则署以个人姓名，由多人共同设计并协作完成的，依实验中的贡献及工作量的多寡依次排名。

3. 前言（引言） 科研论文前言的文字应简练，内容包括本研究的科学问题、依据、目的、方法、预期结果及意义。

4. 材料与方法 是实验的手段，也是判断一篇论文科学性、先进性的主要依据。写作时应包括以下内容：

（1）实验材料：动物名称、种类、数量、来源、雌雄、年龄、体重、健康状况、分组依据；所用器材的名称、生产的厂家、型号、数量；试剂及药品种类、规格、来源、成分、浓度、配制方法、厂家及批号等。

（2）实验方法：包括观察指标的实施方法、观察过程以及记录方法。属于已有文献报道的方法，写作时务必引用相关文献并加以简单描述，属于作者独创的方法要尽量详细介绍。

5. 实验结果 是一篇科研论文的核心部分，是一项科学研究的结晶，书写时应根据观察指标的实施过程，按逻辑排序加以描述。应尽量借助图、表展示实验结果，减少不必要的文字叙述。

6. 讨论 应紧紧围绕实验结果展开，对实验结果（各种数据资料、实验现象、事实）进行科学解释与分析。讨论内容包括本实验所得结果有何意义、各项结果有何内在联系，实验观察中所发现的预期以外的事实和现象需加以说明，并分析可能的原因和意义；实事求是地分析和解释本实验中存在的缺点和疑点，提出有待解决的问题和今后的研究方向。

7. 小结或结论 以简洁的语言把本实验的主题、方法、重要的阳性（阴性）结果、讨论分析结果后的认识归纳并列于全文最后，表明作者观点并指出理论和实际意义。结论所用的文字要求简明、准确，不是对结果和讨论的复述，是对结果的进一步凝练升华，应与引言中的内容相呼应。

8. 致谢 作者应对指导过本研究工作的教师和协助本实验进行的同学或同事表示感谢。对本实验方案进行指导或提出修改建议者、为本实验提供实验材料或仪器等其他实验条件者均应一一致谢。

9. 参考文献 实验过程中研究者参考过的主要文献目录，即作者为了提出本研究的实验依据，阐明论文中的某些论点、数据、资料与方法的出处而查找和引用的相关文献。准确的写法参照各出版社要求的格式。

三、评　　估

探索性实验评估包括以下内容：

（1）对每个学生的实验设计进行评估。评价其设计的科学性、创新性、可行性，论证是否充分、合理、全面，设计思路是否清晰等。

（2）评价实验是否达到预期目的，通过实验反映出的实验设计及技术方法优缺点、存在的不足及需要改进的部分。实验成绩将作为形态学实验课考核成绩的一部分。

（李锦新　崔雨虹）